의료를 통하여
아시아를 하나로

체험파 의료 매거진 | 일본잡지 Lattice의 다이제스트판입니다   Lattice 편집부

Early
Exposure

좋은 의사가 되자!

Vol.
4

부록_일본판 수록

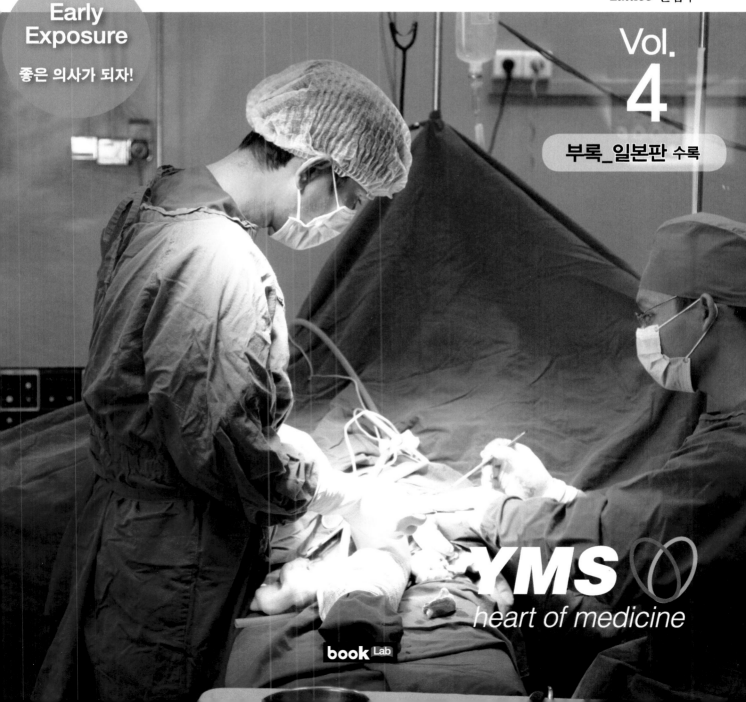

YMS
heart of medicine

book Lab

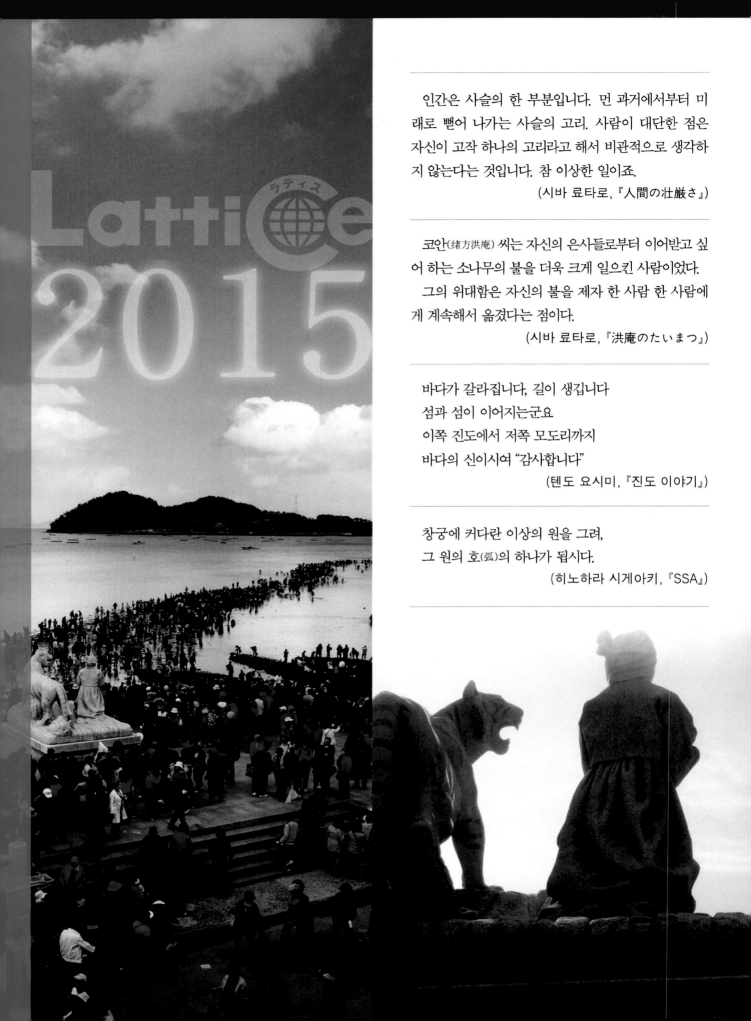

인간은 사슬의 한 부분입니다. 먼 과거에서부터 미래로 뻗어 나가는 사슬의 고리. 사람이 대단한 점은 자신이 고작 하나의 고리라고 해서 비관적으로 생각하지 않는다는 것입니다. 참 이상한 일이죠.

(시바 료타로, 『人間の壮厳さ』)

코안(緒方洪庵) 씨는 자신의 은사들로부터 이어받고 싶어 하는 소나무의 불을 더욱 크게 일으킨 사람이었다.

그의 위대함은 자신의 불을 제자 한 사람 한 사람에게 계속해서 옮겼다는 점이다.

(시바 료타로, 『洪庵のたいまつ』)

바다가 갈라집니다, 길이 생깁니다
섬과 섬이 이어지는군요
이쪽 진도에서 저쪽 모도리까지
바다의 신이시여 "감사합니다"

(텐도 요시미, 『진도 이야기』)

창궁에 커다란 이상의 원을 그려,
그 원의 호(弧)의 하나가 됩시다.

(히노하라 시게아키, 『SSA』)

갈라질 리 없는 바다를 보고 바다가 갈라지는 것을 상상하다.
섬과 섬을 잇는 커다란 사슬의 고리를 상상하다.
공간과 공간, 시간과 시간을 잇는 원호.
아무도 없는 조용하고 태평한 바다에서 세월호의 청년들을 위해 기도
한다.
사슬의 고리, 커다란 이상의 원이란 무엇일까.
시바(司馬遼太郎) 선생님도 히노하라(日野原重明) 선생님도 가르쳐주지 않
는다.
Imagine all the people, Sharing all the world.
Imagine의 한 구절이 머리를 스친다.

3·11 일본 대지진, 4·16 세월호 비극, 홍콩의 민주화 운동,
한중일 역사 인식의 괴리, 영토 문제, 동아시아에는 과제가 산적해 있다.
물안개가 걸쳐져 있는 바다에 커다란 사슬의 고리를 상상한다.
아시아와 함께 살아가다.
다시 한 번 사슬의 고리를 생각한다.
한의학의 일본 소개
중국, 한국에 비해 일본은 동양의학을 120년간 단절해왔다.
두 나라로부터 배워서 함께 연구하는 분야도 될 수 있다.
상상 속의 바닷속 길을 언젠가 걸어가 보고 싶다.

2015년 3월
Lattice 발행인 이치카와 츠요시

의료를 통하여♡ 아시아를 하나로

Contents

한일

공동 프로젝트

- 서양의학×동양의학 원격감별진단
- 경희대학교 한의학 연수
- 고신대학교 Lattice 강좌

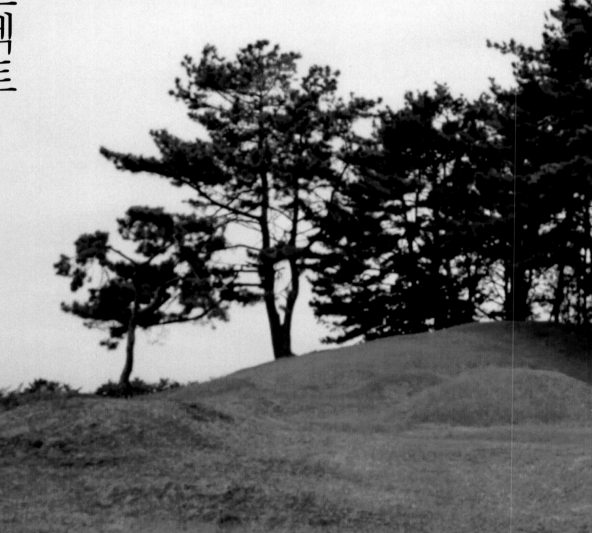

영광 월산리 월계고분군
전라남도기념물 제189호

고분군은 삼국 시대 이래 사회적 지위나 신분이 높았던 지배층의 무덤이다. 이 고분은 월계마을의 북서쪽에 있는 조포산에서 남쪽으로 펼쳐지는 산과 해발 20m 내외 구릉의 능선에 있다. 1호 고분은 전방후원형(앞이 네모나고 뒤가 둥근 형태)이며, 2호 고분은 평면 형태가 둥근 원형 고분이다. 장고분이라고도 불리는 1호 고분은 길이 59.9m, 폭 22.5m, 높이 4m에서 약간 변형되었지만, 그 형태는 선명하다. 2호 고분은 지름 8m, 높이 1.5m로 돌 등이 앞에 나와 있었다는 주민의 말을 고려했을 때, 석실 무덤일 가능성이 높다. 특히 1호 고분은 영산강 유역과 서, 남해안 지역에서만 나타난 독특한 스타일로 일본의 전방후원형 고분과 그 형태가 비슷하다. 학회에서는 이 고분을 정치·문화 등 고대의 한일 관계사를 알 수 있는 중요한 단서로 평가하고 있다.

서양의학 × 동양의학 원격감별 진단

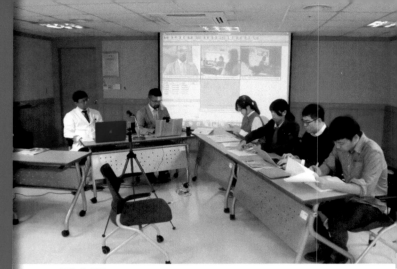

한국 측 풍경

참가자

● 일본팀
가나이 아키코(군마대학 의학부)
스즈키 유미에(하마마쓰의과대학)

● 한국팀
송창규
김경묵
김정현
이상 3명 모두 경희대학교 한의학과

● 강사
오무라 가즈히로(동경 지케이카이의과대학 백병원 이비인후과)
김규석(경희대학교 부속한방병원 피부과)

환자의 정보

N 씨(33세, 남성)
13년 전부터 매년 여름이 되면 뺨이 가렵고 진물이 나온다. 다른 나라로 여행을 가면 피부의 상태가 극적으로 좋아지는 경우가 있다. 가려운 부분을 긁기 시작하면 상황이 악화된다. 스테로이드와 내복약으로 증상을 가라앉혀도 매년 고생하고 있다. 어떻게든 고쳐보고 싶다.

주소

오무라 일단은 주소증을 본 단계에서 한마디씩 간단한 프레젠테이션을 해주세요. 학생이니만큼 생각난 것들을 크게 신경 쓰지 말고.
● 일본팀
스즈키 먼저 유년기는 피부가 깨끗했고, 그 이후부터

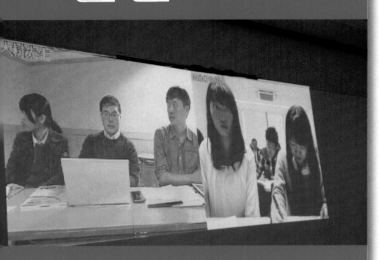

2010년부터 한일 공동 프로젝트의 일환으로 인터넷을 통한 원격회의 시스템을 이용하여 '한일원격수업'을 하고 있다. 각자의 나라에서 학생들의 교류를 돈독하게 하는 것, 그리고 원격시스템의 활용 방법을 모색하는 것이 애초의 목적이었지만, 2013년부터 새로운 시도로 일본에서 서양의학을 공부하는 학생들과 한국에서 동양의학을 공부하는 학생들이 하나의 증례에 대해 어떤 식으로 접근해 나가는지 비교하는 '원격감별진단'이 시작되었다. 발기인은 지케이의과대학 부속백병원에서 이비인후과 의사로 근무하는 한편, 캄보디아나 라오스에서 의료 협력을 하고 있는 오무라 가즈히로 씨. 이번에는 피부과를 테마로 일본의 의대생 2명과 한국의 경희대학교 한의학과 학생 3명이 감별진단에 도전했다.

습진이 생긴 것 말인데요. 뺨에 침출액이 나와서 거칠어졌다든가, 계절에 따라 증상이 악화되기도 하고, 또 나라에 따라서 좋아지는 나라가 있는 것 등으로 보아 기후의 변화도 관계가 있습니다. 여기서 아토피성 피부염이 의심됩니다.

가나이 저는 이 글을 읽고 광선과민증이 생각났습니다. 햇빛 알레르기입니다. 여름은 자외선이 강한 계절이기 때문에 다른 나라에 가면 증상이 변합니다. 그래서 햇빛이 더 심한 나라에 가면 증상이 나타나는 것이 아닌가 생각했습니다.

●한국팀

송창규 한국 측에서도 한의학적인 진단 방법 이외에 서양의학적인 근거를 함께 생각합니다. 매년 여름 이런 증상이 생긴다면 한의학적으로는 열과 관계가 있다고 생각됩니다.

김경묵 매년 여름이라는 것에 주목하면 여름의 경우 햇빛이 몸에 닿는 범위가 넓어지기 때문에 앞에서 가나이 씨가 말씀한 광선과민증이 생각납니다. 하지만 여기서 방문했던 나라에 따라 증상이 변한다는 얘기가 있었기 때문에, 방문했던 나라의 기후를 잘 조사해볼 필요가 있다고 생각합니다. 일광량이 많은 나라에 갔을 때 증상이 완화된다면 일광량에 관한 사항을 배제해야 하기 때문입니다. 한의학적으로는 먼저 변증이라는 과정을 거쳐야 하는데요. 현재 공유하고 있는 정보로는 한의학적 판단이 어렵기 때문에 추가로 질문이 필요합니다.

김정현 다른 나라에서 증상이 변한다는 정보가 있었기 때문에 그 나라의 습도, 건조도를 체크해야 한다고 생각합니다.

오무라 우선 한국 측은 열 증상이 아닐까, 환경(일광량이나 습도)에 따라 변하는 점에서 어떤 원인을 알 수

있지 않을까, 그리고 사람마다 전형적인 패턴을 이해해야 하는 등의 질문이 필요하다는 세 가지로 정리할 수 있겠네요.

일본 측은 벌써 진단에 가까운 접근이네요. 아토피성 피부염이라든가 광선과민증과 같은 서양의학적 진단 쪽으로요. (N 씨를 비추면서) 사실은 이번 환자는 이분입니다. 가상 환자가 아니라 실제 환자예요. 그러면 문진에 들어가겠습니다. 계속 자유롭게 질문 부탁드리겠습니다.

문진

스즈키 다른 나라에 가서 피부의 상태가 좋아질 때, 그 나라는 어떤 기후였습니까?

N 피부 증상이 개선되었던 지역은 동남아시아의 습도가 높은 지역이었습니다.

가나이 증상이 돌연히 나타났습니까? 아니면 징조가 있었습니까?

N 매년 그 계절에 가까워지면 1주일 정도 몸 상태가 나빠지고, 그러면 피부도 나빠졌습니다. 하지만 눈에 보이는 증상은 의외로 갑자기 나타나는 것이 많습니다.

송창규 얼굴에 증상이 나타날 때는 무엇이 나타납니까?

N 붉은 습진이 생기고, 심할 때는 황색 침출액이 나옵니다.

김경묵 일주일 전부터 몸 상태가 안 좋아진다고 하셨는데, 어떤 상태가 되는 것입니까?

N 땀이 많이 나기도 하고, 평소 입고 있는 옷이 조금 스치기만 해도 피부가 민감해집니다.

김경묵 얼굴 외에도 전신에 나타나는 현상인가요?

N 팔의 일부에 나타납니다.

김경묵 팔에는 언제부터 증상이 나타납니까?

N 얼굴과 같이 봄부터 여름에 걸쳐서입니다.

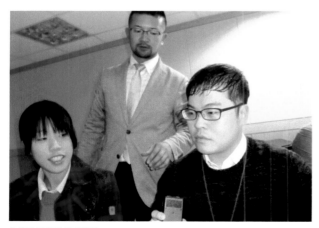

오무라 의사와 한의대생

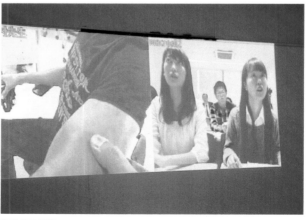

한일 공통 영상

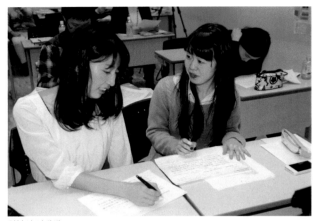
일본의 의대생

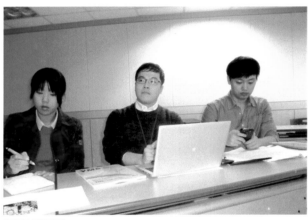
한국의 한의대생

김정현 평소에 열이 많은 편입니까?

N 평소에 땀을 잘 흘리는 편이라고 생각합니다.

김정현 평소에 변비 같은 것이 있습니까?

N 아니요, 없습니다.

가나이 식생활은 어떻습니까?

N 동경에 온 지 14년인데, 그전까지는 엄마가 만들어주신 요리를 먹었습니다만, 동경에 오고서부터는 학생 생활을 편하게 했기 때문에 식생활이 좋지 않았다고 생각합니다. 싱겁게 먹는 것을 좋아합니다. 증상이 나타나게 된 이후부터는 식생활에 주의를 기울이고 있어서 지방이 많은 음식은 피하고 첨가물이 포함된 것은 일절 먹지 않고 있습니다.

스즈키 스트레스를 받습니까?

N 좀 받는 편이라고 생각합니다.

송창규 한번 증상이 나타나면 어느 정도 지속됩니까?

N 약을 먹고 나서 2주 정도면 완화됩니다.

김경묵 약 이외에 보습제 같은 것으로 증상이 개선된 적이 있습니까?

N 증상이 일시적으로 개선된 때라면… 목욕 후에 보습제를 바르면 잠깐 좋아집니다. 또, 사우나에 들어갔다 나온 후에 개선됩니다.

가나이 지금까지 다른 병을 앓은 적이 있습니까?

N 피부병 이외에는 없습니다.

스즈키 가족 중 같은 증상을 갖고 있는 사람이 있습니까?

N 없습니다.

송창규 가려운 증상은 낮과 밤 중 언제 더 심합니까?

N 밤인 것 같습니다. 출근해서 활동할 때에는 그다지 가렵지 않지만 집에 돌아와서 쉴 때부터 가렵기 시작합니다.

송창규 그 증상이 나타날 때 피부색에 변화가 있습니까?

N 붉어집니다.

신체소견

오무라 그러면 다음은 신체소견 파트로 넘어갑시다. 일본 측은 어떻습니까?

가나이 전신의 피부 상태를 보고 싶습니다. 얼굴이 아닌 부분의 피부도 보고 싶습니다.

스즈키 피부의 상태가 어떤 색인지, 울퉁불퉁한 촉감인지 체크하고 싶습니다.

오무라 한의학적으로는 어떻습니까?

김정현 맥을 짚어보고 싶습니다. 그리고 혀의 상태도 보고 싶습니다.

송창규 호흡기, 천식 등의 확인을 하고 싶습니다.

오무라 다른 검사는 어떻습니까? 서양의학으로는 실제 피부의 증상을 눈으로 보는 것, 한의학으로는 맥진, 설진, 또 알레르기와 관련된 호흡기라나 다른 증상이 없는지, 흉부의 소리를 듣는 것, 그 이외에 추가할 것은?

스즈키 피부를 긁어서 피부병변이 어떻게 변화하는지 확인할 것입니다.

김경묵 염증이 있는지 확인하기 위해서 CRP 혈액검사를 의뢰할 것입니다.

오무라 일단 검사까지 끝난 상태가 되었습니다. 여기서 검사 결과를 알려드리겠습니다.

먼저 서양의학부터. 피부 상태는 조금 딱딱해져 있고, 곳곳에 약간 홍반이 있으며 두껍게 덮여 있습니다. 얼굴 이외에도 목과 곳곳에 긁은 흔적이 있고 조금 딱딱해져 있습니다.

사실 N 씨는 알레르기 검사도 했습니다. 매화 꽃가루 알

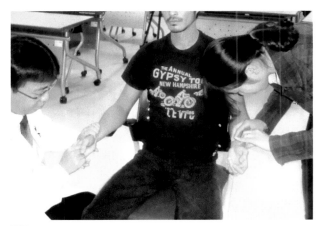
맥진

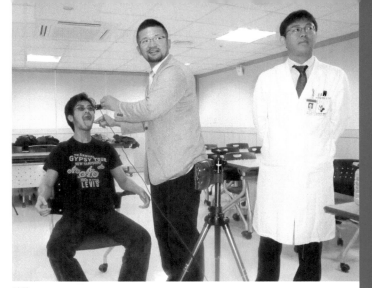
설진

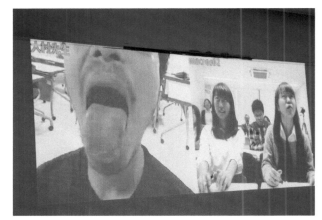
환자의 혀 상태를 일본에도 공유

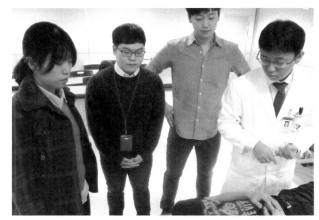
김 선생님의 진료

레르기가 있어서, 호산구 수치는 조금 높아져 있습니다. 염증을 평가하는 검사인 CRP의 수치는 거의 정상이었지만 조금 높긴 했습니다. 그 이외에 집 먼지나 곰팡이 알레르기는 없었습니다. 그리고 설진과 맥진은 이 자리에서 해 봅시다.

서양의학적으로는 맥박이 70~80 정도이고, 리듬은 정상입니다. 혀는 크기도 깨끗함도 문제없어 보이네요. 양측에 조금 치흔이 남아있습니다. 한의학적으로는 어떻습니까?

김정현 혀는 매끄럽고 설태는 약간 황색을 띠고 있습니다. 말씀하셨듯이 혀 양측에 치흔이 남아있습니다. 맥진은 검지, 중지, 약지로 짚었을 때 검지는 떠 있는 느낌, 중지와 약지는 가라앉아 있는 느낌입니다. (학생 사이에서도 결과가 나뉘었다. 떠 있고(검지), 떠 있고(중지), 가라앉아 있다(약지)는 의견도 있었다.)

오무라 그러면 이런저런 얘기들을 종합해서 지금까지의 진단결과를 말해주세요.

김정현 (추가질문) 평소에 열이 위로 뜨는 느낌이 있습니까?

N 그렇습니다.

김경묵 자면서 땀을 흘리는 편입니까?

N 많이는 아니지만 흘리기는 합니다. 아침에 일어나면 잠옷이 축축해져 있습니다.

진단

일본팀 저희는 아토피성 피부염이 원인이라고 생각합니다. 왜냐하면, 먼저 호산구나 IgE 수치 상승이 나타나는 것, 땀을 흘리는 부위나 아토피 환자에게서 잘 관찰되는 팔 부분에서 증상이 나타나는 것, 옷에 스치면 증상이 나타나는 것과 같이 피부 전체가 과민해진 것, 습기가 많은 장소에서 증상이 완화되는 것, 스테로이드로 증상이 완화되는 것, 아토피가 만성화되었을 때 나타나는 피부

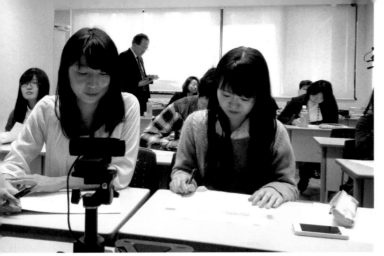
열심히 생각하는 일본팀

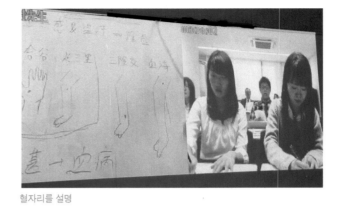
혈자리를 설명

가 두꺼워지는 증상, 집에 돌아가면 증상이 악화되고 다른 나라에 가면 증상이 극적으로 좋아지는 것으로 미루어 보아 원래 알레르기가 소인이었고, 집 먼지가 유발인자가 되어 증상을 일으킨 것이 아닐까 생각했습니다. 광선과민증, 햇빛 알레르기가 아닐 것이라고 생각한 이유는 계절성이고 여름에만 증상이 나타나는 것이나 가려움이 있는 것, 침출액이 관찰되는 것 때문입니다. 햇빛 알레르기가 원인이 되는 SLE나 일광 알레르기에서 볼 수 있는 피부 증상과도 좀 다릅니다. 약의 복용력도 없기 때문에 아니라고 생각했습니다.

오무라 한의학 측에서 질문이나 의견이 있습니까?

송창규 결과적으로 어떤 식으로 치료를 합니까?

가나이 아토피성 피부염이기 때문에 스테로이드 약을 바르고, 집 먼지 등의 원인이 밝혀지면 그것을 멀리해야 할 수밖에 없지 않을까요.

스즈키 건조함을 피하고 스테로이드와 내복약으로 진정된다고 해도 목 등에 만성적으로 증상이 나타나는 것으로 보아 난치성 아토피라고 생각되기 때문에, 타크로리무스라고 하는 면역 억제제 병용도 생각해 볼 수 있습니다.

오무라 잘 알고 있네요.

송창규 지금 진단을 듣고서 N 씨에게 질문이 있습니다. 여기서 공유되고 있는 정보로는 13년, 14년 동안 스테로이드제를 계속 복용해오셨는데, 앞으로도 계속 스테로이드에 의존하실 생각입니까?

N 봄부터 여름에 걸쳐 스테로이드를 복용해온 것은 최근 2, 3년입니다. 저는 스테로이드 같은 것에 의존하지 않도록 한의학에 기대하고 있는 바입니다!

오무라 일단 서양의학적으로는 원인(집 먼지 등)의 회피 후 스테로이드를 바르고 상황을 지켜보는 것이군요. 그러면 계속해서 한국 측. 덧붙여서 이 치료법을 듣고 한의학

적으로는 어떻게 생각합니까?

송창규 지금의 진단으로 아토피성 피부염이라는 얘기가 있었습니다만, 한의학적으로는 완전히 일치하는 병명이 없기 때문에 제일 가까운 것으로 보고 치료법을 설명하려고 합니다. 간지러움이 나타나는 부위나 정도를 보면서 진단했습니다. 먼저 원인을 습열(濕熱)이나 음허혈조(陰虛血燥)로 생각해 볼 수 있겠습니다. 그러나 동남아시아에 가면 증상이 완화된다는 얘기가 있었는데, 동남아시아는 고온에 습도가 높은 장소이기 때문에 습열(濕熱)은 배제하고 음허혈조(陰虛血燥)가 원인이라고 판단했습니다.

여름에 간지러움이 심해지거나 급성기일 때는 형방패독산(荊防敗毒散)이라는 약을 사용해서 치료하고 싶습니다. 이에 더해 만성적인 증상이 계속되고 있기 때문에 육미지황탕(六味地黃湯)을 함께 처방하고 싶습니다.

김경묵 이 음허(陰虛)라는 것은 같은 증상이 나타나는 공통점을 기준으로 병명을 범주화한 것입니다. 앞에서 말한 약을 처방하고 혈자리에 침을 놓고 싶습니다. 지금부터 혈자리를 말씀드리겠습니다. 첫 번째로 합곡이라는 혈자리인데요. 한의학에서는 아토피를 소화기와 연관시켜 생각할 수 있기 때문에, 소화기의 기능을 조절하기 위해 혈자리 2곳(합곡과 족삼리)에 침구치료를 합니다. 아까 음이 부족하다고 했기 때문에 여기 삼음교라는 혈자리에 침 치료를 하여 음을 보해주고 열을 내려주는 효과를 기대합니다.

김정현 한의학으로는 혈병(血病)이라는 범주가 있는데요. 그 범주 내에서는 혈해라는 혈자리에 침구치료를 합니다. 내복약과 침구치료 이외에도 환부를 긁지 말고 보습에 주의를 기울일 것과 돼지고기, 닭고기, 닭 껍질, 술을 조심할 것을 지시하고 싶습니다. 왜냐하면, 이것들이

알레르기를 유발하고 가려움을 심하게 할 가능성이 있기 때문입니다.

오무라 정리해보자면 음허혈조(陰虛血燥)와 같은 증상을 나타내는 말은 한의학에 많이 있다는 것이네요. (음양, 허실, 기혈의 대립적인 2가지와 燥를 포함한 5개의 상태가 있다. 혼합하면 40가지 정도.) 그것으로 인체의 상황을 대체적으로 나타내는 것이군요.

김규석 이 대답은 교과서적이지는 않습니다. 이런 원인이 있을 때는 이런 처방을 낸다고 정해져 있는 것이 아니라, 지금 환자의 실태에 맞춰서 급성적 증상과 만성적 증상에 따라 2가지로 나눠서 처방하기 때문에, 교과서적인 답은 아니지만요.

오무라 즉, 한약이라는 것은 '몸이 이런 증상이다'라는 것보다도 증상에 맞춰서, 가령 양실혈조(陽實血燥)인 환자가 있더라도 같은 증상이면 같은 한약을 쓰거나 합니까?

김규석 서양의학에서 아토피와 건선이라는 서로 다른 병이 있어도 같은 처방을 낼 수 있는 것처럼, 증상을 기본으로 처방합니다.

오무라 치료는 몇 회 정도 하면 될까요?

김경묵 증상이 개선될 때까지입니다.

오무라 치료의 경과에 따라 치료하는 혈자리의 위치가 달라지는 건가요?

김경묵 증상에 따라 달라질 수 있다고 생각합니다.

오무라 환자의 입장은 어떻습니까?

N 저는 2~3년 전까지는 후쿠야마 마사하루(일본의 영화배우 겸 가수)나 다케노우치 유타카(일본의 영화배우)라고 불릴 정도였는데요. 한의학에 크게 기대하고 있고, 다시 후쿠야마 마사하루가 되고 싶네요(웃음). 진지하게 덧붙이자면, 침 치료에서 내장과 피부가 연결되어 있다는 접근이 매우 흥미롭습니다.

오무라 이에 덧붙여 오늘 치료를 한다면 이 사람은 '침이 효과가 있구나' 하는 느낌을 한 번의 치료로도 대충 느낄 수 있습니까? 낫는다고까지는 말할 수 없더라도요.

김규석 나중에 자세한 얘기를 하겠습니다만, 기본적으로 1회의 침 치료만으로 원인을 해명하는 것은 어렵습니다. 다만 서양의학의 외용제보다 침 치료 쪽이 효과적이라는 것을 입증한 논문 등도 있기 때문에, 그런 연구도 소개하고 싶습니다.

김규석 선생의 강의

김규석 한의학 시점으로 아토피성 피부염을 어떻게 치료하는지 PPT를 사용하면서 설명하겠습니다.

진단명은 서양의학도 한의학도 같다고 생각합니다. 다만 아토피성 피부염 환자를 한의학적으로 더 상세하게 접근하고 그에 맞춰 처방을 내리는 점이 다르다고 생각합니다. 일반적으로 서양의학에서는 EBM이라고 해서 근거에 대해 같은 처방을 내리지만, 한의학에서는 그 환자를 상세하게 범주화하여 개개인에 맞춘 처방을 내리는 점이 다르다고 할 수 있습니다.

아토피성 피부염은 습진의 하나라고 생각합니다. 일반적인 간지러움이 아니라 가려운 증상에 따라 붉어지거나 진물이 나오는 것입니다. 습진의 경우에는 급성과 만성으로 나눠서 생각할 수 있는데, 우선 시기적으로 급성기, 아급성기, 만성기의 3단계로 나눕니다.

급성기의 경우 진물이 나오거나 간지러움이 심해집니다. 아급성기에 진입하면 피부가 좀 딱딱해지거나 울퉁불퉁한 촉감이 심해집니다. 만성기의 경우에는 피부가 두꺼워지거나 각질이 보입니다. 치료 방법도 시기에 따라서 달

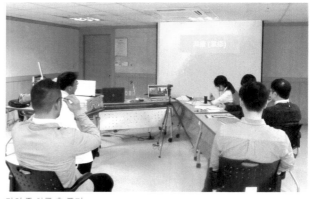

강의 중 한국 측 풍경

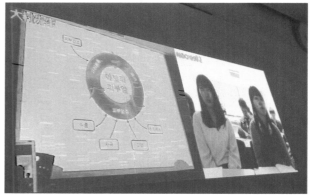

김 선생님의 강의

라집니다. 초기에는 가려움과 붉어짐을 억제하는 형태로, 아까 학생들이 제시한 초기에 처방하는 약은 이 가려움과 진물이 나오는 것을 억제하는 효과를 갖고 있습니다. 아급성기가 되면 진물은 적어지지만 가려움의 정도는 변하지 않고, 피부가 조금 두꺼워지는 단계에 들어갑니다. 그렇기 때문에 風熱과 血虛를 다루는 형태로 치료합니다만, 장기적으로는 비장(脾臟)과 관련이 있어서 비장의 순환을 더욱 원활하게 해줄 수 있도록 합니다.

만성기에 들어서면 긁는 행위 때문에 색이 변하거나 피부가 두꺼워집니다. 습진은 이와 같은 형태로 나타나는데, 이것은 서양의학에서도 같은 형태로 카테고리화하는 것으로 알고 있습니다. 앞에서 나온 햇빛 알레르기라는 것도 습진의 종류에 포함되어 있습니다. (슬라이드를 보면서) 오른쪽에 다양한 병명이 있지만 한의학적으로는 습진 같은 것으로 보고 그 안에서 환자의 상태에 맞춰서 처방을 내립니다. 외용제의 사용도 중요하지만 진물이 나오는 때와 나오지 않는 때에 따라 어떤 약을 선택할지 달라집니다. 예를 들면, 연고는 급성기보다는 만성기 쪽에 적합하다고 생각합니다. 진물이 나올 때는 연고 형태보다는 액상의 외용제를 처방합니다. 그것을 한의학으로는 습대습, 건대건(濕對濕, 乾對乾) 원칙이라고 합니다. 기본적으로는 염증의 상태에 따라 약의 처방이 달라집니다. 또한, 피부 손상 상태가 어떤지에 따라 외용제와 보습제의 처방이 달라집니다. 아까 말했듯이 3단계로 나뉘는데요. 최초의 급성기에는 열(熱)과 습(濕) 중 열(熱) 쪽이 더 강하기 때문에 '청열제습(淸熱除濕)'을 하는 약을 처방합니다. 2번째 단계에서는 열(熱)보다 습(濕) 쪽이 더 강해집니다. 그때에는 위장이 약해져 있기 때문에 '건비제습(健脾除濕)'을 하는 약을 처방합니다. 만성기에는 '량혈윤부(凉血潤膚)'를 하는 약을 처방합니다. 앞에서 학생이 제시한 혈자리도 습(濕)과 열(熱) 쪽에서 습(濕)을 컨트롤하는 혈자리였습니다. 또한 아토피성 피부염 환자가 왔을 때는 가족력을 확인하는 것이 필요합니다. 이 표를 보면 첫 부분이 가족력이고, 순서대로 엄마만 알레르기가 있는 쪽, 아빠만 알레르기가 있는 쪽, 부모님 모두 알레르기가 있는 쪽의 형태입니다만, 역시 부모님 모두 알레르기를 갖고 있는 쪽의 발병률이 높습니다.

(영상을 보며) 이것은 무릎 안쪽으로, 오른쪽과 왼쪽은 증상이 다른 것입니다. 왼쪽은 붉은 기와 염증이 심하고, 오른쪽은 건조하고 각질이 굳어져 있습니다. 이럴 때는 피부의 상태에 따라 처방이 달라집니다. 왼쪽은 아까

말했던 것과 같이 풍열(風熱)을 없애는 처방을 내립니다. 왼쪽은 가려움과 염증이 같이 있는 경우네요. 오른쪽은 만성화되어서 피부가 두꺼워지기도 하고 각질도 보이고 건조해져 있습니다만, 혈(血)을 보한다는 말을 사용하여 보혈(補血)하는 약을 사용합니다. 피부의 상처를 빨리 재생시켜서 건조해진 상태를 완화시키는 의미입니다. 아토피의 원인에 대해서 얘기하자면 피부의 건조한 상태가 아토피를 일으킵니다. 피부의 염증은 식사, 외부로부터의 자극, 감염, 스트레스에 의해 일어납니다. 피부의 건조한 상태를 어떻게 개선하는가, 식품이나 스트레스 등의 외부 요인을 어떻게 컨트롤하는가, 또 자극과 관련하여 어떻게 예장하는가에 대해 환자 교육을 실행합니다. 항상성을 유지하는 것이 제일 중요합니다. 선진국보다 개발도상국 쪽의 발병률이 높다고 합니다. 일본은 이전보다 아토피성 피부염의 발병률이 낮아지지 않았나 생각됩니다. 항상성을 유지하기 위해서 내분비계와 면역시스템, 자율신경을 유지해야 합니다. 스트레스를 받으면 방금 말한 3가지에 영향을 미쳐서 아토피의 원인이 될 수 있습니다. 발병하는 부위는 연령에 따라서 다릅니다.

한자에 대한 진단, 치료

오무라 N 씨의 케이스에 대해 어떻게 생각하십니까?
김규석 N 씨의 경우도 만성화된 케이스라고 생각합니다. 이마를 손으로 세게 눌러보면 하얗게 됩니다. 하얗게 된 부분이 붉게 되돌아올 때까지의 시간이 길면 길수록 치료에도 시간이 더 걸립니다. 실제로 N 씨를 진찰하면서 얘기를 해보도록 하겠습니다.
N 씨는 33살이고, 성인형 아토피라고 생각됩니다. 얼굴은 피부색이 조금 검붉고, 목에도 각질이 보이며 또 조금 붉습니다. 이러한 증상은 급성기가 아닌 만성기에 잘 관찰됩니다. 배를 한번 보겠습니다. N 씨에게서는 보이지 않지만, 만성기인 성인 아토피의 경우 배의 모공에 각질이 쌓여서 울퉁불퉁한 경우가 많습니다. 무릎 안쪽도 확인해보는 게 좋을 것 같습니다. 조금 붉고 긁은 흔적이 보입니다. 지금 상태로는 만성화된 아토피라고 생각됩니다. 가족력이나 지금의 증상이 심해진 것이 언제부터인지가 중요합니다.
N 심해진 것은 3년 전부터입니다.
김규석 아까 13년 전 동경에 와서 혼자 생활하게 되었다고 말씀하셨는데, 환경이 변해서 항상성이 깨지는 경우

가 있습니다. 학생에서 사회인이 된다든가, 혼자 생활하게 되면서 식생활을 시작할 때 여러 환경이 변합니다. 3년 전에 심해졌다고 하셨는데, 그때 어떤 변화가 있었습니까?

N 그건 잘 기억나지 않습니다.

김규석 여러 검사를 해서 서양의학과 함께 평가하겠습니다만, 지금 상태로는 나도 아토피성 피부염이라고 생각합니다. IgE가 높기 때문에 더 자세하게 원인을 찾아내는 검사를 더하고 싶습니다. 아까 맥진과 설진에서 맥을 짚을 때 손을 만졌는데 손에 땀이 나 있었고, 혀를 볼 때 혀가 좀 떨리고 있었기 때문에 자율신경 문제이지 않나 생각됩니다. HRV 등 그에 관련된 검사를 더 해보면 좋을 것 같습니다. 교감신경이 흥분하기 쉬워서 긴장하면 땀이 나기 쉽고, 얼굴의 혈관이 확장되고, 상반신에 증상이 나타나는 것도 그와 관련되기 때문이라고 생각합니다. 맥은 상반신과 하반신을 나눠서 짚는데, 상반신 쪽이 가볍고 떠 있는 듯한 맥이었습니다. 아까 학생의 진단에서 검지 쪽 맥이 떠 있다는 얘기가 있었는데, 그것은 음허(陰虛)로 열이 위로 뜨는 증상에서 잘 보이는 대표적인 맥입니다. 지금 그 상태의 경우, 자율신경이 균형을 이루지 못한 경우가 많습니다.

오무라 정상적인 사람은 어떻게 됩니까? 뜨거나 가라앉지 않는 겁니까?

김규석 깊고 얕은 맥, 빠르고 느린 맥, 맥을 짚을 때 압력이 강하게 느껴지는 맥과 그렇지 않은 맥이 있습니다. 심장에서부터 혈액이 내보내질 때의 압력이 관련되어 있다고 생각합니다. 나누는 방법은 여러 가지가 있지만 원인을 알고 처방을 내릴 때는 뜨고 가라앉는 것을 제일 중요하게 봅니다.

오무라 그러면 침을 어디에 놓는 겁니까?

김규석 대표적인 혈자리를 사용해서 자율신경의 조절과 부교감신경의 조절을 가능하게 하는 곳에 침구치료를 해보려고 합니다. N 씨, 누워주세요.

N 침은 아픕니까?

김규석 조금 따끔합니다.

N 씨와 같이 몸이 마르고 복직근이 긴장되어 있는 사람은 매우 민감한 편입니다. 손에서 땀이 많이 납니다. 기본적으로 내가 환자를 진찰할 때는 상반신을 메인으로 침 치료를 합니다만, 오늘은 전신 치료를 해보겠습니다. 여기(팔꿈치 관절 부근)가 피부과에서 제일 자주 쓰는 혈자리입니다. 여기는 잘못 놓으면 상당히 아픕니다만 지금 N 씨는 별로 통증을 느끼지 못한 것 같네요. 그리고 외관(外關)이라고 하는 혈자리에 침을 놓습니다. 여기는 가려움을 억제하는 혈자리로, 지금은 만성기이기 때문에 놓지 않겠습니다. 여기는 아까 학생이 처음에 제안한 합곡이라는 혈자리입니다. 얼굴에 여러 증상이 나타났을 때 사용합니다. N 씨, 침구치료를 할 때는 호흡을 천천히 깊게 들이마시고 다시 천천히 내쉬면 됩니다. 흉식호흡보다 복식호흡 쪽이 좋습니다. 지금 반반씩 하고 계시네요. 복식호흡을 더욱 연습하면 얼굴에 열이 오르는 것을 막아주기 때문에 증상이 좋아질 것이라고 생각합니다. 집에서도 하시기 바랍니다. 밤에는 몇 시에 잡니까?

N 불규칙합니다. 주로 3시에서 5시 사이입니다.

김규석 잠잘 때 소리에 많이 민감합니까?

N 매우 민감합니다.

김규석 지금 침을 놓은 혈자리는 혈(血)의 바다(海)라고 합니다(血海). 무릎에서 허리까지 6등분했을 때 무릎에서 가까운 곳에 놓습니다. 귀 뒤에 있는 혈자리도 있는데, 그곳에도 침구치료를 하고 싶습니다.

N 침을 찌르는 것이 보이지 않는 게 무섭네요.

김규석 아토피 자체는 1회의 침구치료로 모두 좋아지기는 어렵지만, 오늘 밤은 기분 좋게 잘 수 있을 겁니다. 그리고 취침 시각이 조절되지 않으면 아토피 증상을 완화시키는 것은 어렵습니다. 1시부터 새벽 3시까지는 몸을 해독하는 시간이라고 합니다. N 씨와 같이 젊은 환자들은 수면시간이 그 시간에서 벗어나 있는 경우가 많습니다. 지금과 같이 열이 위쪽에 쌓이면 체력도 저하됩니다. 식사를 균형 있게 하는 것도 중요하지만, 11시~3시 사이에 잠드는 습관도 들여야 합니다. 평소 사용하는 침구를 잘 세탁하는 것도 중요합니다. 보습제에 대해 얘기하자

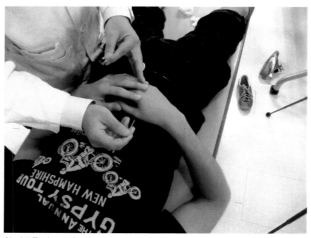
침 치료를 하는 모습

면, 피부가 이와 같이 붉게 되어있을 때에는 유분이 많은 제품을 사용하면 더욱 빨갛게 되거나 가려워집니다. 목욕은 어떻습니까? 샤워입니까, 탕에 들어갑니까?

N 99% 샤워입니다. 벌써 2년간 샴푸도 비누도 사용하지 않고 있습니다.

김규석 보습제나 연고를 바른다면 약산성 비누를 조금 사용하는 편이 좋습니다. 샤워할 때 거품을 많이 내서 환부를 중심으로 잘 씻으시면 됩니다. 반신욕을 하는 것도 좋은데요, 물의 온도는 너무 뜨겁지 않게 하는 것이 좋습니다. 얼굴 쪽으로 열이 오른다고 느껴지면 얼굴을 시원하게 하는 것도 좋습니다. 땀이 날 때까지 탕 안에 있으시면 됩니다. 등에 땀이 나면 탕에서 나와서 감기에 걸리지 않을 정도의 물로 씻으면 증상이 완화될 것입니다. 만성화된 아토피의 경우 말초혈액순환이 좋지 않은 경우가 많습니다. 탕에 들어가면 혈액순환도 좋아지게 됩니다. 몸이 긴장해 있는 것은 매우 좋지 않기 때문에 자신에게 맞는 운동을 하나 정해서 정기적으로 땀을 흘리는 것도 좋습니다.

N 피트니스 센터는 일주일에 2, 3번 갑니다.

김규석 너무 무리는 하지 마세요. 무리하면 심장에 부담이 가서 체력을 떨어뜨리기 때문에 무리하지 않는 정도로 운동하시면 됩니다. 수면과 샤워 습관만 개선해도 증상이 좋아질 것이라고 생각합니다. 만성화된 상황에서는 서양의학적으로 가능한 것은 별로 없다고 생각하는데요, 제일 중요한 것은 환자의 습관입니다. 수면, 식사, 기혈의 순환을 좋게 하는 한약을 먹어보면 좋을 것 같네요. 기본적으로는 이렇게 호흡에 신경을 쓰면서 20~30분 정도 침을 맞으면 됩니다만, 오늘은 시간이 부족하기 때문에 여기서 마치겠습니다. 물론 외용제도 중요하지만 생활 습관을 바꾸는 쪽이 좋을 것입니다.

오무라 N 씨는 나을 수 있나요?

김규석 낫기 힘든 케이스입니다. 물론 개선은 되겠지만, 외부 자극에 민감하게 대응하는 것은 스스로 조절할 수 있는 부분이 아니기 때문에, 좀 어려울 것 같네요.

이치카와 김 교수에게 질문이 있습니다. 이전에 경희대학교의 교재를 번역하면서, 악성 피부염 말기에 외용제로서 일본 에도시대 하나오카 세이슈가 만든 '자운고'라는 약에 대해 본 적이 있는데요. 이것을 경희대학교에서도 사용하고 있습니까?

김규석 경희의료원에서는 처방하고 있지 않습니다만, 로컬 한의원에서는 자주 사용되고 있는 것 같습니다.

이치카와 츠무라라고 하는 회사에서 그 약을 팔고 있는데 N 씨는 지갑 상황이 좋지 않아서, 이렇게 시판하는 약을 사용하면 치료 효과가 있으려나 하고 교수님에게 물어봤습니다.

김규석 기본적으로는 사용하면 좋을 것이라고 생각하는데요. 비교적 견고한 타입의 연고라서 피부를 덮으면 열이 더욱 쌓일 가능성이 있기 때문에 주의가 필요합니다. 건조해서 각질이 많은 사람의 경우에는 딱 알맞습니다. 매우 좋은 외용제라고 생각합니다.

스즈키 혈자리에 대해서 질문이 있는데요, 침을 놓을 때 신경을 찌르는 건가요? 아니면 근육이나 다른 것을 찌르는 건가요?

김규석 한국어로 혈자리, 혈(穴)의 위치라고 쓰고 혈자리라고 합니다. 혈(穴)이라고 하는 것은 근육과 근육의 사이를 찌르는 경우가 많기 때문에 그렇게 쓰는 것입니다. 전부는 아니지만 대표적인 혈자리는 근육과 근육 사이가 많습니다.

오무라 감사합니다. 수고하셨습니다.

참가자의 감상

일본인 학생에게 이하의 질문에 대한 답변을 들었습니다.

1. 서양의학과 동양의학의 접근 차이에 대해 어떻게 생각합니까? (각각의 장점과 단점 등)
2. 서양의학과 동양의학의 통합, 협력 가능성에 대해 어떻게 생각합니까?
3. 인터넷 회의에 대해 어떻게 생각합니까? (장점, 단점, 앞으로 어떤 곳에 활용할 수 있을지)
4. 만약 다음에 다른 분야(질환)에 대한 원격수업을 한다면 어떤 것이 좋겠다고 생각합니까?

가나이 아키코(군마대학)
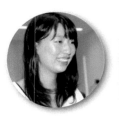
1. 서양의학은 일어난 증상에 대한 대처, 동양의학은 일어나지 않도록 하는 예방에 초점이 맞춰져 있다고 생각합니다. 이것들은 관점에 따라서 장점 또는

단점이 되는 것입니다. 그렇기 때문에 양쪽이 협력해 나가는 것이 필요하다고 재인식했습니다.

2. 동양의학과 서양의학이 협력함으로써 종래의 치료법으로 해결할 수 없었던 질환에도 가능성이 열릴 것이라고 생각합니다.

3. 현지에 가지 않고도 직접 교류가 가능하므로, 간단하게 국제 교류나 지식 공유를 할 수 있는 점이 대단하다고 생각했습니다. 쌍방의 교환이 더욱 부드럽게 된다면 더욱 알기 쉬울 것 같습니다. 카메라, 마이크를 2개씩 준비하는 것도 하나의 개선점이라고 생각합니다.

4. 일본에서는 치료법에 한계가 있는 질환이 동양의학의 지식으로 새로운 치료의 전망을 얻을 수도 있을 것이기 때문에 재미있다고 생각합니다. 류머티즘 등 면역 기전에 관한 질환은 원인 불명인 경우가 많기 때문에 흥미로울 것입니다.

스즈키 유미에(하마마츠 의과대학)

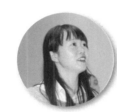

1.
〈서양의학(이번 수업에서의 접근)〉
증후를 기반으로 진단
증례 제시
▷ 환자의 주소증이나 증상을 보고 생각나는 질환을 열거
▷ 필요한 진찰이나 검사를 생각한다
▷ 아닌 것들을 제외하면서 진단을 좁혀 나간다
장점: 진단명을 붙일 수 있다는 점에 대해서, 또한 그 질환의 치료에는 EBM에 기반한(국내나 해외에서 실행된 임상연구를 기반으로 어느 정도 유효성이 증명된) 진단법, 치료법을 사용할 수 있기 때문에 확실성이 있습니다.
〈동양의학〉
이번 수업에서의 접근
환자의 '상태'에 주목
▷ 상태를 기반으로 원인을 밝혀낸다
▷ 주로 상태를 개선하는 것에 중요성을 둔(대증적인) 치료를 처방한다.
장점: 진단명을 붙이지 않고도 환자의 상태를 파악하여 치료하는 것, 또한 환자의 주소증에 다가가는 치료를 할 수 있습니다. 특히 인상적이었던 것은 환자 한 사람 한 사람의 배경(의식주나 스트레스, 성격까지)을 꼼꼼하게 청취하고, 그것이 그 사람의 질환을 진단하는 데 중요한 요소가 되며, 또한 치료에도 포함되어 있는 것이었습니다. 물론 일본에서도 생활력 청취를 하고 명확한 위험인자와 질

환의 관계에 대해서(ex. 흡연→폐암 환자: 금연합시다 / 신부전환자: 단백질이나 염분 제한 등) 생활지도를 하긴 하지만, 개개인에 맞춰서 처방한다기보다는 가이드라인에 따라 병의 시기에 맞춰 행합니다. 하지만 한국에서는 더욱 구체적이어서, 예를 들면 그 환자의 '상태'를 나타내고서 어떤 환자에게는 '식사할 때 돼지고기를 먹지 않도록 해주십시오'라고 한다든가, 어떤 환자에게는 '발을 따뜻하게 하십시오'라고 한다든가, 개개인의 상태에 맞춘 생활지도를 '상태'를 악화시키지 않도록 하는 치료의 일환으로 행하고 있어서 실로 맞춤형 의료라고 생각합니다.

2. 많은 것을 과학적 근거에 기반하고 있다는 점에서 역시 서양의학은 중요하다고 생각합니다(동양의학에도 과학적 근거에 기반한 치료법이 많이 있다고 생각합니다만, 얼마나 있는지는 모르기 때문에 어떻다고 말할 수 없어서 미안합니다).
다만 환자는 한 사람 한 사람의 체질과 배경이 다르므로 같은 질환을 앓고 있어도 약의 효과가 다르거나 부작용의 나타나는 양상도 다르기 때문에 지금 서양의학의 일반적인 치료법과 맞지 않는 환자도 있습니다. 또한, 암 말기 환자 등 병 자체는 치료하지 못하더라도 몸에 강한 통증이나 불쾌감이 있는 사람의 고통을 동양의학 분야(예를 들면 한방약이나 침구)로 완화할 수 있을지도 모릅니다.
앞으로 동양의학의 진단법이나 치료법이 더욱 해외에 알려져서 연구에도 편입되어 그 유효성을 나타낼 기회가 늘거나, 그러지 않더라도 동양의학이 갖고 있는 효력, 매력에 대해 실감할 수 있는 기회가 늘기를 바라고 있습니다. 그렇게 되면 언젠가 일본의 일반 병원에서도 동양의학의 침구나 한방의학을 치료의 선택지로서 당연하게 다룰 수 있게 될지도 모릅니다. 무엇보다도 각각 비교하기보다는 서양의학과 동양의학이 협력하여 환자의 예후나 QOL(삶의 질)을 더욱 개선할 수 있다면 가장 멋질 것이라고 생각합니다.

3. 장점: 장소가 달라도 서로 얘기할 수 있어서 편리하고, 다른 나라의 학생들끼리 함께 수업을 받으면 문화의 차이도 공부할 수 있기에 즐겁고 매우 좋다고 생각했습니다. 또한, 이번에는 한방병원 교수님이 실제로 진찰하는 장면을 볼 수 있었기 때문에 눈으로 보는 것이 가능한 점도 원격수업의 장점이라고 생각했습니다.
단점: 목소리나 말하는 타이밍을 알기 어렵습니다. 또 통역하는 분이 따로 계셨기 때문에 대화를 하고 있다는 느낌이 나지 않아서 섭섭하지만, 서로 영어로 대화할 수 있

게 된다면 더욱 좋은 자리가 될 것이라고 생각합니다(덧붙여서 저는 그만큼 영어를 잘하지 못하기 때문에 다시금 영어는 중요하다, 공부하고 싶다고 생각했습니다).

4. 구급입니다. 응급질환의 경우 한의학의 '상태'를 보는 접근은 상당히 시간이 걸리고 어렵다고 생각되지만, 어떤 식으로 진단하고 치료하는지 꼭 보고 싶습니다!

학생 교류에 참가하여

송창규(경희대학교 한의학부)

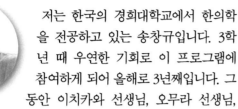

저는 한국의 경희대학교에서 한의학을 전공하고 있는 송창규입니다. 3학년 때 우연한 기회로 이 프로그램에 참여하게 되어 올해로 3년째입니다. 그동안 이치카와 선생님, 오무라 선생님, 나이토 씨 그리고 몇몇 일본 학생들과 좋은 인연을 이어가고 있습니다.

일 년에 한두 번 정도에 불과한 짧은 프로그램이지만 매우 재미있고 유익했습니다. 한일 간 학문적 교류와 친목 도모뿐 아니라, 오무라 선생님과 이야기하고 일본 친구들을 만나면서 일본뿐만이 아닌 더 큰 세계로 나가고 싶다는 목표를 세울 수 있었습니다. '로마는 하루아침에 이루어지지 않았다'는 말처럼 제가 나중에 큰일을 하게 될 때 이 프로그램에서의 작은 경험들이 그 밑거름이 될 거라고 믿습니다. 앞으로 학창시절이 1년 남았는데, 내년에도 꼭 참여하고 싶고 더 발전한 모습으로 친구들을 만나고 싶습니다.

통역으로 참가하여

박정경

'서양의학×한의학' 게다가 '한국×일본' 복잡하게 보이지만 한일원격강의의 목표는 하나였습니다. 환자를 구하는 것.

통역으로 2년째 참가하게 되었는데, 더욱더 진화한 프로그램 구성으로 작년보다 더욱 화기애애한 분위기에서 수업이 진행된 것 같습니다. 더욱이 올해는 가상의 환자가 아닌 실제 환자가 등장

하여 학생들의 적극적인 참가를 유도할 수 있었다고 생각합니다. 질문을 그치지 않는 학생들을 보면서 통역으로서의 자부심도 느낄 수 있었습니다. 또한 각 담당교수님의 해설 역시 이해하기 쉬웠고 그 후 실제 현장에서 진행되었던 침 시연도 매우 흥미로웠습니다.

원격수업이라서 현실화하기 어려운 점도 있지만, 반대로 생각하면 원격수업이기 때문에 가능한 점 역시 많이 있다고 생각하게 되었습니다. 내년에는 더욱더 만족도 높은 수업을 기획할 수 있도록 최선을 다하겠습니다.

한의학을 체험하고

환자 역할 N

화창한 봄이라고들 말하지만, 저는 언제나 이 계절이 다가오면 음울한 기분이 됩니다. '아, 또 귀찮은 꽃가루가 날리는 지옥이 오는구나' 하고.

엄동설한을 견뎠던 만큼 청바지에 하얀 브로드 셔츠를 걸치고 신록(新綠)이 싹트는 모습을 즐기러 거리에 나가고 싶지만 쉽지 않습니다. 저는 어린 학생 시절에는 콧물이나 재채기 한 번 난 적도 없었고, 꽃가루 알레르기와도 인연이 없었지만, 최근 수년간 살갗이 거칠어지는 증상으로 결국 그 모습을 드러냈습니다. 가려움(지옥에 던져진 듯한 가려움이에요)이 생기고, 피부는 거칠고 질퍽하네요. 일의 생산성도 떨어집니다. 가려운 곳에 손을 대는 일을 이렇게나 고민하게 되다니. 그리고 피부과 선생에게 뛰어들었지만 정해져 있는 듯이 내복약인 항히스타민제와 염증을 억제하는 스테로이드 외용제를 받아옵니다. "악화되니깐 긁으면 안 돼요."라는 정해진 문구를 매번 듣고 옵니다. '그게 마음대로 된다면 이렇게 고생하지도 않겠죠…' 하고 마음속으로 태클을 걸고, '만약 꽃가루 날림 장치라는 것이 이 세상에 존재한다면 분명 피부과 의사가 출자했을 것이다' 하는 망상을 하면서 병원을 뒤로했습니다. 어쨌거나 이 지옥의 계절은 바르고 긁고 대충 넘어가는 것을 반복해 나가면서 어찌어찌 지내왔습니다. 이럭저럭 하는 동안에 꽃가루도 없어지고 여름이 다가오기 때문에 '뭐, 다행이네'라고 생각합니다. 그러나 이런 것은 근본적인 치료로 연결되지 않고 당장 그때를 견뎌내는 것밖에 되지 않지요. 그래서 개인적으로 동양의학에 기대를 걸고 있었던 것입니다.

아, 여기에서만 얘기하는 건데, 내가 다니는 피부과의

의사 아주머니는 "한방 같은 것으로는 체질이 개선되지 않습니다!"라고 단언해버립니다. 나도 몇 번인가 비보험 한방 내복약에 손을 대 본 적이 있었지만, 인내심이 부족한 나는 증상이 개선될 때까지의 비용 대비 효과를 견딜 수 없어서 지속할 수 없었습니다. 왜냐하면 동양의학은 그 효과가 잘 보이지 않았기 때문입니다. '먹으니 어쩐지 효과가 나는 것 같네?'라고 생각했던 때도 있었지만 플라세보 효과였던 것 같네요(웃음).

이번에 경희대학교 한의과대학의 피부과 의사인 김 교수에게 이런 기회로 진찰받게 되었습니다만, 서양의학과는 좀 다른 진찰이라고 느꼈습니다. 먼저 맥진. 물론 일본의 피부과에서 이런 진찰을 받은 적은 한 번도 없었으니까요. '오오, 뭔가 동양의학 느낌이 난다!' 하고 두근두근하면서, 내 손목을 만지는 교수의 손가락의 신비한 움직임이 흥미진진했습니다. 계속해서 설진. 입을 크게 벌리고 교수가 나의 혀 상태를 체크. '다행이다~ 어제 야식으로 먹었던 만두에서 부추 빼달라고 해서~' 깨끗한 혀라고 말해주셨습니다. 아무래도 내 체질의 습(濕)이나 열(熱) 같은 것이 고여있는 상태를 상반신과 하반신으로 나눠서 살핀 것 같습니다.

"얼굴에 열이 잘 오르지요?"라고 질문을 받았는데, 멋지게 맞췄습니다. 이러한 몸속 열의 밸런스 등으로 체질에 맞는 약을 선택하는 것 같습니다. 역시 맞춤형! 드디어 근본치료로의 한 걸음이라는 느낌이었네요.

그리고 마지막으로 교수님이 내 다리에 침을 놔주셨습니다. 인생 처음으로 기념할 만한 침이네요. 침을 찌를 때 내 몸의 미세한 반응으로부터 김 교수는 소리에 민감하고 신경질적인 나의 성격까지 밝혀내 버렸습니다. 나 자신이 도마 위의 잉어가 된 느낌이었기에 그때는 "있는 그대로의 ~ 모습을 보이는 거야~♪"(영화 〈겨울왕국〉 주제가 'Let it go' 일본판 가사)라고 읊조릴 수밖에 없었습니다. 동양의학은 실로 엄청나네요!

그리고 김 교수는 나에게 마지막으로 매일 밤 느긋하게 반신욕을 할 것, 규칙적인 수면시간을 지킬 것을 충고했습니다. 이번에는 본격적이지 않은, 시연 격의 가벼운 진찰이었지만 서양의학과는 꽤 다른 접근이라는 것을 충분히 짐작할 수 있었습니다.

이번 체험으로 느낀 차이점을 아이들 방에 비유하자면, 서양의학은 어질러진 방을 정리해줘서 방이 일단 깔끔해지기는 해도 곧 다시 장난감이 어질러지는 것. 동양의학은 정리해주는 것이 아니라 아이에게 어지르지 않도록 예절을 가르치는 것. 이런 이미지 차이려나 싶습니다. 어느 쪽이 근본 해결로 향하는지는 상상해 보면 금방 알 것입니다. 서양의학을 부정하거나 동양의학을 치켜세우는 것이 아니라 어디까지나 제 개인적인 견해입니다!

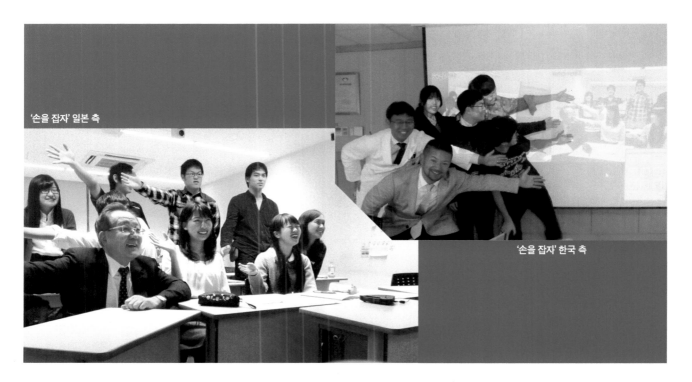

'손을 잡자' 일본 측

'손을 잡자' 한국 측

감별진단을 마치며

오무라 가즈히로

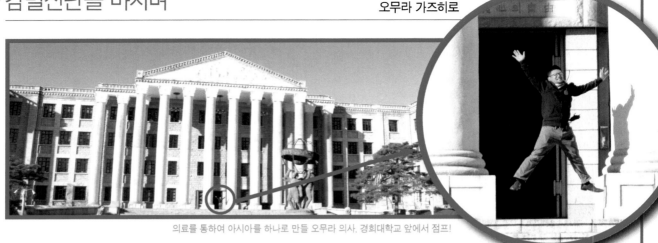

의료를 통하여 아시아를 하나로 만들 오무라 의사. 경희대학교 앞에서 점프!

이번에는 아토피성 피부염을 테마로 했습니다.

작년에 실시한 부비동염, 알레르기성 비염에 이어 알레르기 질환을 테마로 한 것은 만성기 질환의 증상 완화를 위한 대중요법이 주가 되는 서양의학에 비해, 한의학이 어떤 방식으로 근본에 집중하여 치료하는지 개인적으로도 매우 흥미가 있었기 때문입니다.

한의학의 환자에 대한 접근을 보면, 의사가 진찰 시에 구체적인 식사 제한이나 반신욕을 권유하는 등, 환자가 자신의 질환을 치료하기 위해 사소한 일상생활에서 할 수 있는 노력을 유도하는 장면을 많이 볼 수 있었습니다. 이러한 형태로 환자가 자신의 병을 의식하고 집중할 수 있도록 도와줄 수 있다고 생각했습니다.

'환자가 자신의 병을 의식하고 집중하는 것'. 이것이 기본이 되지 않으면 다음 스텝인 '자신의 질환을 치료하기 위한 행동을 취하는 것'도 할 수 없습니다. 이것은 서양의학에서도 매우 중요한 일이지만, 짧은 시간 안에 많은 환자를 진찰하기를 요구하는 일본의 의료 현장에서는 '아토피니까 긁지 마시고 스테로이드 연고를 바르세요'라고 짧은 한 문장의 어드바이스를 하게 됩니다. 반면에 진찰을 통해 환자의 성격을 예상하고, 그런 성격의 사람들은 이런 점에 주의하는 것이 좋다는 친절한 어드바이스를 체험한 N 씨는 동양의학의 효과를 논하기 이전에 기존 의학과의 다른 점을 몸소 느꼈을 것이 틀림없습니다.

또한, 한의학의 치료법으로 침과 한약 복용이 나왔는데, 침은 지금의 신체 상태를 개선하기 위해 사용하고, 한약 복용은 증상을 완화시킬 목적으로 나누어 처방하는 방법도 매우 신선했습니다.

일본에서는 한방치료를 할 때 거의 모든 양방의사가 한약 처방만을 하고 있는데, 침 치료와 한약 복용을 병행하는 것과 한약 처방만을 사용하는 것은 그 효과 면에서 어쩌면 차이가 날수도 있지 않을까 생각했습니다.

올해는 약 4시간가량의 강의였습니다. 휴일임에도 불구하고 적극적인 참여와 참가자들의 높은 집중도로 알차고 뜻깊은 원격강좌를 진행할 수 있었습니다. 송창규 학생처럼 매년 연속해서 참가하는 학생도 생기고, 이 수업의 공고문을 보고 시험 전날임에도 불구하고 참여를 결정해준 학생들도 있어서, 저에게는 매우 의미 있는 시간이 되었습니다.

내년에는 갱년기장애나 관절통을 테마로 생각하고 있습니다. 원격수업을 통해서 서양 의학과 동양의학의 상호 이해를 더욱 깊게 하고, 양국의 관계에도 좋은 영향을 미치기를 기대해봅니다.

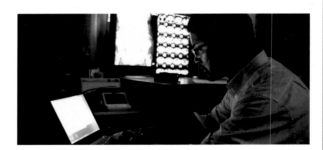

오무라 가즈히로

동경지케이의과대학 / NGO 손을 잡고 ASIA 대표

1979년 12월 도쿄 출생. 동경지케이의과대학을 졸업한 후 영국 세인트토마스병원에서 단기유학을 거쳐 UCLA의 단기임상실습을 수료했다. 그 후 태국의 마히돈대학에 재학하던 중 미얀마를 강타한 사이클론 피난민의 지원을 도왔다. 2006~2008년에는 NPO 법인 JAPAN HEART를 통해 미얀마, 캄보디아에서 현지 문화와 시스템을 활용한 의료 지원을 실시하면서 JICA 단기전문가로 현지 의료진 육성에 종사한다. 현재는 일본에서 이비인후과 진료를 하는 한편, 국내, 라오스, 캄보디아 등에 원격통신시스템을 통해 의료기술을 협력하고 아시아 국가의 이비인후과 의사를 일본에 초청하여 기술 전수 등을 실시하고 있다. 또한, 요요기메디컬스쿨(YMS)에서 일본·한국의 의대생 교육을 담당하며, 의료를 통해 아시아를 연결하는 데 힘을 쏟고 있다.

『통합의학개론』 번역출판을 구상하며

박정경

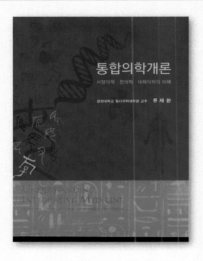

■ 기본정보
도서명: 『통합의학개론』
　　　- 서양의학, 한의학, 대체의학의 이해
저자: 류재환 (경희대학교 동서의학대학원 교수)
출판사: 경희출판문화원
가격: 100,000원

■ 서적의 구성
제1부 통합의학의 개요
서양의학의 개요, 한의학의 역사, 한의학의 개요, 보완(대체)의학 개요로 구성되어 있다.
제2부 질환별 통합치료
순환기 질환, 소화기 질환, 호흡기 질환, 내분비 질환, 신경정신계 질환, 부인과 질환, 소아과 질환, 피부과 질환, 안과 질환, 근골격계 및 류머티스 질환, 치과 질환, 비뇨기과 질환으로 구성되어 있다.

■ 서적의 평가
이 책은 통합의학개론을 한 권으로 정리한 백과사전이라고 평가되고 있다.
한의학과 서양의학의 기초이론부터 순환기 질환, 소화기 질환, 부인과 질환, 피부과 질환 등 모두 12 질환, 65종류 병증의 원인과 경과, 치료법 등이 상세히 소개되어 있다.
같은 질환에 대한 한의학과 서양의학의 견해와 접근방법을 동시에 파악할 수 있고, 서양의학과 한의학 면허를 모두 가지고 있는 저자만의 임상경험을 살려서 집필하고 있는 것이 책의 가장 큰 특징이라고 할 수 있다. 한의학 치료법이 매우 효과적인 질환도 소개하고 있기에 실제로 동양의학에 관심을 가지고 있는 일본 의사나 의대생들에게 추천할 수 있는 책이라고 생각한다.

■ 저자에 관하여
류재환 교수님은 양방, 한방 의사면허를 모두 가지고 있는 한국에서도 보기 드문 의사이며, 현재 경희대학교와 부속 한방병원에서 가장 활발히 연구와 교육 활동을 하고 있는 인물이다. 특히 경희대학교 한일 교류회 및 한의학 연수에 참가하는 일본인 학생이 모두 의학부생인 것을 고려하면 함께 일하며 큰 시너지 효과를 기대할 수 있다고 생각된다.
김미화 선생님의 소개로 인사를 드리게 되었고 이 책의 출판동기 등을 청취했다. 경희대학교에서도 양방과 한방을 동시에 다룰 수 있는 사람이 적은 관계로 동서의학대학원의 교재로 사용하기 위해 출판을 생각하게 되었다고 한다. 만약 일본에 번역출판을 하게 될 기회가 생긴다면 무엇보다 한의학의 지식을 널리 알리는 것에 의의를 두고 적극적으로 참여하고 싶다는 의지도 밝혀주셨다.

■ Lattice 발행인의 의지
2000년에 Lattice를 발행하면서 동양의학을 중심으로 한 대체의학을 소개하려는 취지로, 2002년부터 시작하여 슈타이너 의료, 이란 의료, 티베트 의료, 아유르베다, 한의학의 성경적 존재인 '동의보감' 등을 소개해왔다.
2013년 여름에는 산학사를 통해 『KBS 동의보감』 상·하권을 번역출판하게 되었다.
또한 2012년부터 경희대학교 한의학과와 협력하여 일본인 의대생(양방) vs 한국인 한의대생의 교류연수회를, 2013년부터는 감별진단 원격강좌를 추가로 진행하며 참여 학생들에게 전문지식을 지원할 의학서가 필요하다고 생각하게 되었다.
『통합의학개론』 출판은 쉬운 과정이 아닐 테지만, 현재 진행 중인 두 가지 기획에도 꼭 필요한 일이며, 조금씩 번역을 진행하다가 좋은 기회를 만나면 언젠가 출판할 수 있기를 기대해 본다.

서양의학 × 동양의학 원격 감별진단

산후조리원
체험담

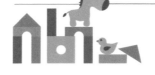

박정경

산후조리원이란

산후조리원은 출산 후 산모와 신생아를 위해 24시간 서포트를 해주는 민간시설로서 약 10년 전에 한국에 등장했다.

산후조리라는 표현에는 양생이라는 의미가 포함되며, 산후 2주~1달 동안은 바로 집이나 친정으로 가지 않고 모자가 함께 시설에서 지내는 경우가 많다. 지역이나 시설에 따라 가격도 천차만별인데 서울에서는 2주간 약 300~400만 원이 평균적인 가격대이다. 물론 고급 호텔 스위트 룸 이상의 고급 조리원도 있다.

2014년 9월 12일 오전 10시 제왕절개로 3.2kg의 아기를 만나게 된 나 역시, 4박 5일간의 병원 생활을 거쳐 퇴원 후에는 산후조리원으로 이동했다. 일본 여배우인 고유키 씨가 한국에서 원정 출산하고 한국의 산후조리원을 이용한 것으로 일본에서도 화제가 된 적이 있는데, 이처럼 특색 있는 한국의 출산문화 경험담을 여기에서 조금 소개하고자 한다.

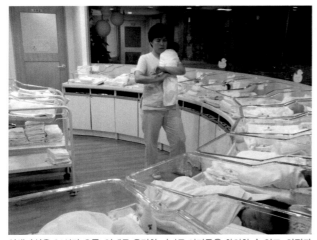

신생아실은 24시간 오픈. 언제든 유리창 너머로 아기들을 확인할 수 있고, 안전과 사고예방을 위해 CCTV도 완비되어 있다.

아기의 생활

내가 이용한 곳에는 20명 정도의 산모가 입실해 있었다. 물론 신생아도 20명이며, 기본적으로 산모는 각자의 방에서, 신생아는 신생아실에서 생활하게 된다.

신생아실은 간호사 6명 체제로 운영되었다. 신생아들을 케어하는 것 이외에도 산모가 모유 수유를 잘할 수 있도록 수유 자세 교정 등 필요한 부분을 친절히 지도해 주신다.

그리고 주 2회 소아과 선생님이 회진을 오셔서 아기들의 건강상태를 체크할 수 있다. 아기들의 배꼽도 청결히 소독, 관리되기 때문에 집에 돌아가기 전까지 거의 다 깨끗하게 떨어져서 안심할 수 있다.

산모의 생활

여기서는 출산 후 피로에 지친 몸을 회복하기 위한 엄마 자신만의 공간과 시간을 확보할 수 있다. 산후 회복을 위한 건강기구도 있어서 자유롭게 이용할 수 있다. 벌어진 골반을 교정해주는 기구, 회음절개한 부분의 치료와 위생 관리를 위한 좌욕기, 전신 마사지기, 적외선 치료기 등으로 혈액 순환을 촉진하고 환부의 치료 효과도 기대할 수 있다. 미용 관리 시설도 완비되어 있어서 지정한 시간에 미용 케어와 다이어트 효과를 기대할 수 있는 전신 마사지를 받으며 부종을 해소할 수 있다.

초산부를 대상으로 전문가를 초빙한 교육 프로그램도 준비되어 있어, 엄마들은 자신에게 알맞은 프로그램을 선택해서 참가할 수 있다. 베이비 마사지, 아토피 및 발진 대처 방법, 신생아의 응급처치, 모유 수유 강좌, 모빌 만들기 등 여러 가지 테마의 강의가 준비되어 있어서 자유롭게 참가할 수 있다.

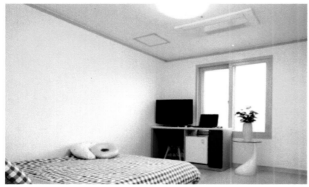
냉·난방 시설 완비, 쾌적한 1인실에서 편안한 휴식

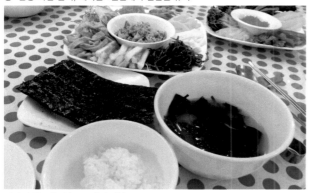
영양 잡힌 1일 3식으로 체력 회복!!

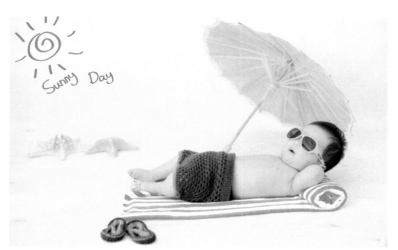
매일 진행되는 교육 프로그램으로 알찬 하루를 보낼 수 있다

회사를 마친 남편들은 집 대신 이곳으로 돌아와 저녁에 함께 숙박할 수 있다. 아빠들을 위한 조식과 세탁 서비스가 준비되어 있어 원한다면 매일 이곳에서 출퇴근하는 것도 가능하다.

■ 집으로 돌아갈 준비

조리원에서 퇴실하기 직전에는 퇴실 프로그램이 준비되어 있다. 주말 교육을 희망하면 남편과 함께 교육을 받는 것도 가능하다. 집에 돌아가면 시작될 본격적인 육아에 앞서 여러 가지 정보를 제공해 준다. 그중에서도 가장 유용했던 건 신생아 목욕 실습. 여기에서 아기 목욕에 자신감을 얻은 남편은 집에 돌아온 후에도 적극적으로 잘 해내고 있다.^^

또한, 제휴한 사진 스튜디오에서 50일 기념사진을 무료로 찍어준다. 앞으로 필요한 100일과 돌 촬영 등이 포함된 성장앨범에 관한 상품 설명도 함께 들을 수 있어 매우 만족스러웠다.

마지막으로 여기서 얻을 수 있는 귀중한 인연이 바로 조리원 동기 모임이다. 엄마들은 2주간의 공동생활(교육 프로그램과 식사 시간뿐이지만)을 통해 비슷한 처지에 있는 동기들과 공감대를 형성하고 급속히 친해지는 경우가 많다. 여기서 만들어진 인적 네트워크는 퇴실 후에도 커다란 활약을 한다. 집에 돌아간 후에 생기는 수유 트러블, 예방접종 정보, 유아용품 구입 등 모든 것이 처음인 엄마들에게 동기 모임의 역할은 매우 크고 믿음직스럽기까지 하다. 퇴실 후에도 꾸준히 이어지는 월 1회 동기 모임도 언제나 기다려지는 이벤트 중 하나이다.

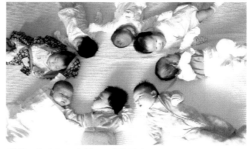
군대보다 더 끈끈하다는 조리원 동기~!

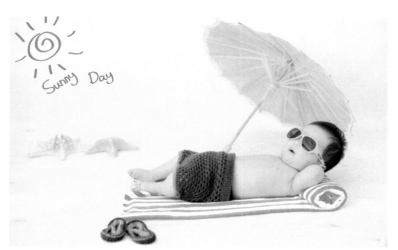
50일 기념촬영 콘셉트는 바다의 남자입니다

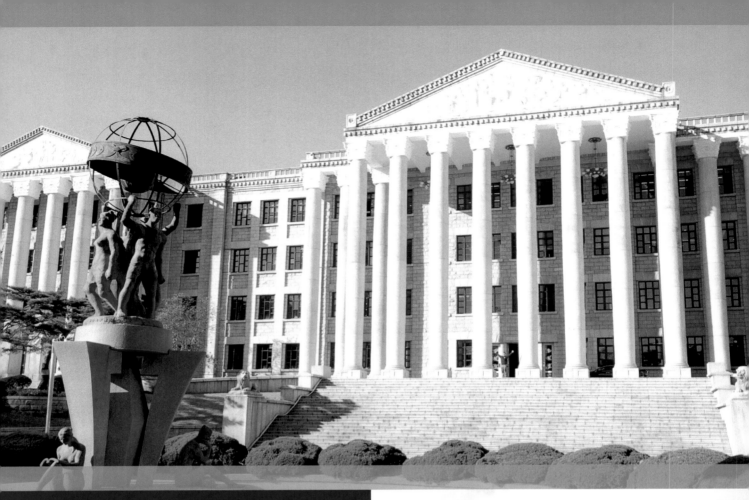

경희대학교
한의학 연수
2014

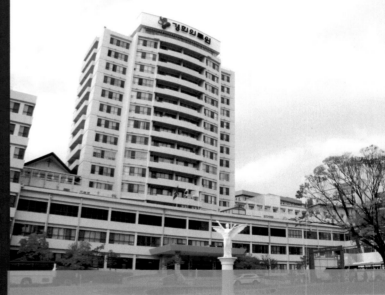

2014년 11월 1일~3일, 일본 문화의 날 연휴를 이용하여 올해로 제3회를 맞이하는 경희대학교 한의학 연수에 참가했습니다. 올해 일본에서는 2명의 의대생이 참여했습니다. 지난해 개최 기간과 달리 올해는 각 대학의 축제 기간과 일정이 겹치는 바람에 일본 참가자들은 다소 줄었지만, 그만큼 한일 학생의 교류가 깊어졌다고 느껴지는 알찬 3일이 되었습니다.

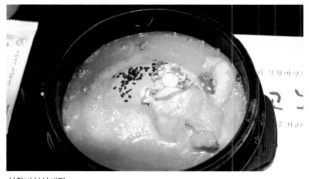
상황버섯삼계탕

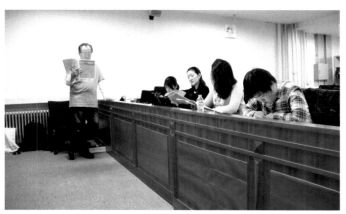
이치카와 선생님의 강의 모습

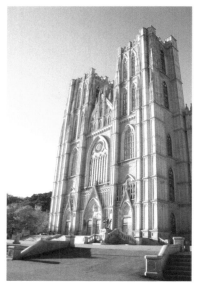
드라마 촬영에 자주 사용되는 평화의 전당

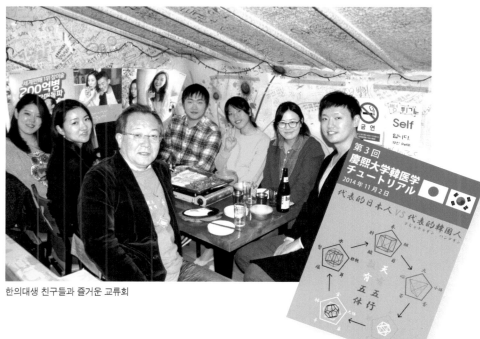
한의대생 친구들과 즐거운 교류회

이치카와 선생님의 강의에서
사용된 교재

연수 1~2일째 한의학부생들과의 교류회

도쿄여자의과대학 **이은선**

1일째 저녁, 경희대학교 학생들과 오리엔테이션을 겸한 식사 모임을 가지며 연수가 시작되었습니다. 이날은 명동 고봉삼계탕에서 상황버섯삼계탕을 먹었습니다. 저는 이번 연수에 참여하기 전에도 서울에 몇 번이나 놀러 온 적이 있기 때문에 삼계탕은 수도 없이 먹어보았습니다. 그런데 이 상황버섯삼계탕은 지금까지 들어본 적이 없는 새로운 삼계탕이었습니다. 한의학의 나라답게 첫날 저녁부터 이름만 들어도 몸에 좋을 듯한 약선 요리를 접하며 한의학을 배우러 온 것을 실감했고, 왠지 모르게 가슴이 설습니다.

경희대학교 한의학과 학생들 중에는 일본어를 할 수 있는 친구가 있다고 들었는데, 실제로 만나보니 제 귀를 의심할 정도의 실력이었습니다. 일본어를 배우게 된 계기가 좋아하는 만화나 애니메이션을 일본어로 보고 싶었기 때문이라는 말을 들었을 땐, 자신이 좋아하는 일에 이렇게 열정을 쏟아부을 수 있다는 점에 매우 감동했습니다. '나도 해외 드라마에 열중하면 이 친구들처럼 영어를 할 수 있게 될까…' 하는 상상도 해 보았지만, 조금 힘들 것 같다

고 생각했습니다. (웃음)

2일째는 이치카와 선생님께서 대표적인 일본인, 대표적인 한국인, 그리고 의(醫)의 아트에 대해 강의해주셨습니다. 교과서적인 관점부터 문화, 예능에 이르기까지 다양한 관점에서 한일 양국에 대해 생각하는 것이 매우 재미있었고 가장 가까운 나라인 한국과 일본의 관계가 더 좋아지길 기대하게 되었습니다.

수업이 끝난 후, 모두 함께 경희대학교 캠퍼스를 견학했습니다. 유럽 분위기를 뽐내고 있는 도서관과 평화의 전당 등은 한국 드라마와 콘서트 홀 등 많은 촬영지로 이용되고 있었고, 캠퍼스 곳곳에서 역사적인 품격이 느껴졌습니다. 교내를 거닐며 학교생활의 에피소드도 많이 들을 수 있었습니다. 이런 일상적 대화를 하기 전에는 한국의 대학생들이 자는 시간도 아껴가며 공부를 하고 있다고 생각하고 있었기 때문에, 비슷한 학교생활을 하고 있다는 것을 알고서 한편으로 안심했고, 동시에 친구들과 마음의 거리도 가까워진 순간이었습니다.

오후에도 이치카와 선생님의 강의가 이어졌습니다. 특히 한국의 '멋과 맛'에 관한 강의는 한국적 문화 개념을 아주 잘 나타내고 있다고 느껴서 인상적이었습니다.

저녁에는 친목 도모를 위해 맛있는 한국 음식점으로 자리를 옮겨 교류의 시간을 갖게 되었습니다. 그리고 강의 중에 실시되었던 퀴즈왕과 발표 우수자에게 상장과 이치카와 선생님의 열정이 담긴 오리지널 티셔츠가 수여되었습니다.

한의학의 중요한 개념인 오행이 디자인되어 있었는데 '멋과 맛'을 느낄 수 있는 티셔츠였습니다. 생활 속에 한의학의 사고가 깊게 배어있는 한국 문화를 잘 나타내고 있는 것 같아 이번 연수에 잘 어울리는 디자인이라고 생각했고, 즐거웠던 연수의 추억거리가 된 것 같습니다.

연수 3일째 한의학 체험

도쿄여자의과대학 **하세가와 유우코**

마지막 날은 일본 학생들만 경희대학교 부속한방병원에서 연수를 실시했다. 경희대는 서양의학과 동양의학의 병원이 한 병원 안에 병동으로 나누어져 있고 동양의학 분야로는 한국 최고의 병원이라고 한다.

제일 먼저 한약 조제 시설을 견학했다. 독특한 냄새가 감도는 방 안에는 한국 드라마 '대장금'에서 본 듯한 한약재의 이름이 빼곡히 적힌 나무서랍장이 온 벽을 가득 메우고 있었다. 의사의 처방에 따라 한방약사가 재료를 조합하여, 1인분씩 전용 가마에서 몇 시간을 다리고, 1회분씩 소분하여 환자에게 전달된다고 한다. 정확히 개인 맞춤

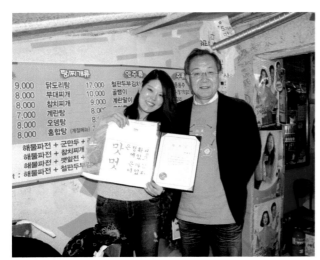

퀴즈왕으로 뽑혀 상장 수여

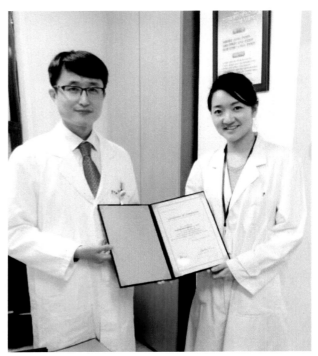

병원 연수를 마치고

형 치료인 것이다.

동양의학은 세계적으로 주목을 받고 있으며 해외원정환자도 많아서 영어와 러시아어로 진료를 받을 수 있는 시설도 마련되어 있었다.

또한, 실제로 침과 뜸 체험도 할 수 있었다. 얼굴에 침을 놓은 환자를 보았을 때는 너무 아플 것 같았지만, 실제로 해 보니 그만큼의 통증은 없었다. 뜸은 매우 따뜻했고, 체험한 연수생 모두 잠이 들어버릴 정도로 편안한 기분이었다.

오후에는 신경 증상을 개선하는 치료를 견학했다. 검사나 사진 없이는 진단이 불가능한 서양의학에 비해 환자의 맥을 진찰하는 것만으로 체질을 알 수 있고, 엑스레이 없이 척추의 곡선 상태를 손으로 확인하여 상태를 파악할 수 있는 한의사에게 더욱 '의사다움'을 느꼈다. 한의학이라고 하면 한약을 복용하여 신체 내부에서 체질을 바꾸는 정도의 치료 이미지였는데, 비뚤어진 척추에 작은 망치와 같은 모양의 치료 기구를 두드리거나, 다리를 잡아당기거나 하는 등 움직임이 격렬한 치료도 실시하고 있었다.

이 교육을 통해 침술과 뜸이 암이나 신경질환에도 효과가 있다는 점 등, 지금까지 몰랐던 동양의학의 우수성을 배울 수 있었다. 일본에서는 서양의학을 중요시하는 경향이 있지만, 어느 쪽이 더 우수하다고 단정 지을 수는 없다고 생각한다. 이 병원에서는 동양의학과 서양의학의 의사가 함께 1명의 환자를 동시에 진료하는 합동진료도 실시하고 있다는 것을 알고, 이렇게 각각의 장점을 살려 치료를 실시하면 보다 치료의 폭도 넓어지리라 생각했다.

3일이라는 짧은 기간이었지만 동양의학이라는 의학의 새로운 단면을 배울 수 있는 유익한 경험이 되었다.

교류회에 참가하여

경희대학교 한의학부 **김정현**

한일 한의학 교류회는 작년에 이어 두 번째입니다. 작년에 무척 즐겁게 보냈던 기억이 있어서 올해도 또 신청했습니다. 한국에서 3명, 일본에서 2명이 참가하여 작년에 비해 규모는 줄었지만, 오히려 일본 친구들과 더 깊게 친해질 수 있었던 것 같습니다. 이치카와 선생님의 강의는 일본 의대생 친구들에게 한의학적인 지식을 전달하기에는 어느 정도 무리가 있지만, 한일 양국 간의 공통점을 느낄 수 있는 계기가 되고 의사로서의 기본 소양을 갖는 데 도

움이 되는 것 같습니다. 특히 수학 도형에 대한 내용은 매우 흥미로웠습니다.

일본 친구들과 같이 있을 때 한의학의 다양한 장점에 대해 이런저런 얘기를 많이 하려고 노력했습니다. 흥미로워하며 열심히 듣는 친구들을 보니 저도 더욱 신났습니다. 저녁에 같이 식사를 하면서 일본과 한국의 문화, 일본 의학계의 현황, 한의학의 또 다른 면면에 대해 얘기를 하다 보니 시간이 너무 빨리 가서 아쉬웠습니다. 작년에 한의학에 대해 많이 얘기를 하지 못한 것이 아쉬워서 올해는 더 많이 얘기하려고 했는데 하루로는 역시 부족하다는 느낌이 듭니다.

내년에는 함께할 수 있는 날을 2일로 늘려서 하루는 기존의 일정을 소화하고 다른 날에는 한의학의 기본에 대한 내용 강의와 한국 학생들이 준비해오는 한의학 관련 자료 발표 시간이 있으면 좋겠다고 생각합니다. 그러면 일본 의대생 친구들도 한의학 전반의 개념을 이해할 수 있고, 또한 한의학에 대해 더 큰 관심을 갖게 될 것 같습니다. 저는 이번에 한일 화상 PBL 프로그램에도 참여했는데, 이것을 한일 한의학 교류회의 프로그램으로 넣어서 서로 마주보면서 대화하면 더욱 풍성한 교류회가 되지 않을까 싶습니다. 내년에도 꼭 참가하고 싶고, 앞으로도 여러 일본 의대생 친구들과 한의학에 대해 교류하며 많은 얘기를 나누고 싶습니다.

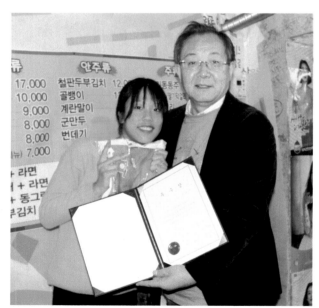

연수 발표회 우수자로 뽑혀 상장 수여

고신 대학교 Lattice 강좌

한일 교류회 2014 夏 여름

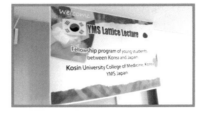

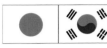

후지여자고등학교 졸업 **하세가와 미나**

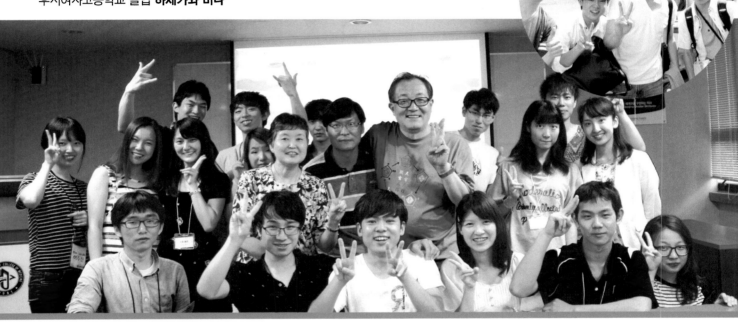

2014년 여름. YMS의 빅 이벤트, '2박 3일 고신대학교 Lattice 강좌'가 올해도 개최되었다. 올해는 이치카와 선생님을 비롯한 9명의 YMS 학생이 참가하여 뜻깊은 2박 3일을 보낼 수 있었다.

나리타 공항을 출발해 김해 공항에 도착해서 버스를 타고 고신대학교로 향했다. 차 안에서 부산의 전경을 바라보며 너

무 들떠서 앞으로의 체력이 조금 걱정스러울 정도였다.

도착 후, 우선 2박 3일을 함께 보낼 고신대학교 학생들과 자기소개를 했다. 이어 고신대학교 박운기 교수님의 '개발도상국의 의료 공헌'에 관한 자료를 보았다.

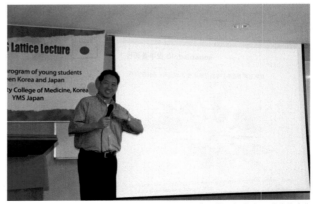

박은기 교수님의 프레젠테이션

야요이인은 낙동강으로부터 왔다

그 후, 고신대학교 복음병원 설립자인 장기려 박사가 한때 살았던 방을 견학했다. 고신대학교는 기독교대학이며, 봉사 정신, 이웃 사랑을 실천할 수 있는 학생을 육성하고 있다. 역대 학생들이 방문하여 자신의 이름을 기록하는 방문 노트, 우리 YMS 학생 9명도 여기에 이름을 남겼다….

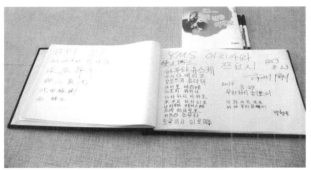

역사 깊은 노트

연수회의 일정 설명을 듣고 스터디 조를 정한 후 함께 버스를 타고 저녁 식사를 하러 갔다. 기다리고 기다리던 한국 요리에 모두들 기뻐했다!! 일본에서는 한 가족이 나누어 먹는 삼계탕 한 마리를 한국에서는 한 사람이 한 마리씩 먹는다는 점도 놀라웠다. 식사 후 학생 교류 일정에 따라 부산 거리로 나갔다.

2일째. 오늘이 드디어 연수의 발표회 일정이다. 아침부터 두근두근 긴장이 되었다. 오전에는 YMS 대표 이치카와 선생님이 유창한 한국어로 강의를 하셨다. 테마는 '대

● 제7회 YMS Lattice 강좌 스케줄

일자	시간	프로그램
2014-08-29 (금) 첫째 날	8:45	나리타공항 집합
	10:50~13:05	〈출국〉 나리타공항 → 김해공항
	13:45~14:30	김해공항 → 고신대학교 복음병원
	15:00~15:30	고신대학교의 '개발도상국을 위한 의료 공헌' 프레젠테이션
	16:00~17:00	학생들의 자기소개 및 오리엔테이션
	17:00~18:00	장기려 박사 영상물 감상 및 방 견학
	19:00~	저녁 식사
	밤	연수 프로그램 ①
2014-08-30 (토) 둘째 날	오후	YMS Lattice 강의(이치카와 츠요시)
	13:00	집합 및 점심 식사
	13:30~15:00	연수 프로그램 ②
	15:00~18:00	발표회
	18:00~18:30	앙케이트 작성
	19:00~20:00	저녁 식사 겸 상장 수여식
	밤	자유 시간
2014-08-31 (일) 셋째 날	9:00~	자유 시간
	12:00	김해공항 집합
	14:00~16:00	〈귀국〉 김해공항 → 나리타공항

표적인 일본인 vs 대표적인 한국인'으로 음양오행 사상, 한일 운동선수와 가수, 일본의 의사 나카무라 데츠와 한국의 의사 허준 등 다방면의 대표적인 일본인과 한국인을 비교하여 퀴즈 형식으로 소개해 주셨다. 황순원의 「소나기」 영상을 배경으로 이치카와 선생님은 유창한 한국어를 낭송하셨다. 그 내용과 함께 한국어로 준비하신 열정적인 강의는 학생들을 모두 감동시키기에 충분했다. 또한 준비해주신 퀴즈 경품 역시 학생들이 모두 크게 기뻐하며, 배움과 즐거움이 넘치는 강의를 만들어 주셨다.

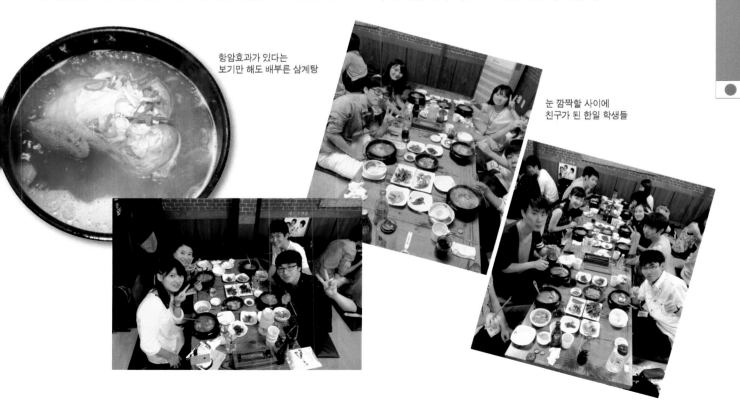

항암효과가 있다는 보기만 해도 배부른 삼계탕

눈 깜짝할 사이에 친구가 된 한일 학생들

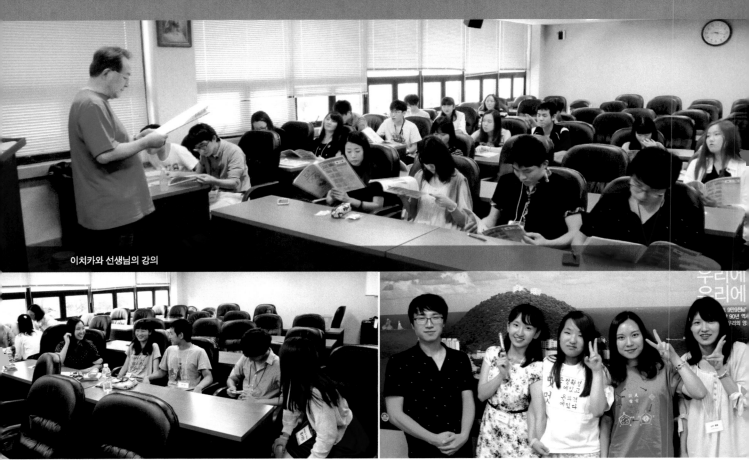

이치카와 선생님의 강의

연수회의 조별 교류 시간

연수회 후 기념촬영

그리고 점심 식사 후 발표회가 시작되었다. 각 스터디 조는 2인 1조로 구성되어, YMS 학생들은 존경하는 일본인에 대해, 고신대학교 학생들은 존경하는 한국인에 대해 서로에게 소개하고, 상대에게 소개받은 외국 인물을 내가 영어로 발표하는 형식이었다. 제한시간은 연습을 포함하여 2시간, 발표는 한 학생당 5분이었다.

발표 후에는 일본산업의과대학 요시이 지하루 교수님의 강연을 들었다. '내가 걸어온 길 - 한일 교류에 관하여'란 제목으로 한국에서 참가한 심포지엄 및 공동연구 등, 의사로서 우리 학생들에게 전하고 싶은 것에 대해 이야기해 주셨다.

발표가 끝나고, 시상식과 저녁 식사가 한자리에서 이루어졌다. 모두 최선을 다한 발표회를 통해 한일 학생 간 우정이 깊어지고 자신의 생각을 영어로 상대방에게 전하는 기쁨을 느낄 수 있었다. 학생 모두가 어깨동무를 하고 불렀던 'We are the world'는 평생 잊지 못

최종 발표회 입상자

할 것이다. 이번 연수회를 인연으로 만난 한일 친구들이 장래에 의사가 되어서 다시 한자리에 모일 수 있기를 진심으로 바라며 글을 마친다.

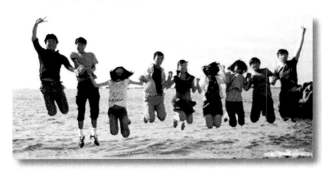

자유시간을 이용해 일본 측 학생들이 모두 바다로
(이 점프컷을 잡으려고 30장 정도 촬영… 젊습니다)

하세가와 미나

나는 북쪽의 대지, 홋카이도 쿠시로시 출신입니다. 좋은 인연으로 YMS에서 공부하여 무사히 의대에 진학할 수 있었습니다. 인연이라는 것은 어디에 있는지 알 수 없다고 하죠. 앞으로도 사람과 사람의 관계를 소중히 하는 의사로서 널리 활약할 수 있도록 항상 노력하겠습니다. '벼는 익을수록 고개를 숙인다'는 속담을 항상 마음속에 간직하며….

참가자의 감상

● **기타다 유우키** (즈시카이세이고등학교 졸업)

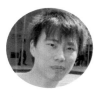

이번 연수회를 통해 부족한 저의 영어 실력을 알게 되었습니다. 조별활동 의사 소통을 위해서 영어로 의견 교환을 해야 하는데, 상대방의 생각을 듣고 이해하여 그것을 영어로 표현하는 것이 무척 어렵게 느껴졌고, 생각한 대로 표현할 수 없었던 것에 매우 후회가 남습니다.

한편 같은 조였던 한국 학생의 영어 실력은 훨씬 훌륭했습니다. 저는 발표 원고를 준비하는 것만으로도 벅찼던 반면, 파트너는 원고에도 없는 애드리브까지 더하여 발표하는 모습에 매우 감동했습니다. 다음 교류회 때는 더 영어를 잘할 수 있도록 앞으로 열심히 공부해야겠다고 생각했습니다.

● **니시 가츠키** (스가모고등학교 졸업)

고신대학교 연수에 대한 사전 지식이 부족하여, 어떤 장소에서 무엇을 하게 될지 잘 모른 채로 이 강좌에 참가했습니다.

이런 미흡한 우리에게 대학교 선생님과 현지 학생들은 매우 친절히 안내를 해주었습니다. 이를 통해 알게 된 점은, 고신대학교는 글로벌 인재를 적극적으로 육성하고 있다는 것입니다. 학생들 역시 자국뿐 아니라 세계를 의식하며 공부하고 있었습니다. 저도 국내뿐 아니라 글로벌한 관점과 사고력을 길러야겠다고 생각하게 되었습니다.

또한, 조별활동을 하면서 생각한 만큼 영어 회화가 되지 않아 매우 힘든 경험을 했습니다. 향후 이러한 기회를 위해 영어 회화 능력을 향상시켜, 내가 전하고 싶은 메시지를 적절히 표현할 수 있도록 준비해두고 싶습니다.

● **이수진** (고신대학교 의학부)

YMS 이치카와 대표의 일본과 한국을 비교한 강의는 일본을 잘 모르는 저에게 도 흥미를 유발하는 내용이었습니다. 한국의 역사와 문화를 존중하며 일본과 한국 간 화합을 위해 매우 열심히 연구하고 계신 모습을 보고, 일본에 대한 새로운 인식을 가질 수 있었습니다.

또한, 요시이 선생님의 강의에서는 선생님이 한국에서 활동하신 모습이 매우 인상적이었습니다. 특히 한일 양국이 진행하고 있는 합동연구에 관한 내용이 기억에 남습니다.

좋은 프로그램을 준비해 주신 덕에 일본 학생들과 깊은 교류를 할 수 있었습니다. '의사가 되는 것'이라는 같은 꿈을 가진 동료들과 순수하게 이야기하는 것만으로도 의미 있는 시간을 보낼 수 있었다고 생각합니다. 이런 기회를 마련해 주시고, 지금보다도 더 넓은 시야와 큰 이상을 가지고 공부해야겠다고 재차 다짐할 수 있는 기회가 주어진 것에 감사할 따름입니다.

● **문예진** (고신대학교 의학부)

이치카와 선생님의 강의는 처음에는 이해하기 힘들었지만, 내용이 진행됨에 따라 전달하시고자 하는 뜻을 이해할 수 있게 되었습니다. "국제화는 미래가 아니라 현재 일어나고 있는 일이며, 우리는 그 발전을 견인할 인재이다." 이 말에 진심으로 동감했습니다. 이는 우리가 앞으로 살아가기 위한 지표가 되지 않을까 생각합니다.

이치카와 선생님은 일본과 한국의 역사와 사람들에게 공평한 입장을 가지고 계신 분입니다. 선생님이 준비한 퀴즈와 동영상은 제가 오랫동안 간직하고 있었던 일본의 인상을 바꾸게 된, 매우 가치 있는 것이었습니다.

조별활동에서는 많은 대화를 통해 파트너를 더 잘 이해하게 되고 많은 정보를 공유하며 차질 없이 발표를 준비할 수 있었습니다. 다른 팀들 역시 조별활동을 통해서 믿음과 인연을 만들어가는 모습을 보며 유익한 프로그램이라고 생각했습니다. 각 조의 발표 내용도 매우 감동적이었습니다. 이 자리를 빌려 훌륭한 강의와 발표, 그리고 만남에 감사를 표하고 싶습니다.

한일 교류회 2014 여름

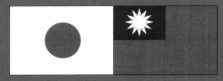

일본과 대만의 의과대학생을 잇다

일본-대만 의과대학생 교류회 2014

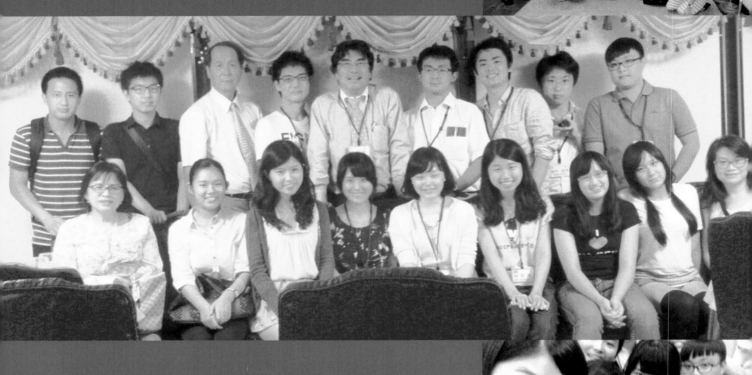

    '일본–대만 의과대학생 교류회'가 3회째를 맞이했다. 본 교류회는 양국의 의과대학을 중심으로 국제화 시대를 짊어질 젊은 학생들이 가까운 이웃으로서 상호 이해를 도모하고, 양국 간 두터운 신뢰 하에 앞으로 의료 분야에서 눈부신 발전을 이루는 것을 목표로 2012년부터 시작되었다. 이번 교류회는 2014년 8월 25일, 26일에 실시되었으며, 25일에는 타이중시에 있는 중국의약대학에서 학생 교류회와 대학, 박물관 및 부속 병원을 둘러보았고, 26일에는 중산의학대학에서 대학 및 부속병원을 견학했다.

YMS 대표이사 데라야마 마모루

중국의약대학(China Medical University)

본 대학은 1958년 설립된 의료계열 종합대학으로, 6개 학부로 구성되어 있다. 부속병원은 분원까지 포함하면 5,000병상 이상이며, 대만의 집중의료센터 중 한 곳이다. 이 대학의 큰 특징은 의과대학과 함께 중의학부가 개설되어 있어, 서양의학과 중국의 전통적인 중의학을 복합적으로 발전시키는 데 기여하고 있다는 점이다. 약학부 안에도 약학계열과 함께 중약자원학 계열이 있다. 그 외에 공공위생학부, 건강간호학부, 생명공학부도 있다.

교류회 개요

오전 중에 대학 내에 있는 중의약 박물관을 견학하고, 그 후 부속응급병원과 소아과병원을 견학했다. 학생식당에서 점심을 먹은 후, 오후부터 제1 회의실에서 강연회와 학생토론회를 실시했다. 대만 측은 의료계 종합대학으로 의학부생과 중의학부, 약학부의 중약자원학과 학생들이 멤버로 모였다. 일본 측도 의학부 학생과 약학부생, 이학부의 생명과학과 대학원생이 멤버로 참가했다.

중의약 박물관

본 대학의 중의약 박물관은 중의약 전시관(Life Museum of Chinese Medicine)이라 불리며, 2개의 층으로 나뉘어 있었다. 이곳에는 역사적으로 매우 가치 있는 서적과 기구, 약품류 등과 함께 중의학의 역사와 그 확산에 대한 자료들이 알기 쉽게 전시되어 있었다. 또한 생약 전시관의 전시 구성은 놀라울 정도였고 매우 귀한 생약도 다수 전시되어 있었다. 전시관 곳곳을 담당자가 세심한 설명과 함께 안내해 주었다.

본 대학과 같이 동양의학을 배우는 전문학부 및 학과가 있는 대학이 존재하고, 동양의학 전문의와 일반 의사가 나란히 의료 서비스를 실시하고 있는 대만의 의료시스템은 앞으로 일본이 동양의학의 이점을 받아들여, 종합적인 의료 서비스를 전개하는 데 참고할 수 있는 소지가 많다고 생각한다. 양국이 서로 적극적으로 협력하게 되면 일본의 한방의학, 대만의 중의학이 더욱더 발전하는 데 기여할 수 있을 것이다.

구급병원과 소아과 병원

병원 기능이 집약화되어 있는 대만은 병원의 규모가 매우 크고, 구급과나 소아과도 각각 독립된 건물로 되어 있다. 중국의약대학 부속병원에서는 기본적으로 서양의학과 중의학이 공존하고 있으며, 환자가 서양약과 중약을 선택하여 복용할 수 있다. 또 양쪽 모두를 이용하는 환자도 많은데 약 40%의 환자가 중의학과 서양의학의 병행치료를 선택한다고 한다.

구급병원은 오권부속병원(五権附属病院)이라 불리는 12층의 대형 건물이었다. 해당 지역에서 발생한 구급환자를 수용하는 이 병원의 수속이 이루어지는 1층과 지하 1층은 개방적인 라운지 형태로 꾸며져 있었고, 식당이나 카페 등이 입점해 있어 구급병원이라는 분위기를 풍기지 않

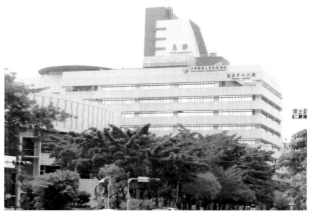

부속응급병원(오권부속병원). 닥터 헬기의 발착장이 옥상 좌측에 있다

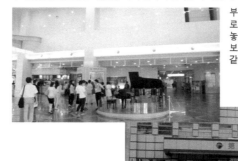

부속응급병원의 1층 로비. 그랜드피아노가 놓여있고 병원이라기 보다는 콘서트장 입구 같은 이미지이다

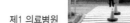

제1 의료병원

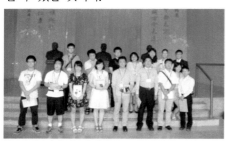

중의약전시관의 입구 층에서

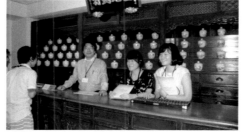

전시물. 옛날 약국을 재현한 디오라마

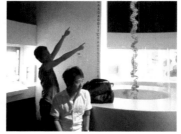

전시물. 우측 라선형 구조물의 모형은 유전자의 DNA를 나타내고 있음

왔다. 옥상에는 닥터 헬기 포트가 설치되어 있었다. 또한 방사선과 관련된 최신 연구설비도 갖춰져 있었고, 예방의학연구센터와 국제의료센터도 개설되어 있었다.

소아과 병원 역시 지하 1층~지상 11층의 대형 건물이었다. 대부분의 소아질환을 진료할 수 있으며, 집약화되어 있으므로 여러 가지 기능을 복합적으로 수행할 수 있다. 중소 병원이 분산되어 있는 일본의 경우 소아과는 기껏해야 1개 층 정도로 작은 병동에 불과할 것이다.

강연회 및 학생 토론회

우선 일본 측 대표의 대회 개최 인사 후에 대만 측으로부터 일본 측에 기념품이 전달되었다. 강연회(심포지움)는 크게 3부로 구성되었는데, 1부의 주제는 재해와 의료, 2부에서는 대만 의과대학의 교육시스템이 소개되었다. 또 3부에서는 특별강연으로 대만의 통합의료공급시스템에 대한 발표가 있었다. 이어서 학생 토론회에서는 양국의 의료 환경을 둘러싼 현황과 대응 방식에 대해 학생들 간 의견 교환과 토론이 활발하게 진행되었다.

인한 뇌혈관 질환의 급증 등 새로운 의료 문제가 발생하고 있는 점, 그리고 피해 지역에서 활동하는 간호사의 3분의 1은 PTSD(심적 외상 후 스트레스 장해)를 우려하는 점 등에 대해 설명했다. 앞으로 반드시 닥치게 될 대지진에 대비하여 이번 재해를 교훈 삼아 더욱 많은 것을 배워나가는 자세를 잃지 말아야 할 것이다.

두 번째 연사인 도바 씨의 강연에서는 한신/아와지 대지진, 지하철 사린 사건, 3·11 동일본 대지진, 나아가 철도 사고 등이 발생했을 때 이루어졌던 의료 활동 등에 대해 다루며 각각에서 발견된 문제점을 지적했다.

그 후 토론에서는 직접적인 의료 현장 에피소드와 함께 중증도 분류(Triage)에 대한 의료팀의 협력 체계, 구급 물자의 전달 체계, 닥터 헬기 사용에 대한 일본과 대만의 차이점, 군과 자위대의 긴급상황 시 활동 내용, 구원 요청 방법의 상이점, 긴급 시 지시명령 계통의 상황, 나아가 의과대학생의 참여 정도 등, 의료 분야뿐만 아니라 정치, 경제 분야까지 폭넓은 의견 교환이 이루어졌다.

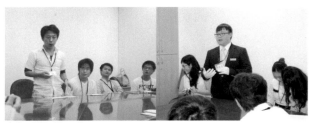

자기소개를 하는 모습

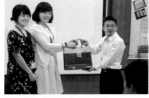
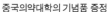

중국의약대학의 기념품 증정

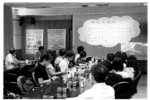

일본 측의 대회 인사

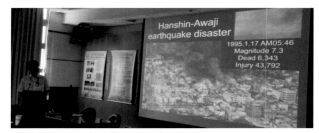

도바 씨의 재난의료에 대한 강연

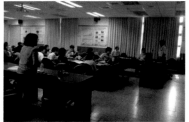

강연회 모습

●심포지엄 제1부: 재해와 의료
1) 일본의 지진 재해와 구급의료
　　(데라야마 마모루: 도쿄대학 대학원 농학생명과학 연구과)
2) 일본의 재해와 의료 활동: 현황과 미래
　　(도바 나오야: 요코하마시립대학 의과대학)

제1부는 작년 대만 측이 요청했던 재해 의료에 대한 세션이었다. 첫 번째 강연에서 3·11 동일본 대지진 당시의 의료 활동에 대해 먼저 보고하고, 3년이 경과된 현 시점에도 피해 지역의 복구가 불충분한 것과 재해 스트레스로

●심포지엄 제2부: 대만의 의과대학에 대해
　　(서익정[徐翊庭]: 중국의약대학 의학부)

상기 주제에 따른 대만의 의과대학 입학과 교육시스템 소개가 있었다. 대만에서도 의과대학 입학은 난관 중의 난관이라 할 수 있는데, 이 강연은 특히 일본에서 참가한 의과대학 수험생에게 흥미로웠는지 강연 후 활발한 질의응답이 오고갔다.

대만에서는 일본의 방위의대에 준하는 국방의학원을 포함하여 12개(국립 3, 사립 8, 국방의대 1) 대학에 의과대학이 개설되어 있으며, 전체 입학 정원은 대략 1,000명이다.

의과대학에 입학을 희망하는 사람은 기본적으로 1월 말에 실시되는 전국 단위의 '대학학측(大学学測, National General Scholastic AbilityTest)' 시험이나, 7월 상순에 실시되는 전국 대학 통일 시험 '대학지고(大学指考, National Advanced Subject Test)'를 치러야 하며, 각각의 결과를 통해 합격 여부가 결정된다. '대학학측' 시험은 6지망까지 지원 가능하고, 영어, 중국어, 수학, 사회, 이과에서 합계 75점 만점 중 의과대학 희망자라면 거의 만점에 가까운 73~75점을 얻어야 한다. 7월 상순에 실시되는 '대학지고'에서는 무려 100지망까지 지원할 수 있다. 따라서 대학 이름이나 학부를 따지지만 않는다면 어느 대학이든 입학할 수 있다. 의과대학은 영어, 중국어, 수학 및 이과 3과목(물리, 화학, 생물)을 치러야 하고(3류조[三類組]라고 불림), 합계 500점 중 400점 이상의 고득점이 필요하므로, 일본과 마찬가지로 가장 입학하기 어려운 학부이다. 3류조 중에서 가장 입학이 어려운 TOP 10은 국립대만대 의과대학 이하, 모든 의과대학 또는 치학부(치과대학)이다. 기타 추천입학이 실시되고는 있지만 추천입학 정원은 의과대학이라 하더라도 1, 2명에 불과하다고 한다.

대만에서는 대학 교육에 국가가 깊게 관여하고 있으며 학부 간, 특히 사립대를 포함한 대학 간 학비에 거의 차이가 없다. 연간 수업료는 국립대학은 10만 엔(약 100만 원) 정도, 사립대학이라도 20만 엔(약 200만 원) 정도로 일본과 비교하면 믿기 어려울 정도로 저렴한 금액이다. 의과대학의 학비 설정도 문과 계열이나 기타 학과의 차이가 별로 없다.

대만에서는 9월에 새 학기가 시작된다. 의과대학 1학년 때는 영어, 생물학, 수학 등 일반 교양과목을 주로 배우고 의료현장 체험학습도 시행된다. 2학년이 되면 생화학, 분자생물학, 동양의학 등 생명과학 과목이 늘고, 3·4학년 때는 해부학, 기생충학, 생리학 등 의학전문 과목을 배운다. 교과서는 모두 영어로 되어 있고, 수업도 영어로 진행된다. 이 단계에서 PBL(Problem Based Learning) 등이 도입되어 인체해부실습도 하고, 지역의료실습도 나가게 된다.

5학년부터 의사 국가시험을 염두에 두고 본격적으로 내과학, 외과학, 구급의료 등 전문과목을 배운다. 동시에 중국의약대학에서는 5·6학년 때 대학병원 등에서 클럭십(clerkship)을, 7학년이 되면 인턴십을 실시한다. 대만 의과대학의 경우 의학 계열은 6년제지만 중의학 계열은 7년제이다. 졸업이 가까워지면 의사국가시험을 치르게 되며, 합격 후 PGY (Post-Graduate Year Training) 로 1년, 그 후 RT (Resident Training)로 전문분야에서 3~6년을 보낸다. 그 후 전문의 시험을 치를 수도 있다.

강연 마지막 부분에는 의과대학 학생에 대한 조언 'Advice as a medical student'으로 이하의 항목이 제시되었다.

"Improve your English", "Evidence based thinking", "Ability to searching database", "Empathy", "Asking Why", 그리고 "Satisfaction"이다.

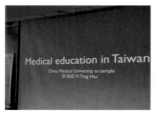
강연 타이틀

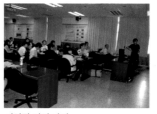
서익정 씨의 강연

●심포지엄 제3부: 대만의 산지(산악 지역) 의료
– 통합의료공급시스템(IDS)을 중심으로
(라이 리싱[賴 力行]: 푸리기독교병원 산지의료과)

3부에서는 대만의 산악 지역에 대한 의료 지원 현황과 그 대응에 대해 전문의인 라이 리싱 씨의 특별강연이 있었다. 라이 씨는 중국의약대학 환경의학연구과를 수료하고 현재 난터우현의 산악 지역에서 의료 활동을 벌이고 있다. 자세한 내용은 별지를 참조할 것.

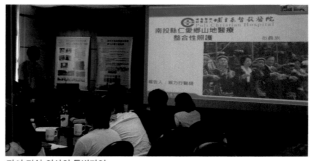
라이 리싱 의사의 특별강연

학생 토론회

일본과 대만은 모두 화산, 지진, 쓰나미, 태풍 등의 자연재해가 빈번히 발생하며, 산이 많은 지형적 조건 때문에 토사 피해가 많다는 공통점도 있다. 이와 같은 국토 환경의 유사성과 재해의 공통적인 면을 바탕으로 일상적인 의료 활동 또는 재해에 대한 체재나 대응책 등에 대해서 활발하게 의견을 나누었다. 또 건강보험제도와 관련하여 대만의 '전 국민 건강보험'에 대한 설명이 있었고, '중의학(중국의학)'에 대해서도 상당히 유익한 토론이 진행되었다. 대만에는 서양의학과 중의학이 공존하며 중의학이 활용됨

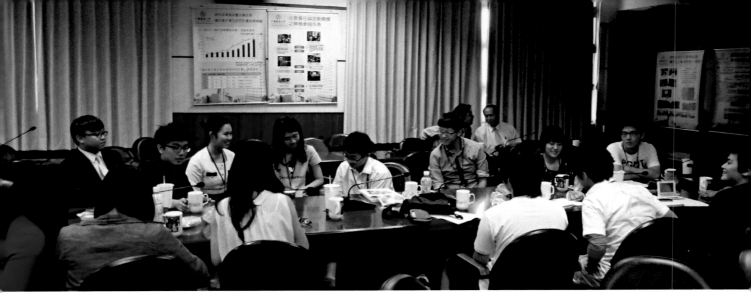

토론회 모습

으로써 중약에도 건강보험이 적용된다고 한다. 현재 대만에는 약 6만 명의 의사와 약 5,000명의 중의사가 활동 중이다. 일본에도 현재 한방약의 일부는 건강보험이 적용되고 있고 많은 의사들이 한방 처방을 하고 있는 것도 보고된 바 있다.

그 외에 일본의 분산형 의료시스템과 대만의 집중의료시스템, 그리고 의학 교육의 차이점에 대해서도 이야기를 나누었다. 대만과 일본은 높은 경제수준과 전 국민 의료보험제도가 있다는 점에서 공통점이 있다. 그러나 일본은 대만보다 상대적으로 많은 금액을 의료서비스에 쏟아 붓고 있음에도 불구하고 제대로 운영되고 있다고 말하기 어려운 것이 사실이다. 국제화뿐만 아니라 기술과 제도, 효율화, 집약화 등에서도 대만의 사례를 참고할 부분이 많다고 할 수 있다.

중산의학대학(Chung Shang Medical University)
본 대학은 타이중시의 북서부에 위치한 사립의과대학으로 도쿄의과대학과 자매결연을 맺고 있다. 1960년에 '중산아과(牙科)전문학교'로 출발하여 1962년 '중산의과전문학교'로 개칭했다. 오늘날에는 의과대학, 구강학부 외에 의학기술학부, 건강관리학부, 간호학부, 의학인문사회학부 등을 개설한 의료계열 종합대학으로 발전했다. 부속병원은 1966년 개설되었는데, 당시에는 대만 중부 지역에서 유일한 대학 부속병원이었다. 2000년에 다수의 병원과 의료자원을 집중시켜 운영하는 의료센터(대만에는 현재 13개의 의료센터가 있다)로 지정되었다. 현재 29개의 진료과가 개설되어 있고 1,300병상 이상을 보유하고 있다. 급성, 만성질환 외에 특수질병을 치료할 수 있는 병실도 갖추고 있으며, 부속병원은 2006년 이후 해외의료지원에 참가하기 시작하여 중국 신장 위구르 자치구, 네팔, 몽골, 몰디브 등으로 의료팀을 파견한 바 있다.

대학의 담당관과 이 학교 재학생이 대학 내 연구시설 및 부속병원을 안내해 주었으며 학생들이 이벤트를 준비해 주어 큰 환대를 받았다.

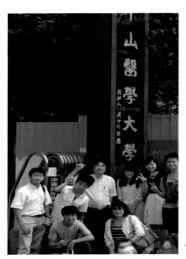

중산의학대학 입구

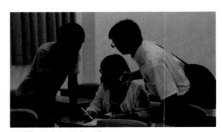

의학부 교사

통역을 통해서 의견 교환

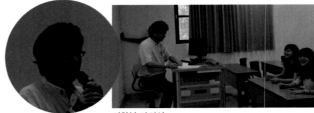

의학부 강의실

일본-대만 의과대학생 교류회에 참가하여 ●●●

스티브 주 (Steve Chu: 중국 의약대학 대학원 의무관리학 연구과, 중국 의약대학학생회 회장)

지난번 '일본-대만 의과대학생 교류회' 때 나는 약학부 재학생 자격으로 참가하여, 일본에서 오신 손님들과 함께 대만에서 유일한 중국의약대학의 중의약 전시관을 견학하고, 중국, 일본, 한국 등 동아시아 지역이 상호 긴밀하게 연관되어 있음을 새삼 깨달았다. 이번 교류회는 2번째 참가지만 지난번과 달리 내가 의료관리학 계열(의무관리학 연구과) 대학원에 진학했기 때문에 작년과 다른 각도에서 토론할 기회를 가질 수 있었다. 이번에는 의무관리 및 경영학 방면에서 양국 간의 의료 현장에 대한 경험과 교훈, 지식을 토론하고 배우며 이해하려고 노력했다.

재해 의료

도바 나오야 씨의 강연을 통해 최근 연이어 발생하고 있는 재해에 대한 일본의 의료 대응 방식과 그 성과를 이해할 수 있었다. 이러한 재해는 언제 어느 지역에서든 일어날 수 있기에, 재해 발생 후 재해 의료서비스를 실시하는 데 있어서 통합의 중요성과 여러 구호스테이션 간 원활한 의사소통 및 협력이 필요하다는 점을 이해할 수 있었다. 구호스테이션 간 의사소통이 잘 이루어지지 않을 경우, 의료 자원의 수급에 불균형이 생겨 자원을 낭비할 수 있다. 일본은 지금까지 발생했던 불행한 재해를 서로 의지하고, 국제적으로 혹은 국내에서 여러 지원을 받아 극복해 왔다. 그리고 다시 일어나서 재해 전과 다름없이 국제 경제 면에서 중요한 역할을 담당하고 있다고 생각한다.

전 세계에서 발생하는 재해를 살펴보면 우리가 재해를 통해 받는 영향이 점점 더 커지고 있다는 생각이 든다. 직접적인 상해(지진이나 산불 등)는 물론이고 간접적인 상해(방사능 오염이나 사고로 인한 원유 유출 등)도 세계인들의 건강과 사회에 큰 영향을 미치고 있다. 이에 대해 나는 2가지를 지적하고자 한다.

첫 번째로 과학 기술의 눈부신 발전에 따라 지구는 현재 하나의 마을처럼 가까워졌다. 교통망의 발달로 운송이 편리해졌고 정치, 경제와 질병 피해도 상호 연관이 깊어졌다. 따라서 한 지역에서 발생한 재해를 가볍게 치부하지 말고 지구 전체의 문제로 확산될 가능성이 있다는 점에 주의를 기울여야 할 것이다. 예를 들어 바이러스 감염, 해양 오염 및 대기 오염 등은 모두 우리가 주의를 기울이지 않으면 안 되는 문제들이다.

두 번째로 과학 기술의 급속한 발전에 따라 엄청난 환경 피해가 속출하고 있다는 점이다. 자연으로부터의 반격도 만만치 않다. 공업발전국가와 신흥 개발도상국에 의해 발생하는 오염 물질과 공장 폐수는 지구 기후를 변화시킬 수 있는 큰 위험 요소이다. 온실효과로 극지방의 얼음이나 빙하가 녹아 해수면 상승으로 이어져 해발고도가 낮은 국가가 사라지는 등 위기에 직면해 있다. 영화에도 자주 나오지만, 인류가 지구 환경을 파괴하면 자연은 본래 상태로 되돌아가려고 한다. 그런 자연의 반발이 오히려 우리에게 재해를 가져오기 때문에 우리는 이에 대해 깊이 고찰해봐야 한다.

이와 같이 재해는 지구 전체가 고민해야 할 문제이며, 그 방지책과 재해 발생 후의 대응책도 전 인류가 공유해야 할 필요가 있다.

이번 교류회에서 우리는 앞으로 재해 규모가 더욱 커지리라는 것에 대해 알게 되었다. 따라서 재해 발생 시 구급의료를 지원할

때는 보다 조직화된 통합의료팀을 구성하여, 다양한 분야의 전문가가 팀의 구성원으로 참여하는 것이 바람직할 것이다. 또한 각 국가 간 공조가 이루어져 의료 자원이 체계적인 지휘 하에 분배되는 시스템을 갖추고, 사람들의 복리를 극대화시키면서 동시에 부상자 비율을 최소화할 필요가 있다. 이는 우리 모두가 공통적으로 노력해야 할 목표일 것이다.

IDS 통합의료공급시스템

이번 교류회에서는 IDS 통합의료를 이용한 벽지의료시스템으로 유명한 라이 리싱 씨가 초대되었다.

대만은 국토가 좁고 인구밀도가 높은 편이다. 그런데 인구밀도는 균일하지 않으며 대다수의 인구와 자원은 도시 지역에 집중되어 있다. 농촌 지역은 특히 고산지대에 대한 의료서비스 지원이 매우 어려운 상태이다. 예전에는 큰 병이 아니더라도 치료를 받으려면 산을 넘어와야만 했다. 이런 불편을 줄이기 위해 대형 병원들은 이른바 벽지의료계획을 세워, 정기적으로 의료팀을 대만의 산악 지역으로 파견했다. 대만 사회 전체에 수준 높은 의료가치를 창조하기 위해 젊은 의사들이 산악 지역으로 가도록 고무하고 격려했다. 그러나 우리는 과거의 경험을 통해 의료자원이 사회 전체에 골고루 분배되지 못할 경우 가장 먼저 의료의 질이 저하된다는 점을 잘 알고 있다. 이러한 불균형을 점차 본래 상태로 되돌리려면 상당한 시간이 소요될 것이다. 인권, 건강, 의료 업무 등과 같은 이념도 늘 고민해야 하는 매우 가치 있는 문제이다.

대만에서는 매년 대형 병원에서 실시하는 소외지역 의료지원 외에도 의사와 학생이 짧은 기간이지만 팀을 이루어 산간벽지를 찾는다. 중국의약대학에서도 많은 의료팀이 매년 여름과 겨울 방학을 이용하여 주민들의 위생 교육과 진료 등을 위해 작은 마을을 방문한다. 이러한 활동은 의료팀들이 서로 공부할 수 있는 기회가 되는 동시에 전문지식을 쌓는 계기가 되고, 지역의 문화와 전통을 체험하고 교양을 쌓을 수 있으며, 더욱더 사회에 기여할 수 있는 사람이 되기 위해 스스로를 단련시키는 데 도움이 되고 있다.

마지막으로 데라야마 마모루 박사를 비롯하여 통역을 담당한 데라야마 미에 씨에게 감사드린다. 의료 관련 학생들과 여러 차례 대만을 방문하여 각지에서 교류회와 세미나를 개최하여 우리에게 많은 도움을 주셨다. 서로 다른 문화와 사회적 배경으로 인해 일본과 대만의 시각과 사고방식에 차이가 있음을 이해할 수 있었다. 이것이 각각의 부족한 부분을 인식하는 기회와도 연결되어 더욱더 학습 의욕을 고취시킬 수 있었다.

앞으로도 이와 같은 기회가 자주 있어서 대만과 일본의 친구들이 함께 공부하고 이야기하고 자신의 눈으로 확인함으로써 경험과 실력을 쌓아갈 수 있으면 좋겠다. 그리고 앞으로 의료서비스와 전 세계인의 건강이 더욱더 나아지길 바라는 바이다.

스티브 주(朱鎬男, Steve Chu)
1989년 대만 가오슝시 출생
가오슝시 가오슝고등학교 졸업 후 중국의약대학 약학부에 진학. 현재는 이 대학 대학원(의무관리학 연구과)에 재학 중.

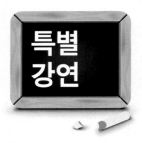

라이 리싱(賴 力行, 푸리기독교병원 산지의학과 주임의사)

특별 강연

대만의 산악지역 의료;
통합의료공급시스템(IDS)을 중심으로

타이완의 산악지역 현황과 의료시스템에 대해 알 수 있도록 라이 리싱 의사의 특별강연 내용을 당일 발표 내용에 따라 아래와 같이 정리하였다. 다만, 독자 여러분의 이해를 돕기 위해 약간 표현을 바꿔 번역한 부분이 있음을 미리 양해해 주기 바란다.

日台醫學系學生交流會　會員
中國醫藥大學　　　　母校師生

蒞臨指導

埔里基督教醫院

여러분, 안녕하세요? 일본에서 오신 학생 여러분! 대만에 오신 것을 환영합니다. 그리고 이 자리에 참석해 주신 제 모교의 학생 여러분, 이렇게 일본-대만 의과대학 교류회를 개최하게 된 것을 매우 기쁘게 생각합니다.

일본은 아시아 제일의 선진국으로 특히 공학과 의학 분야에서 우수한 국가인데 이번 교류회를 통해 우리들이 많이 배울 수 있을 것 같습니다. 제가 오늘 강연할 내용은 2개의 주제로 나뉩니다. 제1부는 '대만의 선주민 소개와 건강'에 대해, 제2부는 '난터우현 런 아이향(南投縣 仁愛鄕) 산악지역에 대한 IDS 계획'에 대해서입니다. 한 마디로 정리하면, 산악지역의 건강 대책이라고 할 수 있습니다.

제1부

그럼 제1부를 시작해 보겠습니다. 이 부분은 다음과 같은 내용이 될 예정입니다: 1) 대만 선주민 소개, 2) 대만의 인구분포, 3) 선주민 인구 통계, 4) 선주민의 건강 상태

대만의 선주민은 다음과 같이 구성되어 있습니다. 서기 1500년경 대륙에서 건너온 한족인 민남인(閩南人) 74% 및 객가인(客家人) 12%, 1945년 패전 후 대륙에서 후퇴한 외성인 12%, 그리고 2.24%만 선주민입니다.

선주민의 기원에는 2가지 설이 있습니다. 첫 번째는 대륙설로 일단 대륙에 도착한 후 대만으로 건너왔다는 설과, 두 번째는 표류설로 기원전 5200년 전후에 태평양 각 지역에서 대만으로 건너왔다는 것입니다.

일본 통치 시대에 대만 선주민은 9개의 부족으로 나뉘었지만 현재는 16개 부족으로 구분되고 있습니다. 일본인 연구자의 구분은 인류학적 근거에 충실하여 정확했다고 생각합니다. 나중에 추가된 7개 부족에 대해서는 자원 획득을 둘러싼 정치, 경제적 의도가 있는 것 같습니다.

일본 통치 시대의 선주민은 '고사족(高砂族)'이라고 불리었습니다. 또한 평지에 사는 '숙번(熟蕃)'과 산악지대에 사는 '생번(生蕃)'으로 구분되었습니다. 전후에는 '산지동포(山地同胞)'라 불리거나 더 세분화하여 '평지동포(平地同胞)'와 '산지동포(山地同胞)'로 나누기도 했습니다. 다만, 현재는 '원주민(주1)'이라 칭하고, '평지 원주민'과 '산지 원주민'으로 나눕니다. 가장 인구가 많은 부족은 아미족이며 전체 선주민의 37.4%를 차지하고, 가장 적은 부족은 2014년 7월에 16번째 선주민족으로 인정된 라아루아족인데 겨우 400명에 불과합니다. 선주민은 중앙 산맥을 중심으로 48개 향진구(鄕鎭區)에서 생활하고 있습니다.

선주민과 비선주민의 연령에 따른 인구 수, 성비, 연간 증가율을 살펴보면 2011년의 대만 총인구는 2,400만 명, 선주민은 겨우 2.24%인 52만 명이었습니다. 성비는 선주민 95.9, 비선주민은 100.7, 인구의 연간 증가율은 1.5와 0.2였습니다. 인구 피라미드를 비교해보면 2006년과 2011년의 선주민 인구 차이는 매우 커서, 2011년의 경우 45~64세의 인구가 증가하고 10세 이하 연령층의 인구가 감소했습니다. 2002~2011년까지 선주민 인구는 0~14세는 감소, 15~64세는 증가, 노인 인구는 6%로 변동이 없었습니다. 아직 고령화는 진행되지 않고 있는 것 같습니다. 선주민의 결혼 현황은 최근 6년 동안 15세 이상의 미혼 및 이혼 인구가 조금씩 증가하고 있어 만혼화 경향이 보입니다.

선주민의 거주지 변화를 살펴보면 2006년에 도시에 사는 사람은 39.1%였는데 조금씩 증가하여 2013년에는 45.1%였습니다. 반면 산악지역에 사는 사람은 감소하여, 2006년의 33.6%가 2011년에는 29.6%로 낮아졌습니다. 거주지역은 최근 6년간 대만의 북부지구에서는 약간 증가하였고, 동부지역에서는 그 수가 줄었습니다.

선주민 인구와 비선주민의 연령·성별에 따른 2011년 통계를 보면, 선주민의 55세 이후는 확실하게 성비가 낮아져 여성이 많고 남성이 적습니다. 2011년 선주민과 비선주민의 연령 피라미드에서는 양쪽 모두 30세가 분기점이 됩니다. 30세 이전의 경우는 남녀 관계없

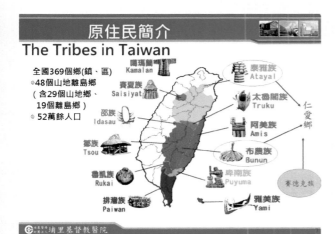

대만 선주민의 분포 양식

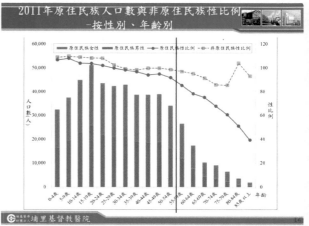

선주민의 연령, 남녀 인구, 선주민과 비선주민의 성비 비교. 선주민 중 55세 이상은 성비가 매우 떨어지며, 남성이 적은 것으로 나타난다(2011년 데이터)

이 비 선주민이 많고, 30세 이후에서는 반대가 됩니다. 2011년 선주민의 전국 평균수명은 남성 66.1세, 여성 75.3세로 전국 평균인 남성 76.0세, 여성 82.6세와 비교하면 남성이 9.9세 짧고, 여성은 7.3세 짧습니다. 대만 사람의 평균수명은 2013년 통계에서 남성이 79.90세, 여성이 83.30세입니다. 일본인의 평균수명은 남성이 80.21세, 여성이 86.61세인데 일본 여성은 세계에서 가장 오래 살고, 남성도 전 세계에서 8번째로 오래 살고 있어 일본인들은 이 점에 자부심을 느끼리라 생각합니다.

선주민의 주요 사망원인과 사망률을 살펴보면, 2011년의 선주민의 10대 사망원인으로 악성종양이 19.1%였으며, 이어서 심장질환이 11.5%, 만성 간질환 및 간경화 9.0%였습니다. 사망자 수는 1년 전에 비해 만성 간질환 및 간경화가 사고상해와 순위를 바꾼 것 외에는 변동이 없습니다. 비선주민과 사망 원인을 비교할 경우 비선주민에 비해 선주민의 사망 원인이 높은 것은 심장질환이며, 그 차이는 53.5명이나 됩니다. 만성 간질환 및 간경화는 10만 명당 62.9명, 비선주민은 15.6명으로 그 차이는 47.4명입니다. 사고상해에서는 선주민은 10만 명당 66.8명, 비선주민은 23.2명으로 43.6명의 차이가 납니다.

대만 사람의 2013년 10대 주요 사망원인을 보면 악성종양이 1위, 그다음이 심장질환, 이어서 뇌혈관 질환과 당뇨병 순입니다. 악성종양을 구체적으로 분석해보면 많이 발생하는 순으로 (1) 기관, 기관지와 폐암, (2) 간과 간내 담관암, (3) 결장, 직장과 항문암이었습니다. 2011년의 선주민 사망자의 평균 연령은 59.9세로 1년 전에 비해 0.1세 증가했고, 4년 전보다 2.0세 늘었습니다. 자세히 살펴보면 만성 간질환 및 간경화로 인한 사망자의 평균 연령은 48.0세, 사고상해 사망자의 평균연령은 44.3세입니다. 이 2가지는 젊은 층에 많다고 할 수 있습니다.

선주민의 사고상해로 인한 사망률은 비선주민보다 높아 약 2배 이상인 경우도 있고 특히 남성에게 문제가 많습니다. 사고 유형으로 보면 운송사고가 가장 많고, 부주의로 인한 추락이 그 다음으로 많습니다. 선주민 남성의 2011년 추락에 의한 사망률은 10만 명당 21.7명, 한편 비선주민은 1.7명으로 그 차이는 11배에 달하며 매년 이 정도 사망률이 기록되고 있습니다. 전국 인구에서 사고상해로 인한 사망은 그 순위가 6번째이지만 선주민들에게서는 2~4번째 원인이 되고 있습니다. 2009~2011년까지 선주민의 사고상해 사망 수 분포를 보면 제가 살고 있는 런아이향이 매우 높게 나타나고 있습니다. 2009~2011년 선주민의 사고상해 사망 수의 원인으로는 교통사고와

높은 곳에서 떨어지는 추락사고가 가장 많은 것을 알 수 있습니다. 15년 전 제가 신이항(信義鄕) 위생소의 주임으로 근무할 당시의 사고분석표를 보면, 인구 17,000명 중에서 10년간 330명이 사고상해로 사망했습니다. 역시 교통사고와 추락사고가 가장 많은 것을 알 수 있습니다. 사고상해의 평균사망연령은 비선주민 남성이 약 51세, 여성이 58세이며 선주민과 비교하면 10살이나 많습니다. 이상의 통계를 통해 선주민과 비선주민을 비교하고 선주민의 사고상해 문제가 매우 심각하며, 사망률이 높을 뿐 아니라 사망자의 평균연령이 낮아 사회적인 손실이 크다는 점을 알 수 있었습니다.

선주민의 자살 사망 수는 2011년 272명이며, 주요 원인 중 12번째입니다. 10만 명당 사망 수는 13.4명으로 여성보다 남성이 많습니다. 난터우현 신이향(南投縣信義鄕)의 자살자를 분석해 보면 17,000명 중 10년간 75명이 자살하였습니다. 농약을 마시거나, 목을 매달아 숨진 사례가 많습니다. 선주민과 비선주민과의 자살자 비율은 54:21로 선주민이 일상생활에서 매우 불안정하며 정신적인 면까지 영향을 미친다는 사실을 알 수 있습니다.

대만의 의료보험제도를 보면 1995년에 '전국민 의료보험' 제도가 시작되어 현재 98% 이상이 건강보험에 가입되어 있습니다. 선주민들 중 2011년에 치료를 받은 사람은 46만 3595명, 의료건수는 777만 4510건이었습니다. 의료비는 10,504백만 점이었는데 이는 인구비율로 보면 전국의 약 2%에 해당하는 것입니다. 선주민의 2011년 수진자는 89.7%, 분야별로는 외래가 89.1%, 입원이 11.1%, 기타 27.1%는 구급외래환자입니다. 외래 중에서 서양의사의 수진률이 매우 높아 87.3%, 치과의사가 31.7%, 동양의사는 23.0%로 가장 낮은 수치를 나타내고 있습니다.

또 외래에서는 상호흡기 감염과 위장질환을 제외하면 피부, 골격관절 질환이 가장 많습니다. 그중에서 통풍환자는 비선주민보다 5~6배나 높게 나타나고 있는데 통풍은 태평양 폴리네시아족이 포함된 선주민들에게 많이 나타납니다. 혈액 중의 요산 농도가 비교적 높게 나타나는데 저의 실증연구에서도 이 현상은 증명된 바 있습니다. 신이향민(信義鄕民) 2,565명을 대상으로 한 요산치 평균은 7.01ml/dl로, 남성과 선주민은 여성과 비선주민보다 높은 수치가 나타났습니다.

이것으로 제1부 강연을 마치겠습니다. 감사합니다. 질문이 있으신 분은 주저하지 마시고 질문 부탁드립니다.

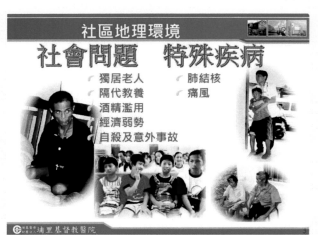

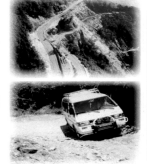

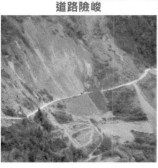

道路險峻

선주민의 건강 문제로 교육, 경제 등의 사회 문제와 그에 관련된 특수질병이 대두되고 있다

"우리의 일은 우리의 발로 의료를 산으로 가져가는 것이다."라고 라이 리싱 의사는 말했다

제2부

그럼 제2부 강연을 시작하겠습니다. 건강문제에 대한 대책은 난터우현 런아이향 산악지역 IDS(주2)의 문제이기도 합니다. 강연 내용은 다음과 같이 이루어져 있습니다.

1) 선주민의 주요 건강문제, 2) 푸리기독교병원(埔里基督教病院)과 런아이향 위생소 소개, 3) 선주민의 건강문제 대책: 산악지역 의료 IDS - 난터우현 런아이향의 사례, 4) IDS의 실시, 5) 토론

선주민의 주요 건강문제를 종합적으로 살펴보면 사회문제와 특수질병의 영향이 있음을 알 수 있습니다. 선주민의 건강 상황을 3글자로 알기 쉽게 표현하면 '우(愚)', '빈(貧)', '병(病)'입니다. 즉 1) 지식수준이 낮고, 2) 경제적 약자이며, 3) 질병에 걸리기 쉬운 환경에서 생활하고 있다는 의미입니다.

이에 대한 대책으로는 당연히 1) 지식수준을 높이고(교육), 2)경제력을 키우고(농공), 3) 예방과 치료가 필요할 것입니다. 우리가 경제력을 직접적으로 향상시키는 어렵지만 위생 교육을 통해 지식수준을 높이고, 질병의 예방과 치료를 돕는 일은 가능합니다.

이제 제가 살고 있는 지역을 소개하겠습니다. 런아이향은 난터우현 산악지역의 일부이며, 대만의 척량산맥(脊梁山脈) 중간 부분에 자리잡고 있습니다. 총 면적은 1,273.54평방미터로, 이는 장화현(彰化縣)의 면적보다 더 큽니다. 대만에서 두 번째로 큰 선주민 거주 지역입니다. 넓은 지형은 대부분 험한 산지로 뒤덮여 있습니다. 해발은 400m~3,600m정도이며, 15개 마을에 33개 촌락이 점재해 있습니다. 운송을 위한 교통수단은 주로 산업도로를 이용하고 있으나, 토질이 좋지 않아 우기나 태풍, 지진 등으로 자주 도로가 파괴되거나 끊기기도 하여 긴급 의료 구조에 영향을 미칩니다.

이곳의 인구는 2013년 12월에 조사한 바에 따르면 15,585명입니다. 이 지역의 중심 도시는 무사(霧社)이며, 이곳에 일본의 보건소와 유사한 '위생소'가 위치하고 있습니다. 선주민은 런아이향 전체 인구의 79.6%를 차지하고 있으며 세이닷카족이 41.9%, 다이얄족이 20.2%, 부눈족이 17.5%입니다. 비선주민은 20.4%로 한족, 바이족, 객가족(客家族) 등입니다.

위생소는 의료 활동 외에, 보건, 방역, 의료행정, 약리행정 등 공공

위생 업무도 담당하고 있습니다. 약 30명의 직원이 있으며 그중에 의사는 3명입니다. 또한 각 마을에 설치되어 위생소들을 통괄하는 기능도 있습니다.

현재 제가 근무하고 있는 푸리기독교병원을 소개해 드리겠습니다. 전후에 구미인들이 대만 중부의 푸리로 와서 선교활동을 했습니다. 그들 눈에 가장 많이 띈 것은 삐쩍 마르고 건조한 검은 피부의 선주민들이 기침을 멈추지 않는 아이를 등에 업고 푸리까지 진료를 받으러 가는 모습이었습니다. 그런데 그들에게는 전혀 돈이 없었습니다. 이에 1950년 선주민들을 돕기 위해 '기독교 산지중심 진료소'가 설치되었습니다. 이 진료소가 점점 규모가 커져 현재의 '푸리기독교병원'이 되었으며, 일본 오사카에 있는 '요도카와기독교병원'과 자매결연을 맺고 있습니다.

1956년에는 푸리 지역의 폐결핵 환자와 소아마비 환자를 위해 '푸리기독교요양원(埔里基督教療養院)'을 설립했습니다. 산악지역 의료서비스는 푸리기독교병원의 중요한 목적 중 하나로 가능한 한 자주 산악지역에서 의료서비스를 실시하고자 노력하고 있습니다. 일본 통치 시대에는 산악지역 촌락에 대한 의료서비스가 경찰의 업무였는데 전후에는 주로 위생소가 담당하고 있습니다. 다만 지역적으로 넓고 교통이 불편한 데다 의사 수도 한정되어 있기 때문에, 종교단체 등에서 부정기적으로 무료 의료서비스를 실시한 예도 있습니다. 그런데 여러 의료기관이 각각 단독으로 의료서비스를 실시하다 보니 한 촌락에 여러 의료서비스가 중복되기도 하고, 어떤 곳은 매우 부족하기도 했습니다. 이를 해소하기 위해 의료서비스를 네트워크화하여 통합하고 시스템화할 필요가 생겨, 1995년 국민보험제도가 실시되고 나서 5년 뒤에 통합시스템을 운영하게 되었습니다.

이 시스템이 바로 IDS입니다. 푸리기독교병원이 중심이 되어 런아이향의 위생소와 타 지역의 개업의사 또는 의원을 통합하고, 역할을 분담하여 산악지역으로 의료서비스를 전개하기 시작했습니다.

저희들의 방식은 이하와 같습니다.

1. 런아이향에서 24시간 긴급의료체계를 유지
2. 재활의학과, 정형외과, 심장과 등 전문 의료서비스 증설
3. 정신과 환자 관리 업무 실시
4. 통합형 예방보건, 위생교육, 자택 시찰 및 방문
5. 폐결핵이나 이질 등 전염병 퇴치
6. 마을 사람들 스스로 질병 관리 업무에 관여할 수 있도록 모델 케이스를 역행촌(力行村) 에 설립

肺結核專科巡廻

폐결핵 전문의의 산지 순방의료

結 語

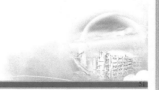

- 保障偏鄉居民就醫權益
- 促進山地居民健康
- 實踐全人醫療

의료 측면에서 산지 사람들의 생활을 지키기 위해서는 1) 벽지 주민의 의료를 받을 권리를 보장 2) 산지 주민의 건강 촉진 3) 전인의료의 실천이 필요하다

저희 팀은 주요 지역에서 환자를 진찰하고, 적어도 1주일에 2번 정도는 순회진료를 실시하고 있습니다. 가장 먼 곳은 자동차로 2시간 정도 걸립니다. 순회진료에는 치과, 안과, 정형외과, 정신과, 감염과, 재활의학과, 소아과 등의 전문의가 동반합니다. 또한 위생복리부(일본의 후생노동성) 건보서(健保署)와 국건서(国健署)가 실시하는 성인 검진, 아동 검진, 자궁암 검진, 구강암, 대장/직장암 등의 예방 검진도 실시하고 있습니다. 예방은 치료보다 중요합니다. 당뇨병, 고혈압, 고지혈증, 고요산증, B형과 C형 간염 등 만성질환 환자의 개별관리도 실시하고 있습니다.

오랜 기간 동안 누워 지내는 환자, 말기암 환자 또는 중독 환자의 경우 장애가 있거나 거동이 부자유스러워 움직일 수 없기 때문에 의사가 자택을 방문하여 진찰합니다. 저희가 주민들의 지식수준 자체를 향상시킬 수는 없지만, 위생 교육은 실시할 수 있습니다. 교육 내용은 그 지역에서 유행하는 질병과 주민이 원하는 내용 등인데 예를 들면 만성질환 환자의 건강 관리, 응급처치와 기본 훈련 등입니다. 금연, 금주, 씹는 담배 금지 등에 대해 조언하는 것도 중요한 업무입니다. 주민들은 음주로 인해 사고가 발생하는 일이 자주 있기 때문입니다.

저희가 2006년 법치촌(法治村)에 사는 부눈족과 역행촌(力行村)의 다이얄족 성인 697명에 대해 조사한 바로는, 음주율이 각각 73.2%, 63.4%였고, 알코올중독 및 준 알코올중독자 비율은 37.5%와 18.8%로 나타났습니다. 저희가 음주 습관을 절제하는 것에 대해 교육을 실시하여 어느 정도 효과를 얻었습니다.

주민들의 불건전한 생활을 바꾸는 일은 매우 중요하지만 한편으로 어려운 과제입니다. 건강에 영향을 미치는 요소는 생활양식이 48%를 차지하여 거의 50%에 가깝습니다만, 저희가 실시하는 건강 유지와 관련된 사업은 기껏해야 10%를 차지할 뿐입니다.

저희는 구급기자재와 의약품을 준비하여 즉시 1차 구급 작업을 실시할 수 있도록 준비하고 있습니다. 예를 들어 산소, 혈압상승제, 인슐린, 뱀독이나 파상풍을 치료할 혈청 등을 준비합니다. 예전에 어떤 마을의 촌장이었던 사람이 농약을 마시고 자살하려고 했을 때 구조를 위해 달려간 적이 있습니다. 그 당시에는 즉시 119로 연락하고, 무사(霧社)에서 1차 구급치료가 끝난 환자를 다른 구급차에 실어 보내는 업무를 담당했었습니다. 1차 구급치료 후에는 구급 설비를 제대로 갖춘 구급차를 이용하여 환자를 보내거나, 가끔 닥터 헬기로 환

자를 수송합니다.

대만은 매년 태풍이 지나가면서 큰 피해를 남깁니다. 저희는 그런 경우에도 구호 활동에 최선을 다하고 있습니다.

산악지역의 특성상 직원들은 질적인 측면에서 매우 우수한 전문 능력을 갖춰야 합니다. 일반 의료 교육은 물론이고 전문 심장소생술(ACLS), 급진외상훈련(ETTC), 초급 응급구조사(EMT1) 등의 자격을 갖추기를 바랍니다. 저희는 의과대학 졸업 후 일반 의학훈련계획(PGY1)을 거친 후에 기층의료서비스와 산악지역 부락 문화를 체험하게 됩니다. 또 중국 대륙 협서성의 '1차 진료의 양성 계획' 훈련에 참가하기도 합니다. 한편 중국 대륙으로부터 저희의 산악지역 의료에 대해 참고하기 위해 견학을 오기도 했습니다. 산악지역을 위한 의료서비스와 지역 내의 각 기관은 상호 긴밀하게 연계되어 있어 효율적으로 그 기능을 발휘하고 있습니다. 2000년에 실시한 주민만족도 조사에서는 만족도가 95%나 되었으며, 이 같은 결과에 힘입어 '제21회 국가품질상'을 수상하기도 했습니다. 또 '위생복리부 중앙 건강보건서 두구 의료복무상(衛生福利部中央健康保健署 杜区医療服務賞)'도 받았습니다. 상을 받았다는 것은 산악지역에 대한 저희의 시도가 실제로 서비스가 이루어지고 있는 지역에서 좋은 평가를 받고 있다는 증거일 것입니다.

저희는 앞으로도 많은 사람들이 단결하여 산악지역 의료가 더욱 발전할 수 있기를 바라고 있습니다. 이것으로 강연을 마치겠습니다. 끝까지 경청해 주셔서 감사합니다.

(일본어 번역: 데라야마 마모루, 데라야마 미에)

주1) '원주민'은 일본어로는 일반적으로 차별용어가 되기도 하지만, 대만에서는 차별적인 의미는 전혀 없고 일본어의 '선주민'에 가까운 의미를 지닌다. 고대로부터 거주해 온 자부심이 담겨있는 현지어이다.

주2) IDS: Integrated Delivery System. 일본어: 통합의료공급시스템.

라이 리싱(賴 力行, Li-Hsing Lai)
1952년 대만 난터우현(南投県) 출생.
가오슝의학원 의학계(가오슝의과대학 의과대학) 졸업. 중국의약대학환경의학연구과 수료(의학석사), 난터우현 신이향(南投県 信義郷) 위생소 소장을 거쳐 푸리기독교병원 산지의료과 주임의사로 활동 중.

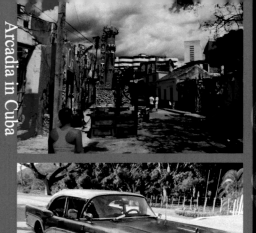

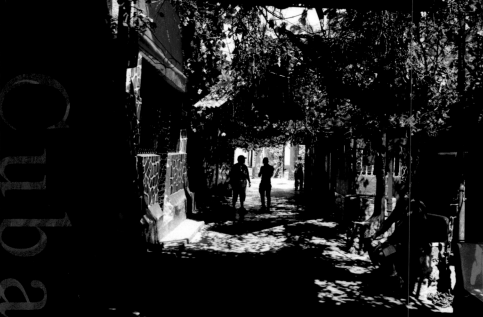

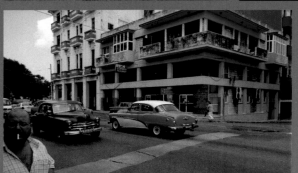

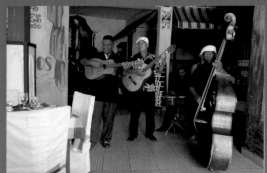

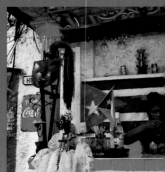

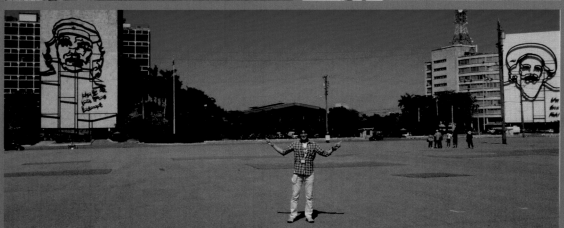

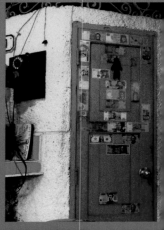

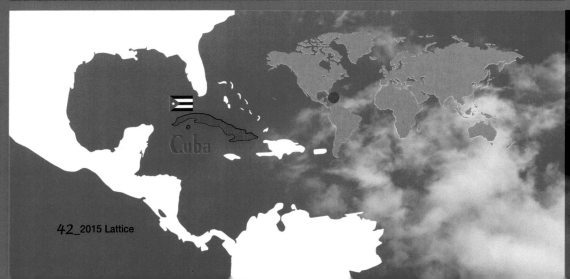

체 게바라 상. 그는 혁명가로 유명하지만, 의사이기도 하다. 의대생 시절에 남아프리카를 오토바이로 여행하며 빈곤에 허덕이는 사람들과 그들을 착취하는 사회적 구조에 의문을 품게 된다. 훗날 정치가가 되어 국제무대를 향한 발언에도 국가 간의 착취 행위를 비판하는 태도를 보였다. 쿠바에서 정치가 타이틀을 버리고 볼리비아에서 혁명의 게릴라전에 참가하여 혁명가로서 생을 마감했다.

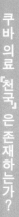

쿠바 의료
'천국'은 존재하는가?

게이오기주쿠대학 의학부 도미자와 유우키

HASTA
LA VICTORIA
SIEMPRE

나는 내학 입시를 두 번 지른 끝에 의과내학생이 될 수 있었나. 새수하기 선에는 국세판계를 신승했는네, 어느 날 파세도 눌세린 미국 외교 관련 리포트를 작성하면서 자세히 조사하는 과정에서 미합중국의 터무니없는 외교 방식에 대해 알게 되었다. 자유와 민주주의라는 어느 누구도 이의를 제기할 수 없는 미사여구를 내세우면서, 그 이면에는 각국의 친미파 세력에 대한 무장협력과 각종 공작에 힘을 쏟는 미국. 압도적인 무력이 두려워 미국의 추잡함을 비판할 수 있는 나라는 없었는데, 유일하게 쿠바라는 작은 나라만이 사회주의 정권을 유지하며 미합중국에 당당하게 반기를 들었다. 이것이 나와 쿠바의 첫 조우였다.

쿠바 혁명에 관한 책을 읽고 매우 흥분했던 기억은 있지만, 내 기억 속의 쿠바는 카스트로였지 체 게바라는 아니었다. 나는 우연히 재수를 해서 의과대학에 들어가기로 결심했지만, 그 결정은 체 게바라와는 아무런 관련도 없었다. 체 게바라가 의사였던 것을 안 것도 의과대학 시험을 치르기로 결정한 뒤의 일이었다. 그 후 요시다 다로 씨의 『세계가 쿠바 의료서비스를 본보기로 삼는 이유』라는 책을 읽고 쿠바의 의료서비스에 관심을 가지기 시작했다. 원래부터 쿠바에 흥미를 가지고 있었고 의과대학에 진학하게 되었기 때문에 이런 책을 찾아보게 되었겠지만, 의과대학 재학 시절에 이 책을 읽을 수 있었던 것은 나에게는 큰 행운이었다고 생각한다. 이 책은 내가 알고 있던 '의료서비스'를 더할 나위 없이 상대적으로 바라볼 수 있게 해 주었기 때문에, 쿠바를 좋아하는 사람뿐 아니라 누구에게나 추천하고픈 책이기도 하다.

세계 각국의 GDP와 건강 정도를 축으로 하여 평면도를 그리면 거의 대부분의 국가는 GDP와 건강도가 비례하지만, 쿠바의 경우는 그 원칙에서 크게 벗어나 있다. 쿠바의 의료서비스는 한마디로 이상하다. 쿠바는 모든 국민이 무료로 의료서비스를 받는 것이 당연하지 하다는 방침을 가지고 있으며 1960년 이후 오로지 국민의 건강한 생활을 추구하기 위해 노력해 왔다. 실험적인 정책일지라도 주저 없이 시도한 보람이 있어서 아무리 깊은 산촌에 살더라도 의료서비스를 보장받을 수 있으므로, 일본에서 자주 매스컴에 오르내리는 의료 소외 지역이 쿠바에는 존재하지 않는다. 철저한 예방 의료서비스도 성과를 거두어 일본에서 유행하고 있는 전염병이 쿠바에서는 박멸되었다고 선언된 바 있다. 또한, 외국으로 의사 팀을 파견하는 등 국가적으로 국제 보건서비스에 대한 의식 수준이 높다. 이런 나라에 한번 가 보고 싶다고 생각하던 차에 드디어 2014년 3월, 그 기회가 왔다.

요시다 다로 씨와의 만남, 그리고 쿠바로

나는 쿠바 우호 원탁회라는 단체가 주최하는 투어에 참가하여 쿠바로 향했다. 쿠바 우호 원탁회의는 '쿠바와의 우호 관계를 더욱더 발전시키기 위해 쿠바에 관심을 가지고 우호 촉진을 희망하는 사람들이 모여 정보를 교환하는 단체'로, 쿠바에 흥미를 가지고 있었던 나는 몇 년 전부터 이 모임의 정보지를 구독하고 있었다. 이 단체는 해마다 수차례 쿠바의 전문가를 모시고 강연회를 개최하고 있으며, 체 게바라의 딸 아레이다 게바라의 강연회도 여러 번 기획했었다. 이 단체에서 2014년 3월 '쿠바를 보고 듣고 아는 여행'을 기획한다는 사실을 정보지를 통해 알게 되었다. 일반적인 여행사가 기획하는 투어와는 완전히 다른, 어느 정도 쿠바를 알고 있는 사람들이 매력을 느낄 수 있는 일정으로 구성되어 있었다. 나는 이 투어에 매우 흥분하면서도 35만 엔이나 되는 여행 비용 때문에 주저하고 있었다.

그렇게 망설이고 있던 2013년도 말, 정보지를 통해 쿠바 우호 원탁회의 10주년 기념파티에 요시다 다로 씨가 연사로 초대되었다는 사실을 알고, 쿠바의 의료서비스에 대해 배우려면 어떤 방법이 최선일지 상담할 수 있겠다고 생각하며 파티에 참가했다. 다행히 나는 그 파티에서 오랫동안

쿠바의 시골은 따뜻하고 아름답다. 수도 하바나는 마을 전체가 세계문화유산에 등록되어, 스페인 지배 하의 역사적 멋과 운치가 거리 곳곳에 보존되어 있어 여행객의 들뜬 마음을 화려하게 수놓아 준다

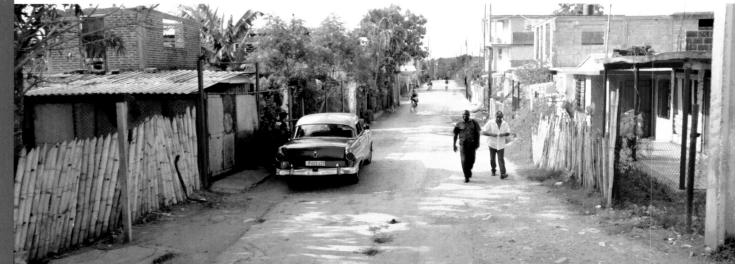

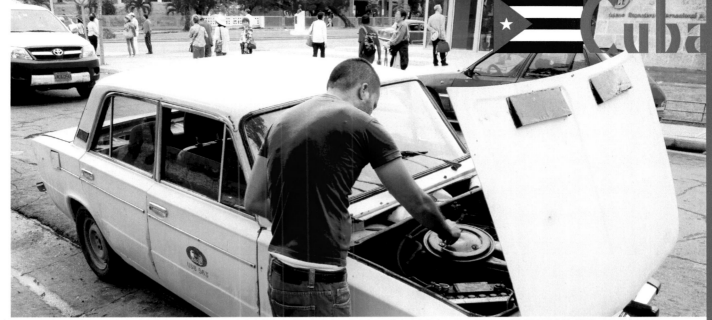

거리에서 차를 수리하는 쿠바인. 하바나에는 여행객용으로 반짝반짝한 새 차들이 달리고 있지만, 그 외의 거리에서 보이는 자동차의 대부분은 정말 클래식한 자동차이다. 곧 새 차의 수입이 시작되어 거리의 분위기도 변해갈 듯하다

요시다 씨와 이야기를 나눌 수 있었으며, 여러 가지 조언도 들을 수 있었다. 그 조언 중에는 쿠바라는 사회의 특성상 교육이나 의료와 같은 공적 기관에 취재를 의뢰하는 것은 상당히 어려우며, 처음 쿠바를 방문한다면 이동이 편한 투어를 추천한다든가, 요시다 씨가 친한 통역을 통하면 인맥이 넓어 좋은 의료기관을 소개해 줄 것이라는 것, 그리고 우선 무엇보다 현지에서 쿠바의 열기와 분위기를 느끼고 왔으면 좋겠다는 것 등이었다. 나는 요시다 씨와 이야기를 나눈 것을 계기로 쿠바 우호 원탁회의 투어에 참가하여 쿠바에 가보기로 결심하게 되었다. 그리고 투어를 마친 후에는 혼자 쿠바에 남아 요시다 씨가 소개한 통역과 패밀리닥터를 만나보기로 계획을 세웠다.

돌이켜 보면 이 계획은 매우 현명한 선택이었다. 투어는 ICAP라고 하는 쿠바의 단체를 통해 특별히 준비되고 있었는데, 현지의 교육기관, 농업기관, 의료기관을 둘러볼 수 있어서 쿠바가 어떤 사회인지에 대해 알 수 있는 기회이기도 했다. 교육, 농업과 같은 분야는 모두 일부 일본인 사이에서 화제가 되고 있는 분야이다. 일반적인 투어를 통해 이러한 시설을 견학하는 일은 매우 어려울 것이다. 이렇게 취향이 독특한 여행이다 보니 투어 참가자들도 괴짜투성이였다. 모두 어느 정도 쿠바에 대해 잘 알고 있었고, 수십 번이나 쿠바를 다녀온 사람이나 모든 사회주의 국가에 가봤다는 사람도 몇 명 있었다. 이런 사람들과의 만남 자체도 나에게는 매우 큰 자극으로 다가왔기 때문에 이번 투어의 좋았던 점 중 하나였다. 그리고 마지막으로 ICAP에서 벗어나 맨얼굴의 쿠바를 돌아다닐 수 있었던 것도 좋았다. '맨얼굴'이라고 표현한 것은 지금까지 알고 있던 쿠바의 모습이 상당히 각색된 면이 많았기 때문이다. 여행의 막바지에는 쿠바의 충격적인 면도 보고 듣고 알게 되었다.

창의력 넘치는 쿠바 사람들

쿠바 우호 원탁회의 투어를 통해 매우 다양한 쿠바를 접할 수 있었다. 한마디로 다른 나라의 사회과학 견학 투어였지만 내 전공 분야가 아니더라도 흥미로웠던 것은 사실이다. 투어로 방문했던 초등학교와 농원, 그리고 길에서 만난 쿠바인들과 우리가 이용했던 버스의 운전기사 등을 통해 쿠바인의 특징을 한 가지 꼽으라면 나는 창의력 넘치는 사람들이라고 표현하고 싶다. 상명하복이 너무나 당연한 사회주의 국가 체제, 오랜 미국의 경제 제재로 인해 자신들이 가진 것들을 활용할 수 밖에 없었던 역사적 배경, 발달한 교육제도를 이용한 능력 개발 등등, 다양한 요인이 얽혀있기 때문일까, 창조적인 국민성을 어느 곳에서나 발견할 수 있었다. 의료제도나 교육제도 또한 쿠바가 창조해낸 궁극의 산물이라고 할 수 있다.

여기서 에피소드를 하나 이야기하자면, 쿠바에서는 어디에서든 클래식 카를 많이 볼 수 있다. 미국의 오랜 경제 제재로 인해 새 자동차를 살 수 없었기 때문에 낡은 차를 계속 타다 보니 어느새 클래식 카가 되어 유명해졌다고 하는데, 쿠바인들은 클래식 카를 타는 것에 대한 자부심이 대단했다. 투어 버스의 운전기사도 미국의 클래식 카를 수리해 가면서 50년간 타고 있다며 자랑스럽게 이야기하곤 했다. 클래식 카를 수리할 때 포인트는 아이러니하게도 부품을 발명하는 것이라고 가르쳐주기도 했다. 거리를 다니다 보면 도로에 자동차가 멈춰버려 오도 가도 못하는 쿠바인들을 자주 보게 되는데, 부품을 이리저리 맞춰보면서 모두가 엔지니어가 된 기분으로 자동차 수리에 힘을 쏟고 있었다.

쿠바 의료서비스의 정신을 상징하는
패밀리닥터 제도

그럼 쿠바의 의료기관에 대해 살펴보자. 나는 쿠바 체제 중에 폴리클리니코라 불리는 복합진료소, 대형 산부인과 병원, 그리고 일정을 연장하여 패밀리닥터를 방문할 수 있었다. 각 의료시설에서 어떤 서비스를 제공하는지 살펴보기 위해 쿠바의 의료 제도에 대해 간략히 설명하고자 한다.

쿠바 의사의 50%는 패밀리닥터로 근무하고 있다. 패밀리닥터 진료소는 쿠바 전국의 어느 곳이든, 아무리 깊은 산골이라도 100가족당 1명꼴로 균일하게 배치되며 24시간 열려 있다. 쿠바의 영웅 호세 마르티의 정신을 계승하여 절대 의료난민이 생기지 않도록 하자는 취지로 만들어져 쿠바 의료 체제의 정신을 상징하는 존재이기도 하다. 패밀리닥터는 오전에는 진료소에서 근무하고 오후에는 왕진을 다닌다.

진료소에서는 일반적인 진료 외에 백신 투여 등 예방 의료나 임산부 검진 등을 실시한다. 쿠바가 경제적으로 어려운 시기를 겪으며 착안한 의료서비스는 철저한 예방이었다. 감염증 대책의 경우 역사적으로 매우 이른 시기에 실시되었고, 일본에서 작년에 화제가 되기도 했던 풍진은 20년 전에 박멸되었다고 한다. 오후에 실시하는 왕진의 경우 임산부, 고령자, 질병으로 외출이 어려운 사람, 고혈압과 당뇨병 같은 만성질환 환자의 집을 방문한다. 임산부에

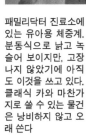

패밀리닥터 진료소에 있는 유아용 체중계. 분동식으로 낡고 녹슬어 보이지만, 고장나지 않았기에 아직도 이것을 쓰고 있다. 클래식 카와 마찬가지로 쓸 수 있는 물건은 낭비하지 않고 오래 쓴다

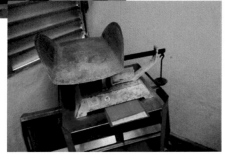

호세마르티 상. 호세마르티는 쿠바의 영웅이다. 모든 국민에게 교육과 의료를 무상 지원하는 일을 나라의 방침으로 지켜온 것은 그의 정신이 쿠바에 살아있기 때문이다

게는 15일마다 한 번씩 왕진을 갈 정도로 계획적이다. 특히 만성질환 환자에 대한 진료시스템은 매우 인상 깊었다. 나는 현재 병동 실습을 하며 당뇨병 등 만성질환 환자를 진료하고 있는데, 약을 제때 복용하지 않아 상태가 회복되지 않고 다리를 절단하는 환자를 목격하기도 하고, 타병원에서 근무하는 선배를 통해 건강에 대한 인식 수준이 낮아 환자를 낫게 하고 싶어도 할 수 없다는 한탄 섞인 이야기를 듣기도 했다. 그런데 쿠바에서는 의사가 집까지 찾아와 주는 것이다. 만성질환 상태를 관리하며 복약 상태가 의심스러운 환자나 생활 습관이 좋지 않은 환자를 발견하면 환자의 집에 가서 제때 약을 먹고 있는지, 어떤 습관으로 생활하고 있는지, 음주와 흡연 정도는 어떤지 등을 조사한다.

만성질환에 대한 계몽 프로그램 또한 TV나 라디오 등에서 빈번하게 나오는 등 환자 교육에 힘을 쏟고 있는 것이다. 패밀리닥터는 담당하고 있는 100가족의 생활 환경, 직업, 월급, 병력, 가계도, 복약 이력 등을 파악하고 있기 때문에 경제 상황과 유전적 성질 등 다양한 요소를 고려하여 정확한 의료서비스와 지도를 제공할 수 있다. '요람에서 무덤까지'라는 속담이 있지만, 쿠바에서는 '선조로부터 손자까지'라는 표현이 더 적합할지도 모르겠다.

패밀리닥터와 지역 주민의 신뢰 관계

최근 일본에서 지역 포괄 케어 시스템 구축을 목표로 지역 내에서 고령자를 돌보기 위한 아이디어들이 나오고 있지만, 쿠바와 같이 한 구획당 한 명의 패밀리닥터가 있다면 더 쉽게 의료 지역화가 진행될 것이다. 쿠바의 고령자는 매우 건강하기 때문에 아침에는 공원에서 태극권을 하고, 점심에는 노인클럽이라 불리는 시설에 모인다. 가족이 직장에 가더라도 지루하게 지내지 않도록 고령자끼리 춤을 추거나 공부를 하거나 게임을 하며 지낸다. 따라서 치매에 걸리지 않고 건강을 유지할 수 있으며 무엇보다 고령자 스스로가 즐겁게 지낼 수 있다. 가족이 없는 독거노인의 경우는 노인의 집이라는 시설에 모여 생활할 수 있도록 되어 있어, 고독사를 예방할 수 있다.

의료기관에서 근무하는 사람으로서 한 지역당 한 명의 패밀리닥터라는 시스템은 자신이 담당한 지역에 대한 애착과 자긍심, 책임감을 키울 수 있으리라 생각된다. 패밀리닥터를 소개해 준 간호사의 자신감과 책임감 넘치는 얼굴에서 나는 그렇게 느낄 수 있었다. 패밀리닥터는 담당 지역의 유병률이나 고령자 비율과 같은 통계 정보도 수집한다. 본인이 실시한 예방주사, 복약 지도, 생활 지도의 결과가 통계에 반영되기에 그 무엇보다 성취감이 클 것이다.

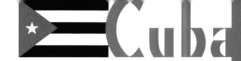

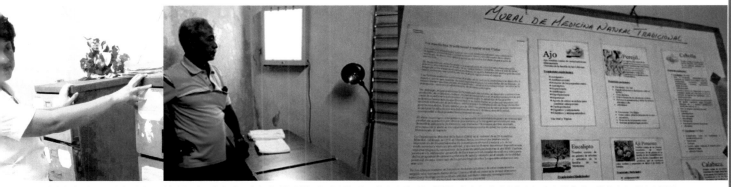

패밀리닥터 진료소에서 일하는 간호사. 이전에는 대학에서 교편을 잡고 있었다고 한다. 지역 주민의 정보가 담겨 있는 카르테 박스 앞에서

부인용 진료대와 엑스레이 사진을 읽을 때 필요한 샤우카스텐. 바로 앞에 있는 적십자병원의 선배

생약의 정보를 기록한 게시판. 패밀리닥터가 되기 위해서는 한방이나 허브와 같은 전통의학 지식도 필요하다. 주민들이 손쉬운 방법으로 건강을 유지하도록 전통의학도 함께 사용하고 있다

100가족 정도라면 서로 얼굴을 알고 지낼 수 있는 범위이기 때문에 신뢰 관계 구축이 쉬우므로 지역 주민의 입장에서 사이 좋게 이야기를 나누는 모습도 볼 수 있었다. 쿠바의 패밀리닥터는 진료소장인 동시에 보건소장이며 지역의 산업의사 역할도 수행한다. 일본과 같이 진료과마다 전문의가 있어 진료를 받으러 갈 수 있는 것도 긍정적인 면이지만, 의료인 간의 연계나 환자 배경의 파악, 장기적인 추적 조사가 곤란한 단점도 있다. 그리고 무엇보다 의사로서 느끼는 보람과 책임감이 다르지 않을까? 이러한 것이 쿠바의 패밀리닥터를 실제로 만나 이야기를 나누고 배우면서 느낀 점이다.

철저한 지역연계형 클리니컬 패스

패밀리닥터가 진료하는 곳은 사진과 같이 설비가 풍족하지 않아 예방과 검진, 만성질환 관리 외의 진료는 폴리클리니코라 불리는 상급 의료시설에 의뢰하기도 한다. 내가 방문했던 폴리클리니코는 27명의 패밀리닥터와 연계하여 환자를 진료하고 있었다. 내부까지 견학할 수 있었던 폴리클리니코의 경우 일본의 초, 중학교 교정 정도 넓이였고 내부에 응급실, 피부과, 호흡기내과, 안과, 치과, 외과, 산부인과, 재활의학, 전통의학과 등 다양한 진료과가 배치되어 있었으며 다양한 전공의들이 모여 일하고 있었다.

폴리클리니코 견학에서 놀라웠던 점은 지역과 연계된 클리니컬 패스가 철저했던 점이다. 지역 연계 클리니컬 패스란 지역의 의료 시설 간 역할 분담을 의미하며, 고도의 설비를 갖춘 병원은 상급 의료서비스에 전념하는 한편, 기타 시설에서도 가능한 진료는 적극적으로 기타 시설에 맡겨 의료 장비를 효과적으로 이용하는 시스템이다. 쿠바는 자금난 등으로 전국 각지의 패밀리닥터 진료소에 X-Ray

촬영 장비가 없다. 위의 사진은 어디까지나 영상을 읽는 기계로 촬영은 불가능하다. 패밀리닥터가 환자의 X-Ray 사진이 필요한 경우에는 환자가 폴리클리니코를 방문하여 X-Ray 촬영을 한 후 필름을 받아와야 한다. 그리고 그 후의 진료는 다시 패밀리닥터가 담당한다. 출산의 경우는 가족계획에 대해 패밀리닥터와 상담하고 임신 후에도 정기적으로 검진을 받으나, 조금이라도 이상한 점이 있으면 폴리클리니코에 자문을 구해 정밀검진을 받게 한다. 정밀검진 결과 특별한 조치를 필요로 하거나 출산 시에는 산부인과 전문병원에서 출산 혹은 처치가 이루어지고, 그 후 다시 집으로 돌아오면 패밀리닥터의 진료를 받는다. 어디까지나 폴리클리니코나 전문병원은 일시적인 진료를 받는 곳이며 기본적으로 환자는 해당 지구의 패밀리닥터가 담당하고 있다. 지역 의료와 의료의 전문화는 자동차의 두 바퀴처럼 맞물려 순환하므로, 전문적인 질환을 하나의 병원에 집약할 수 있는 것이 쿠바의 의료 수준 향상에 큰 역할을 담당하고 있다.

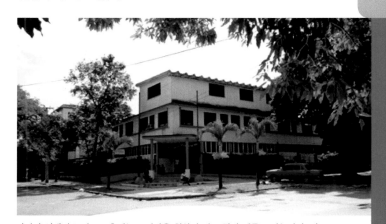

하바나 시내의 보건소. 2층에는 고령자용 침상이 있고 장기 체류도 가능하다. 이런 시설이 완비되어 있는 곳은 경제적인 문제로 매우 적다. 앞으로 다가올 고령화 사회를 대비하여 쿠바에서는 고령자를 위한 시설 확충을 목표로 하고 노년의학 연구도 진행하고 있다

교육기관으로서의 폴리클리니코

폴리클리니코는 의료기관 역할 외에 교육기관으로서의 역할도 병행하고 있다. 일본에서 의과대학생이 병동 실습을 받는 것처럼 쿠바의 의과대학생은 폴리클리니코에서 실습을 받는다. 그리고 또 한 가지, 패밀리닥터도 4일에 1번꼴로 폴리클리니코에서 당직을 서며, 전문적인 질환에 대해 공부한다. 여기서는 쿠바의 의학 교육에 대해 소개하고자 한다.

일본의 의과대학생은 일반적으로 4학년까지는 강의 형식으로 공부하고 5~6학년 2년 동안 대학부속병원 임상실습을 한다. 대학병원의 역할은 교육과 연수 외에 첨단 의료기술의 연구와 제공이며, 앞으로 지역 연계가 진행되면 더더욱 고도의 선진적인 사례가 대학병원으로 집중되리라 예상되고 있다. 의과대학생들은 대학병원에서 연수를 받기 때문에 통상질환(의학계에서는 'Common disease'라고 호칭)에 접할 기회가 거의 없다. 최근 들어 겨우 졸업 후 2년간 초기 연수 때 가능한 많은 진료과를 경험해서 Common disease에 대처하도록 하는 규정이 생겼지만 3년 차가 되면 전문의가 되기 위한 연수가 시작된다.

의사법 제16조2 제1항에 규정하는 임상연수에 관한 성령(임상연수 기본 이념)

제2조 임상연수는 의사가 의사로서의 인격을 함양하고, 장래에 전

「라틴아메리카 의과대학」
Cuba 전 세계로부터 학생들이 모여드는

쿠바에는 라틴아메리카 의과대학이라는 특이한 의과대학이 있다. 이 학교는 중남미는 물론 전 세계의 학생을 위해 설립되었다. 15년 전에 설립된 이 학교에는 현재 124개국, 1만 3,500명의 학생이 공부하고 있다고 한다. 그리고 졸업생은 72개국에 2만 5,000명이나 있다. 쿠바는 교육이 무료로, 해외에서 이곳으로 유학 온 학생들도 학비를 내기는커녕 1개월당 100페소의 용돈을 받는다.

이 학교의 커리큘럼 역시 1~2학년 때는 강의 위주 교육이고, 이후에는 각지의 폴리클리니코나 패밀리닥터 밑에서 실습을 받는데 감염증 대책이나 위생학 등 '예방과 건강 증진'에 힘을 쏟고 있다고 한다. 졸업 후에는 전원이 종합진료과로 들어가 패밀리닥터가 되어야 하며, 그 후에 출신 국가로 돌아갈 수 있다. (일부는 쿠바에 남아 의사로 근무하기도 한다.)

왜 이와 같은 대학이 존재하는 것일까? 그 해답은 국제 의료 지원에 있었다. 세계 각지에서 재해가 발생했을 경우 쿠바는 의사팀을 파견해왔다. 사실 동일본 대지진 때에도 쿠바는 일본에 의사팀의 파견을 신청했었다(일본 정부가 수용하지 않았지만). 그러나 재해 시의 긴급 의료 지원은 반드시 종료 시점이 있기 마련이다. 일정 기간이 경과하면 어떤 이유로든 의사팀이 철수하게 되는데 쿠바는 이 점에 의문을 가졌다. 일정 기간 쿠바의 의사들로부터 적절한 의료 지원을 받았지만 의사들이 철수함과 동시에 해당 지역의 의료서비스는 계속 유지될 수 없으며 결국 의료 난민이 속출하게 된다. 쿠바는 이

점을 우려하며 초기에는 의료시설을 건설하고 의료기기를 충실하게 갖추었다. 하지만 현지인들은 아무리 훌륭한 의료설비가 있어도 이를 제대로 이용하지 못했다. 그래서 어떻게 하면 의사들이 철수한 후에도 재해 발생 국가에 충분한 의료서비스를 계속 제공할 수 있을지 고민한 결과가 바로 라틴아메리카 의과대학의 탄생으로 이어졌다.

이 얼마나 대담한 정책인가? 그러나 아무리 인도적인 지원이라고 해도 대학을 설립하여 운영하는 것은 쿠바 경제에 미치는 부담이 너무 크지 않을까 하는 의문이 생긴다. 채산이 맞는지 물어볼 시간은 없었지만, 외무성 홈페이지에도 쿠바의 주요 산업은 '의료'라고 나와 있었다. 산유국으로 유명한 베네수엘라에는 석유를 받는 대신 의사를 파견하는 거래도 한다고 하므로 채산에 맞게 운영하고 있으리라 짐작해 본다.

쿠바는 호세 마르티 정신을 바탕으로 혁명 후 일제히 진료소를 짓기 시작하여 미국의 압력 속에서도 완고하게 사회주의를 관철해 왔다. 이렇게 발전시킨 의료라는 결실이 지금은 쿠바의 주요 수출 산업으로 성장했다. 자기주장을 굽히지 않고 대담하게 채산성마저도 맞춰버리는 쿠바는 정말 재미있는 나라이다.

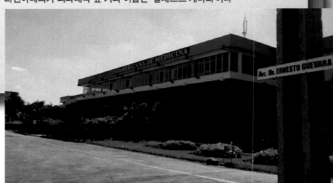

라틴아메리카 의과대학 앞 거리 이름은 '엘네스트 게바라'이다

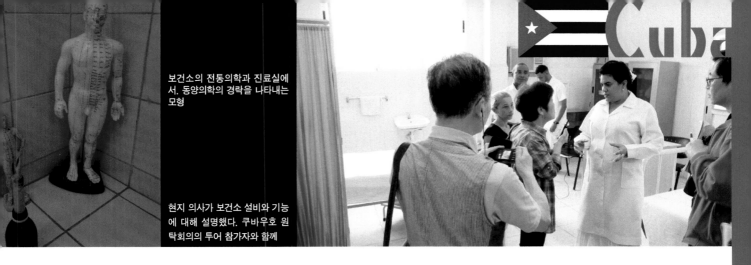

보건소의 전통의학과 진료실에서. 동양의학의 경락을 나타내는 모형

현지 의사가 보건소 설비와 기능에 대해 설명했다. 쿠바우호 원탁회의의 투어 참가자와 함께

문으로 다루고자 하는 분야와 관계없이 의학 및 의료서비스가 책임져야 할 사회적 역할을 인식하며, 일반적인 진료 시에 빈번하게 진료하는 부상 또는 질병에 적절하게 대응할 수 있도록 기본적인 진료 능력을 익혀야 한다.

일본에서는 의료서비스가 지나치게 전문화되어 진료과 간의 연계가 이루어지지 않고 환자는 어느 과에서 진료를 받아야 할지 몰라 헤매는 문제가 발생하고 있다. 한편, 쿠바의 의과대학생들은 1~2학년 때는 강의 위주로 배우고, 3~6학년 때는 폴리클리니코와 패밀리닥터 진료소에서 임상실습을 받는다. 앞서 말한 바와 같이 폴리클리니코와 패밀리닥터 모두 환자가 처음 방문하는 장소이므로 Common disease를 많이 경험할 수 있다. 또한, 졸업 후 2년간 폴리클리니코에서 내과, 산부인과, 소아과를 공부하여 전원이 종합진료 기술을 몸에 익히게 된다. 이후에는 패밀리닥터로서 활동하거나 병원에서 전문의가 되기 위해 연수를 이어간다.

위 내용을 통해 일본은 의사의 직무능력 향상을 위해 전문화를 추구하지만 쿠바는 종합진료에 중점을 두고 있음을 알게 되었다. 앞서 아무리 깊은 산골에 살더라도 무상으로 의료서비스를 받을 수 있는 진료소가 세워져 있다고 했는데, 이와 같은 곳에서 한정된 인력으로 의료서비스를 실시하려면 위와 같은 의학 교육이 최선의 방법이었을 것이다. 패밀리닥터 단계에서 예방의학이 실시되고, 폴리클리니코에서는 약 60%의 Common disease가 치료되며, 고난도의 처치가 필요하거나 매우 전문적인 지식이 요구되는 질환은 전문병원에서 담당한다. 훌륭한 종합진료의가 있다면 전문적인 질환은 전문병원에서 효과적으로 담당하고 그 능력을 집중할 수 있게 된다. 즉 종합진료를 확대하는 쪽으로 방향을 잡으면 이것이 전문의료 발전에도 공헌할 수 있게 된다는 것이다. 이런 쿠바의 의학 교육 제도가 일본의 의료 소외지역이나 과도한 전문화 경향을 억제하는 힌트가 되지 않을까?

맺음말 – 쿠바에서 일본의 의료서비스를 되돌아보며

일본과 쿠바는 국가 제도나 문화가 크게 다르기 때문에 단순하게 비교하기 어렵지만, 다른 나라에 대해 배운다는 것은 일본을 상대적으로 인식하고 한 발 떨어진 곳에서 바라보는 데 유용하다. 쿠바는 경제적으로 매우 어려운 시기도 있었지만, 국민 전체를 보호하는 의료 제도를 타협하지 않고 계속 유지해 온 실적이 있다. 만약 정책이 실패하면 그 실패를 거울 삼아 개선을 서슴지 않았다. 일본이 초고령화와 의료비 증가 등의 문제에 직면하여 의료서비스의 지역화로 방향을 전환하려 하는 이 시기에 쿠바의 사례는 매우 좋은 참고가 될 수 있으며, 일본의 의료서비스를 재점검하는 계기도 될 것이다. 현재 쿠바는 경제 개혁이 진행되고 있는데 의료서비스와 어떻게 타협점을 찾게 될지, 그리고 쿠바 국내에서 진행되고 있는 고령화에 대해 어떤 대책을 강구해 갈지 앞으로도 쿠바의 의료서비스에서 눈을 뗄 수 없을 것 같다.

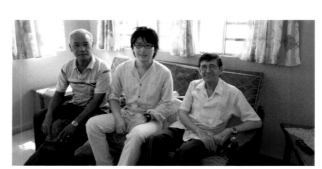

필자(중앙), 쿠바의 의료 정책과 제도를 열심히 해설해주신 적십자병원 선배님(왼쪽), 요시다 다로 씨에게 소개받은 통역 미게루 바요나 아부레웃 씨(오른쪽)

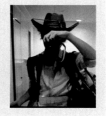

도미자와 유우키(富澤 佑起)
장래에는 지역의료서비스와 관련된 분야에서 일하게 되길 바라며, 현재는 Working with Next Generation이라는 단체에서 정치, 문화, 경제 등을 토론하고 있습니다. 의학은 매우 흥미로운 학문이지만 사회적인 관점도 간과하지 않고 공부하고자 합니다.

쿠바 재방문

Aug.2014

Lattice 편집장 나나사와 히데후미

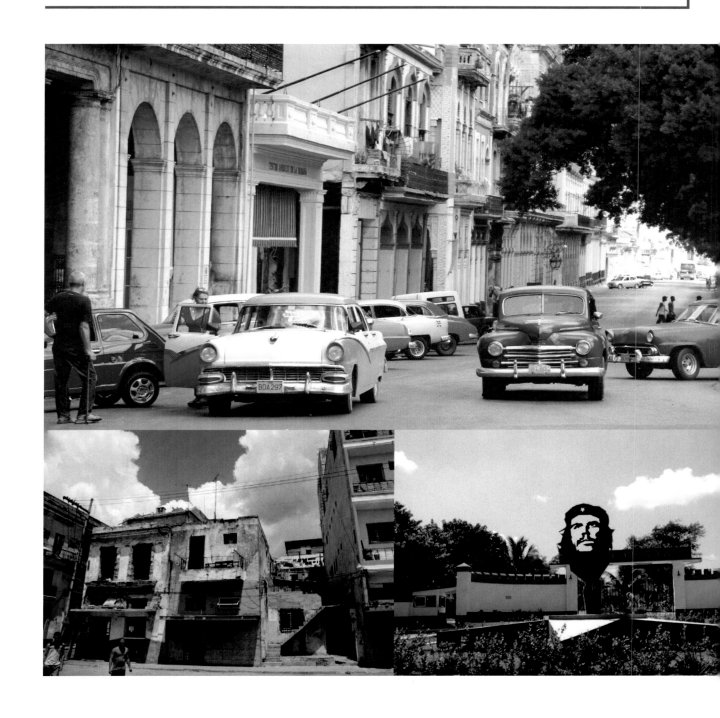

2014년 8월, 3년 만에 다시 쿠바를 찾았다. 지난번 방문은 카리브 해에 떠 있는 보석과 같은, 그리고 화석과 같은 나라인 쿠바를 그저 흥미 본위로 동경하며 속물근성을 노골적으로 드러내는 여행이었다. 혁명을 성취한 1959년 이후 '전혀'라고 단언할 수 있을 정도로 개발이 이루어지지 않은 도시와 다양한 인종(그러나 아시아계 민족은 드물다), 가난하지만 유쾌하고 우호적인 국민, 음악, 춤, 클래식 카, 시가, 럼주…. 모든 것이 일본에 사는 나에게는 비일상적인 별천지였다. 그리고 쿠바를 '천국'이라 불리게 한 의료 제도. 무상 진료, 전 국민 대비 의사 수(인구 1,000명당 7.5명으로 세계 1위), 가정의와 전문병원의 연계, 최첨단 의학, 해외 의료 공헌 등 모든 것이 선진국의 제도보다 나으면 나았지 뒤처지지 않았으며 오히려 사회보장제도의 본보기라고 할 만한 나라라고 여겨지고 있다.

이번 방문에서는 조만간 기대되는(?) 미국과의 국교 회복 전에 쿠바의 시민, 특히 의사가 되고자 하는 학생들의 생활이나 사고방식을 직접 접하고 싶다는 생각으로 여름휴가를 기대하고 있던 가족을 뒤로하고 나리타 공항으로 향했다.

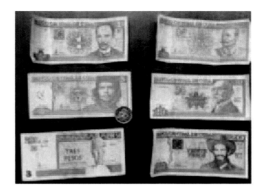

일본에서 보면 정확히 지구 반대편에 위치한 쿠바는 50년 이상 미국과 국교가 단절되어 비행기도 캐나다나 멕시코를 경유하여 입국하는 것이 일반적이었고, 그 외의 방법은 유럽을 둘러가는 항로밖에 없었다. 어떤 경로든 20시간 이상 걸리는 긴 여행이다. 입국 심사는 여행자 카드가 있으면 간단히 통과할 수 있지만, 쿠바 입국 시에 귀찮은 것이 환전이다.

현지에서 사용 가능한 통화는 쿠바 페소지만, 이 화폐는 기본적으로 쿠바 외의 국가에서는 구할 수 없다. 입국하고 나서 환전해야 하는데 쿠바는 국내에서 자국민이 사용하는 화폐와 외국인이 사용하는 화폐를 교환할 수 없다. 말하자면 이중경제 구조를 가지고 있는 것이다. 이는 쿠바 화폐가 외국으로 유출되는 것을 막는 동시에 외화를 획득하기 위한 정책이며 쿠바 국내에서는 물가도 전혀 다른 환율이 적용되고 있다. 현지의 페소와 외국인용 페소의 화폐가치는 20배 이상이라고 한다. 즉 물가도 20배 이상 차이가 있다. 물론 출국 시에는 원칙적으로 화폐 반출이 금지되어 있다.

이중경제 구조 덕분에 쿠바 국민은 평균 월 30달러만으로도 어떻게든 생활이 가능하다. 그러나 외국인이 사용하는 통화와의 물가 차이가 우리 같은 일본인에게는 상상을 초월한 생활을 쿠바 시민에게 강요하는 것이다. 사회주의 정책을 유지해 온 쿠바는 식량도 배급제이며, 교육비와 의료비는 원칙적으로 무료이다. 공적인 업무라면 유류비나 교통비도 들지 않는다. 그러나 그러한 생활이 결코 풍족하다고는 말하기 어렵다. 주택 대부분은 1960년 이전에 지어진 것으로 수리를 해 가며 살고 있고, 가족들이 개인 공간 없이 좁은 침실에서 새우잠을 자는 것이 보통이다. TV나 에어컨 그리고 냉장고조차 제대로 가동하는 물건이 일반 가정에는 없다고 해도 과언이 아니다. 하물며 컴퓨터는 말할 것도 없다. 하바나 시가지를 달리는 자동

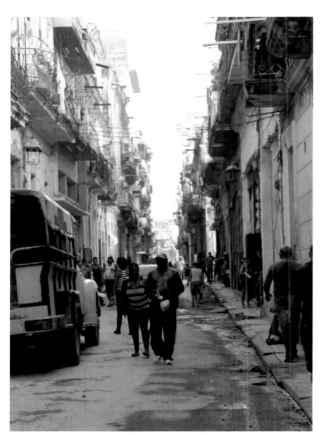

하바나의 번화가에서 한 골목만 들어오면…

REPORT

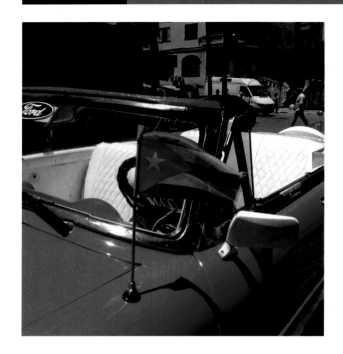

차도 조악한 중국 제품이거나 좋으면 20년 이상 지난 프랑스제 중고차이다. 주로 택시로 사용되는 50년대 미국 자동차를 몇 번이고 수리하면서 부품이 없으면 스스로 만들어 고친 후에 운행하고 있다. 시민들이 입고 있는 옷이나 지니고 다니는 물건도 해외 유명 브랜드는 거의 없으며, 이런 것을 취급하는 상점도 관광객이 모이는 극히 일부의 번화가에만 있다(참고로 찾아본 적은 없지만 루이뷔통 매장을 본 적은 없다).

쿠바 국민은 이러한 생활에 만족하고 있을까? 지난 번 방문 때도 기회 있을 때마다 쿠바의 경제나 생활에 대해 질문을 했었는데 십중팔구 똑같은 대답으로 '생활이 결코 편하지는 않다. 누구도 만족스럽지 않지만 쿠바의 정치를 비판하는 것은 터부시되고 있다. 그리고 반드시 가까운 장래에 나아질 것이다. 나는 쿠바를 사랑한다' 같은 반응이었다. 이번에도 지난번처럼 기회 있을 때마다 다양한 연령과 직업의 사람들을 인터뷰해봤다.

8월이었기 때문에 하바나에는 휴가를 이용해 지방에서 '돈벌이를 위해 올라온 노동자'들이 많이 모여 있었다. 어느 자전거 택시 운전기사는 주로 관광객을 상대로 장사를 하고 있었는데 물론 이는 '공적인 업무'는 아니다. 그의 하루 수입은 50달러로 하루 동안 2개월치 수입을 얻는 셈이었다. 화려한 핑크색을 칠한 50년대 시보레의 컨버터블 자동차를 자랑스럽게 보여준 정부 관광국의 30대 중반 여성

은 아르바이트로 한 명당 50달러를 받고 시내관광을 시켜주며 주 수입을 아르바이트를 통해 벌고 있었다. 파라도르라고 불리는 '음식점(정규 레스토랑은 아니지만 공인된 곳)'은 배급이 아닌 현지에서는 매우 고급스러운 식재료를 사용하여 유럽 수준의 가격으로 식사를 제공하여 외국인을 상대로 많은 돈을 벌고 있었다. 상황이 이렇다 보니 그들에게는 공무원으로서 제대로 근무하고자 하는 동기가 없다고 해도 좋다. 밤거리로 나가보면 더욱 잘 알게 된다. 젊고 아름다운 여자들이 클럽 주변에 넘쳐나고, 브로커 같은 수상한 남자들과 그들이 주는 뇌물을 노리는 경찰관들이 먼발치에서 지켜보고 있다. 음식점에서는 웨이터가 몰래 시가(유명 브랜드의 위조품인 듯한)를 시장 가격의 반값 이하로 팔러 오기도 한다. 이런 식으로 외국에서 온 관광객을 상대로 '어둠'의 거래를 하여 생활에 보태거나 스스로의 욕구를 충족시키는 것이 당연한 문화로 자리 잡고 있는 것이다.

지난번 방문 때와 크게 다른 점은 인터넷 환경이 개선되어 매일 사용할 수 있게 된 점이다(지난번에는 3일 내내 연결이 되지 않아 거의 이용할 수 없었다). 이 덕분에 쿠바 국민은 해외의 여러 가지 문화를 접할 수 있게 되었다. 아이러니하게도 자유주의 경제 속에서 양극화 확대 문제로 두려움에 떠는 우리가 편리하게 이용하고 있는 인터넷은 복지국가이며 사회주의 국가인 쿠바 국민에게 마치 고문하듯 물질문화의 풍족함을 들이대고 있다. 정규직에서 얻는 수입으로는 300달러나 하는 아이폰을 평생 손에 넣을 수 없고 80달러짜리 랄프로렌 폴로 티셔츠를 매년 다른 색으로 구색을 갖춰 산다는 것은 꿈일 뿐이다. 그러나

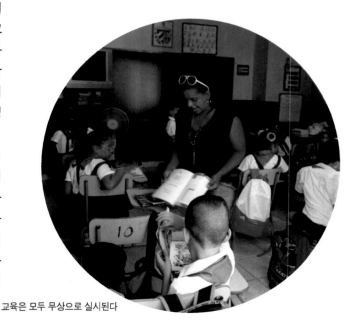

교육은 모두 무상으로 실시된다

모니터 저편에는 더 바랄 게 없을 정도로 많은 상품이 넘쳐나고, 눈이 아플 정도의 섬광을 내뿜고 있다.

쿠바에 온 지 3일째 되던 날, 의과대학생인 카를로스를 알게 되었다. 그는 쿠바 혁명의 영웅이며 의사이기도 한 마누엘파할드의 이름을 딴 국립 체육대 의과대학 3학년 학생이었다. 쿠바의 대학은 학비가 무료지만 누구나 의과대학에 진학할 수 있는 것은 아니다. 고등학교 성적이 우수하지 않으면 입학이 허락되지 않는다. 참고로 최고로 우수한 학생은 국제관계학부나 경제학부, 그리고 의과대학 순으로 진학한다고 한다. 카를로스는 여름방학을 이용해 삼촌이 경영하는 호텔에서 아르바이트를 하며 용돈을 모으고 있었다. 모은 돈은 주로 책이나 개인용품을 사거나 데이트 자금으로 사용하는데, 그의 이야기에서 가장 충격적이었던 것은 쿠바에서는 의사가 되어도 평균 월수입이 50달러 정도여서 월급만으로는 생활이 곤란하다는 것이었다. 의사가 되더라도 다른 아르바이트를 하지 않는 한 제대로 된 생활을 꾸려나갈 수 없는 것이 쿠바의 현실이었다. 극히 일부의 의사들은 중남미로 파견되기도 하는데 그런 경우는 월 수입이 100,000달러 이상이다(쿠바에서는 외교 정책의 한 수단으로 산유국에 의사를 파견하는 대신 석유를 저렴하게 제공받는 교섭을 한다), 그러나 이것은 확률적으로 어려운 일이므로 그는 아마도 평생 국내에서 쥐꼬리만 한 월급을 받으며 일하게 될 것이라는 것이다. 그런 그에게 미래에 대한 꿈이나 희망이 있는지 묻자, 균류에 대해 흥미가 있으므로 그와 관련된 연구를 하면서 사회 공헌도 할 수 있으면 좋겠다고 쓸쓸하게 웃으며 대답해 주었다.

쿠바의 의료서비스는 확실히 학술적인 면에서나 기술적인 면에서 세계 표준 이상이며, 전 국민 건강보험을 자랑하는 일본의 의료 정책보다 더욱 충실하게 운영되고 있다. 그러나 아무리 겉으로 보기에 이상적인 시스템이라 해도 어두운 부분이 존재했다. 능력 향상에 대한 욕구가 강한 의사는 해외로 빠져나가고, 금전욕이 강한 의사는 몰래 고액의 치료비를 받고 있었으며, 성실하고 환자에게 헌신적인 의사라도 생활을 위해 부업에 에너지를 쏟고 있었다. 무엇보다 청년들이 꿈을 가질 수 있는 사회라고는 여겨지지 않았다. 그러나 풍족함을 추구해 온 결과 마치 생활 습관병에 걸려버린 중장년층처럼 자유주의 경제의 왜곡된 면이 사회현상으로 나타나기 시작한 우리 입장에서 나는 그들이 우리처럼 되기를 바라지는 않는다. 우리가 사는 세상이 그들이 생각하는 것만큼 이상적인 세상은 아니라고 말하고 싶지만, 한 번도 풍족함을 경험해 보지 않은 그들은 우리의 말에 귀를 기울이려 하지 않을 것이다. '당신들은 지금까지 온갖 좋은 것은 다 누려오지 않았는가? 우리는 아직 한 번도 경험해 보지 못했단 말이다!' 그렇다, 그들은 자유주의 국가의 풍요로움을 지긋지긋하게 봐왔지만 그 혜택을 누려본 적은 없었던 것이다. 아니, 가까운 장래에 어쩌면 미국과의 국교 회복으로 이러한 '풍요로움'을 맛보게 될지도 모른다. 그때는 지금보다 더 행복한 쿠바가 될 수 있을까?

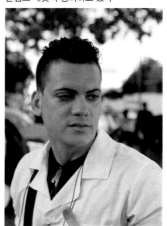

의대생 카를로스
눈썹도 깨끗이 정리하고 있다

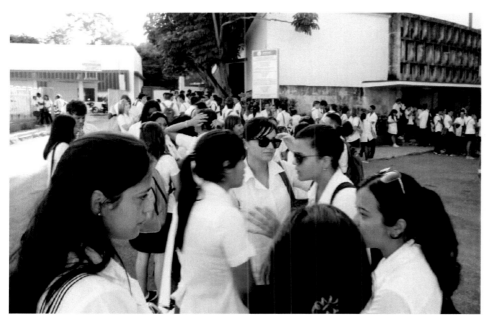

여름방학이 끝나고, 오랜만에 재회하는 학생들

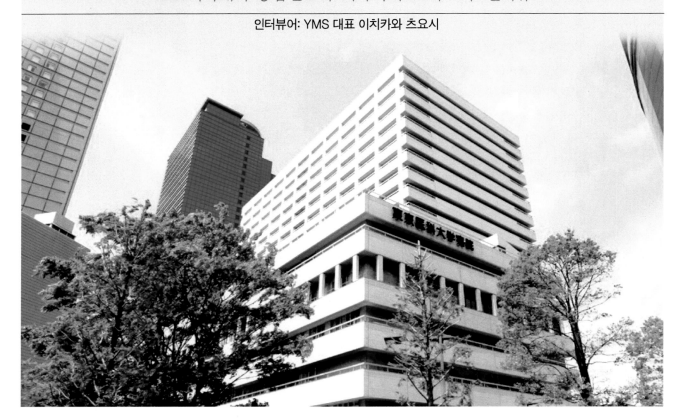

도시의 다문화 속에서
종합진료를 육성하다

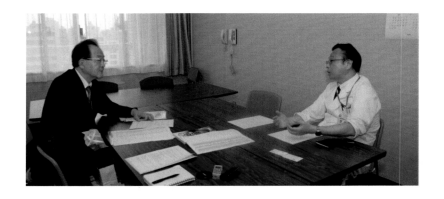

최근 들어 의사 부족과 고령화 문제 등을 배경으로 종합진료의에 대한 수요가 높아지고 있다. 도쿄의과대학에서는 '도쿄 도심의 1차 의료(Primary care) 교육 거점화'를 활동 목표로 내세우고 2005년 종합진료과를 개설했다. 지역 특성상 다양한 환자를 치료할 기회가 많았지만, 2020년 도쿄 올림픽 개최가 결정되었고 향후 TPP(환태평양경제동반자협정) 교섭이 진행되면 앞으로 외국인 환자가 증가할 것으로 예상된다. 이런 상황에서 도쿄의대 종합진료과는 어떤 역할을 담당하게 될 것인가. 종합진료과 교수이며 도쿄의대 병원 임상연구센터장으로 평소 진료와 교육에 열정을 쏟고 있는 히라야마 요지 교수를 인터뷰했다.

도쿄의대의 교풍

이치카와 일본에서는 앞으로 TPP 교섭이 진행되고, 2020년에는 도쿄 올림픽도 열릴 예정이어서 외국인의 입국이 증가할 것으로 예상됩니다. 저는 이러한 외국인을 위한 의료서비스가 어떤 방식으로 전개될지에 대해 앞으로 수년에 걸쳐 취재하고자 합니다. 마침 이런 생각을 하고 있던 차에 의학서원의 대표이사인 나나오 기요시(七尾清) 씨로부터 도쿄의대의 사례가 흥미롭다는 이야기를 듣고 꼭 한번 만나 뵙고 이야기를 듣고 싶었습니다. 저도 종합진료과에 대해 흥미를 느끼고 있고 다재다능한 의사가 늘어나는 것이 일본의 의료 품질 향상으로 이어진다고 생각하고 있습니다. 도쿄의대 종합진료과에 관해서는 Lattice를 통해 계속 관심을 가질 예정입니다. 우선 도쿄의대의 교풍에 대해서 여쭤보고 싶습니다.

히라야마 한마디로 표현하면 와일드하고 자유분방합니다. (출신고등학교인) 히비야 고등학교도 똑같았어요. 아마 신주쿠가 가까워서 그랬을 겁니다. 입학한 후 저는 이런 와일드하고 자유분방한 학교 분위기가 마음에 들었습니다. 그러나 지금은 의과대학의 국가시험도 바뀌었고 의학 교육 자체가 완전히 바뀌어서 안타깝게도 예전 같지는 않은 것 같습니다.

이치카와 요즘엔 공부가 힘들어서 제대로 자신만의 시간을 즐길 수 없다고 하죠?

히라야마 예전에는 자유로운 학교 분위기 때문에 '그깟 공부는 임상실습이 시작되었을 때부터 맘먹고 하면 된다'는 이야기가 동아리를 통해 전설처럼 전해졌기 때문에 그게 문제라고 생각했습니다. 그런데 요즘에는 많이 바뀐 것 같습니다. 이 인터뷰 직전에 저는 3학년의 '임상입문'이라는 수업을 했는데, 예전 같았으면 학생이 70% 정도 출석하면 많이 나왔다고 생각했었어요. 그런데 90% 이상 출석했더군요. 학교 입장에서는 긍정적인 현상일지 몰라도 앞으로 어떤 의사가 되고 싶은지에 대해 생각해 봤을 때는 학생 때일수록 공부뿐 아니라 여러 가지 체험을 해 봤으면 하는 바람도 있습니다. 사랑 때문에 미치도록 고민하고 친구들과 새벽까지 이야기를 나누는 등. 이런 것들이 의사가 되는 데 굉장히 좋은 밑거름이 되어줍니다. 그런데 요즘에는 이런 시간이 점점 줄어들고 있는 것 같아요. 물론 도쿄의대뿐만은 아닐 겁니다. 문부과학성에서 의과대학의 핵심 커리큘럼을 제시하고 있고 그에 맞춰 각 대학들이 특색을 만들려고 합니다. 그리고 요즘에는 국제인증이 화두지요. 전국의 각 의과대학이 WFME(국제의학교육연맹)로부터 국제인증을 받으려고 필사적으로 노력하고 있습니다. 그 결과 모든 대학이 저마다의 개성을 잃어버리고 있는 것 같아서 약간 걱정스럽기도 합니다. 공장에서 찍어낸 듯한 의사가 많이 배출되는 것은 아닐까. 그렇게 하지 않으면 안 되는 것이 현실이기도 합니다만.

도쿄의대 의학 교육의 특색

히라야마 도쿄의대에서 실시하는 의학 교육의 특색을 꼽으려면 먼저 영어 교육을 이야기할 수 있습니다. 바론이라는 영국인 교수가 호흡기외과에서 영어로 수업을 돕다가 점점 의과대학생의 영어 교육에 흥미를 느끼기 시작하여 일본 최초로 국제의학 정보학 교실을 개설하게 되었습니다. 이 교실은 교양영어가 아닌 영어로 논문을 쓰거나, 해외에서 발표하거나, 외국인 환자를 면담하는 데 필요한 영어를 가르치는데, 바론 교수가 초대 교수였고 지금은 윌리엄즈 교수가 담당하고 있습니다. 저는 이 영어 교육이 매우 특색 있다고 생각합니다.

그렇지만 이러한 교육으로 학생들의 영어 능력이 향상되었는가는 또 별개 문제입니다. 대학에서는 최선을 다하고 있지만, 학생들은 영어에 흥미를 느껴 점점 배우려고 하는 부류와 연수의가 된 후에도 자신감을 가지지 못하고 어떻게든 피하려고 하는 부류로 나뉩니다. 지역 특성상 도쿄의대 병원에는 관광객 등 외국인 환자가 많은 편입니다. 따라서 영어로 된 진료기록(카르테)이 만들어질 수밖에 없는데 이 진료기록을 담당하지 않으려고 꽁무니를 빼는 연수의도 상당히 많이 있습니다. 그렇기 때문에 학생 때뿐만 아니라 종합진료과의 연수에서도 실전에서 외국인 환자를 제대로 진료할 수 있는 수준까지 영어를 교육하지 않으면 안 된다고 생각하고 있습니다.

6학년의 임상실습 때는 1개월간의 해외 유학 기회도 주어집니다. 매년 시험 성적이나 영어 면접을 통해 선발한 20여 명 정도가 해외에서 임상실습을 받습니다. 한국의 서울대학교 의과대학 교육병원이기도 한 분당병원 등에 가면 학생들은 큰 자극을 받고 돌아오기도 합니다만, 같은 한국인데도 제주대학에 다녀온 학생들이 보고서에 첨부한 사진을 보면 술 마시고 노는 사진들뿐이어서 정말 제대로 임상실습을 받았는지 고개를 갸우뚱하게 되기도 합니다(웃음). 물론 해외 연수 후에 제주대학교 학생들과 메일 등을 주고받는 걸 보면 국제 교류 면에서 유학이 도움이 되었겠지만요.

대만의 경우는 중산의대와 도쿄의대가 원래부터 자매결

연을 하고 있습니다. 대만이 일본의 식민지였을 때 도쿄의
전에서 공부했던 대만 출신 학생이 전후에 대만으로 귀국
하여 중산의과대학을 세웠습니다. 그 학생의 아들도 중산
의과대학을 나와 도쿄의대로 유학했습니다. 이런 인연으
로 오래전부터 자매결연을 하고 교환유학제도를 시작했습
니다. 매우 우수한 학생들이 일본으로 왔고 앞으로 교환
유학이 가능한 학교가 더 많아지길 바랍니다.

미국에는 마땅한 교환유학 대상 학교가 없었는데 케이
스웨스턴리저브대학(Case Western Reserve University)
이라는 노벨상 수상자를 다수 배출한 대학에 도쿄의
대 출신인 모리카와 마사히로 씨가 가정의학(Family
Medicine)과 교수로 재임 중입니다. 그분은 도쿄의대를
졸업하고 나서 일본의대의 응급실과 가메다병원을 거쳐,
국경 없는 의사회의 멤버로 세계 각지를 돌며 종합진료
(General Medicine)의 중요성을 깨달았다고 합니다. 선진
국의 대학병원에서 시행하고 있는 의료서비스는 극히 일
부에 불과하다는 사실을 알게 되었으며 무엇보다도 종합
진료의를 많이 양성해야겠다고 생각하게 되어 미국으로
건너가 대학교수가 되었습니다. 저희는 이 모리카와 교수
를 종합진료과의 객원교수로 초빙했습니다. 미국에서 가정
의 자격을 지닌 사람은 셀 수 없이 많지만, 교수가 된 사람
은 거의 없을 것이라고 생각합니다. 모리카와 교수도 현재
의 자신이 있게 된 배경에는 도쿄의대의 와일드하면서도
자유분방한 분위기가 큰 역할을 했다고 말하고 있습니다.
저는 모리카와 교수가 도쿄의대 출신다운 분위기를 지닌
매우 우수한 의사라고 생각합니다.

순환기내과에서 종합진료과로

이치카와 히라야마 교수님께서 종합진료과로 부임하
신 건 2005년이었고, 그전까지는 순환기내과에서 근무하
셨는데 그 경위에 대해 여쭤보고 싶습니다.

히라야마 처음에는 심장외과에 흥미를 가지고 있었습
니다만, 마침 심장 카테터 검사가 시작된 시기이기도 해서
순환기내과로 전공을 정했습니다. 전공은 상당히 흥미로
웠으며 순환기 계통의 기초를 공부하기 위해 미국으로 유
학하여 기초연구에 힘을 쏟기도 했습니다. 특히 심부전에
흥미를 느껴 끝까지 파고들었습니다. 당시에는 순환기내
과가 급속도로 발전하고 있어서 연이어 새로운 의료기술
이 발표되어 그런 것들을 공부하는 것이 매우 즐거웠습니
다. 전체적인 큰 그림은 보이지 않았지만 첨단의학을 공부
하고 있다는 즐거움에 흠뻑 빠져있었습니다.

그런데 한편으로 진료과가 너무 전체적으로 전문화되고
있는 것이 아닌가 하는 생각도 들었습니다. 제가 학생 때
에는 내과에서 실습을 했는데 제1, 제2, 제3, 제4 내과의
주임 교수가 계셨고 처음 1년간은 4곳을 3개월씩 순환해
야 했습니다. 저는 2년째에 순환기내과로 전문분야를 정
했는데 요즘에는 그런 시스템이 점점 사라지고 있습니다.

결정적으로 2004년부터 임상연수제도가 시작되었습니
다. 이 제도는 2년간 좀 폭넓게 진료분야를 다루게 하려고
만든 제도인데, 이 제도가 실시되면 누가 연수의에게 기초
를 제대로 가르칠 것인가에 대해 고민한 결과, 종합진료과
개설을 서두르자는 이야기로 발전했습니다. 지금 말씀드
렸듯이 종합진료과는 연수의를 교육하는 곳이라는 의미
도 있지만, 진료과의 경우 내과라도 너무 세분화되고 전
문화되어 일반적인 감기 환자나 복통 환자는 누가 진료할
것인지가 문제가 되기도 합니다. 예전에는 내과에 예진실
이라는 곳이 있어서 우선 "어디가 아파서 오셨어요?"라고
물어 환자의 상태를 파악한 뒤에 "그럼 이 과에서 진료받
는 게 좋겠다"며 안내해 주었습니다만, 요즘은 그런 시스
템이 사라져버렸죠.

그래서 종합진료과를 개설하면서 도쿄대의 오오타키 준
지(大滝純司) 교수를 영입했습니다. 그분을 추천한 사람
이 순환기내과의 야마시나 아키라(山科章) 교수였고, 야마
시나 교수는 초대 임상연수센터장이었습니다. 저는 부센
터장이었는데 나중에 들은 바로는 오오타키 교수가 부임
하는 조건으로 학교 사정을 잘 알고 내과에 인맥이 두터운
의사와 함께 일하고 싶다고 해서 제가 종합진료과로 오게
되었던 것입니다. 이곳에서 근무해 보니 매우 보람을 느끼
게 되어 더욱더 열심히 하게 되었습니다.

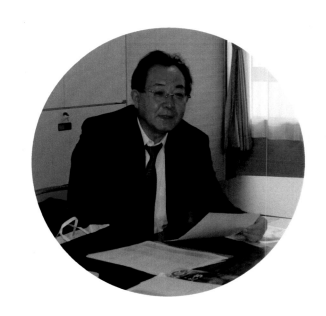

도시 지역의 다문화 속에서 육성되는 1차 의료인

이치카와 인터넷에서 검색한 도쿄의대 종합진료과의 팸플릿을 보면 '도시 지역의 다문화 속에서 육성되는 1차 의료인'이라는 카피가 매우 인상적입니다. '일본에서 가장 외국인이 많은 곳은 어디일까?'에 대해 의학서원 대표인 나나오 씨와도 이야기한 적이 있는데 신주쿠구가 가장 외국인이 많고 10% 정도 거주하고 있다고 하더군요. 특히 오쿠보 지역은 50% 이상이 외국인이라고 하네요. 이런 환경 속에서 만약 외국인이 몸이 아

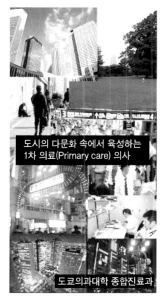

도시의 다문화 속에서 육성하는 1차 의료(Primary care) 의사

도쿄의과대학 종합진료과

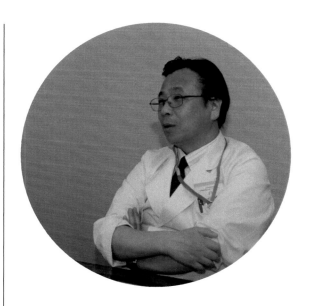

플 때, 농촌 모델로 '나가노 모델'이 유명하듯 외국인 의료서비스로 '오쿠보 모델'이라는 것도 앞으로 생기는 게 아닐까 하고 이야기한 적이 있었습니다.

히라야마 실은 지금 종합진료과에서 몇 년 동안 교육을 담당하면서 외국인 환자에 대해 데이터를 정리해보면 어떨까 고려 중입니다. 이곳에는 관광객도 있지만 거주자도 많습니다. 그중에서도 특히 중국인과 한국인이 많지요.

이치카와 일본어로 의사소통이 어려운 중국인을 진찰하는 것은 매우 어렵겠네요.

히라야마 그렇습니다. 필담으로 한자가 매우 중요해지죠. 기본적으로 영어권 환자를 위한 영어 문진표는 있으나 그 외에는 타갈로그어, 스페인어 등을 간단한 표로 만들어 놓고 통역이 없을 때 표를 짚어가며 환자와 대화하곤 합니다. 팸플릿에 쓰여 있는 '다문화'는 일반적으로 영어권 중심입니다만, 환자들의 국적은 매우 다양해서 네팔, 미얀마 등도 많은데 네팔은 결핵에 주의하지 않으면 안 되는 등 국가마다 특색이 있습니다. 이슬람교인 사람도 오는 등 국적이 다양해서 재미있습니다. 다만 현재 제대로 대응하고 있지는 못한 것 같습니다. 저희가 통계를 산출해서 제대로 된 시스템을 만들려고 하는 이유는 바로 도쿄 올림픽을 앞두고 있기 때문입니다. 2020년에 개최되니까 지금부터 통계를 모아 데이터를 분석하여 도쿄 올림픽 때 외국인이 오면 제대로 대응할 수 있도록 내부 매뉴얼을 만들고

자 아이디어를 모으기 시작했습니다.

이치카와 저도 학생들에게 도쿄 올림픽 때 외국인이 많이 찾아오게 되면 아마도 요요기는 주 경기장에 가깝고, 만약 내년에 도쿄의대에 입학하면 5, 6학년 때에 도쿄 올림픽이 개최되니까 자원봉사 등의 형태로 참가하는 것도 재미있지 않을까 하는 이야기를 하곤 합니다.

다음으로 열대감염증 환자의 외래 내원 현황에 대해 말씀해 주십시오.

히라야마 도쿄의대에는 대학병원으로는 유일하게 도항자 의료센터가 있습니다. Travel Medicine이란 외국에서 일본으로 입국한 사람을 진료하는 것이 아니라 이제부터 해외로 출국하는 사람에게 도항 지역에 대한 주의사항을 전달하고 필요한 백신을 주사하거나, 도항 지역의 의료 사정을 설명하기 위한 진료과입니다. 당연히 동남아시아로 출국할 경우 뎅기열, 말라리아에 대한 주의가 필요합니다.

또 2013년에는 감염증과가 개설되었습니다. 이 과에서는 외국에서 입국한 사람이 어떤 경로로 감염되었는지에 대해 철저히 진단합니다. 그뿐만 아니라 국내에서 발생한 감염증도 진단하고자 노력하는데 이곳이 도항자 의료센터 혹은 종합진료과와 연계하여 환자를 진찰하는 시스템을 취하고 있습니다. 그런 가운데 최근에 뎅기열 소동이 있었지요. 저희는 모두 종합진료과를 경유해서 환자를 보냈습니다. 연수의일지라도 뎅기열 진단 방법을 알고 있기 때문에 실제로 종합진료과에서 진단키트를 사용하여 뎅기열을 진단하고, 양성 반응일 경우 감염증과로 보내도록 했습니다. 또 도쿄의대 병원은 HIV 바이러스의 거점병원으로 임상검사의학과라는 곳은 혈우병을 일본에서 가장 많이 다루고 있는데, 그렇기 때문에 HIV 바이러스에도 전문적

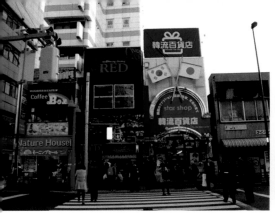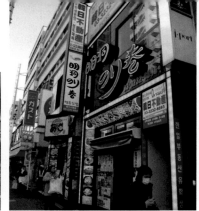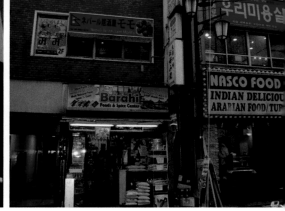

굉장히 다문화적인 오오쿠보의 거리. 한국인을 비롯한 수많은 외국인이 살고 있다.

인 대응이 가능합니다. HIV 양성 반응일 경우에는 에이즈가 발병하지 않도록 치료하게 되는데, HIV 감염증을 어떤 과에서 발견하는지에 대해 작년 임상검사의학과의 통계를 살펴보면 종합진료과에서 보낸 환자가 가장 많았다는 것을 알 수 있습니다. 저희 종합진료과에서 HIV 바이러스를 발견하는 확률이 높은 이유가 외국인이 많이 찾아오기 때문인지, 동성애 환자가 신주쿠 지역에 많이 살기 때문인지는 확실치 않습니다만 여하튼 통계는 그렇게 나왔습니다.

이치카와 한방 외래진료의 현황은 어떤가요?

히라야마 종합진료과에서 진찰하다 보면 질병으로 진단하기는 어렵지만 증상이 나아지지 않는 환자가 꽤 있습니다. MUS(Medically Unexplained Symptoms)라는 것인데요. 그런 경우에 이른바 대체의학이 제시됩니다. 그 대표주자가 한방이지요. 그런 의미에서 한방 외래를 종합진료과 내에서 시행하고 있다고 할 수 있습니다. 서양의학으로 만족하지 못하는 환자들도 꽤 많습니다. 그런 환자들은 한방 외래를 찾는데, 다만 우리 병원의 한방 외래는 일반 환자가 갑자기 내원한다고 해도 바로 진찰받기는 어렵습니다. 다른 진료과에서 환자를 검사하여 질병이 없는지, 질병이 있다 하더라도 지금의 증상과 관계가 없다는 사실을 증명한 후에야 환자를 진찰하게 합니다.

이치카와 그렇지만 도쿄약대와도 자매학교이고 한국이나 중국과도 네트워크가 있어서, 학생들이 한의학에 대해 배울 수 있는 환경은 갖추어져 있다고 생각됩니다만.

히라야마 그렇습니다. 저도 도쿄약대의 객원교수입니다.

향후 목표에 대해

이치카와 마지막으로 종합진료과 교수로서 개인적인 목표가 있으시다면 말씀해 주십시오.

히라야마 우선 연수의가 폭넓은 견해를 가질 수 있도록 지도하고 싶고, 그런 환경 속에서 전문의를 양성하고 싶습니다. 2020년부터 종합진료전문의 제도가 시행될 예정입니다. 새로운 전문의 제도 중 19번째로 종합진료의가 지정된 것입니다. 그 첫 번째 시험이 2020년이며, 시험에 대비하여 2017년부터 3년에 걸쳐 프로그램이 진행될 예정입니다. 종합진료의가 많이 배출될 수 있도록 하는 것이 저의 첫 번째 역할입니다만, 또 한 가지 대학병원에서 전문의로 활약했던 의사가 병원을 개업하거나 일반 병원으로 전직했을 때 다시 한 번 공부할 수 있는 기회를 제공하고 싶습니다. 전공을 떠나서 민간 병원의 일반내과로 부임했다거나 뇌 신경 전문의로 재임하다가 부친이 편찮아서 병원 경영을 도와야 하는 경우 등이 있을 수 있습니다. 이런 의사들은 대학을 떠나 어떤 지역에서 병원을 개업하기도 하고 뇌 신경외과 전문의로서 더 이상 수술을 할 수 없게 됩니다. 딱 잘라 말해 내과 의사로 전직하는 겁니다. 감기 환자처럼 보이는 HIV 감염자를 진찰할 수도 있고, 뎅기열 환자가 찾아올 수도 있습니다. 일반적인 인플루엔자 환자들도 많이 내과를 찾습니다. 그런 경우 다시 한 번 이곳에서 배웠던 것을 복습하여 일반 시민에게 충실한 의료 서비스를 제공할 수 있기를 바랍니다. 이것이 대학의 사명이라고 생각합니다. 도중에 방향을 전환한 의사들이 갑자기 개업하여 어설프게 환자를 진찰하려고 하기보다 먼저 우리 대학 같은 곳에서 1년 정도 다시 공부한 뒤에 진찰하는 것이 좋다고 생각합니다. 그러나 말하기는 쉬워도 실천은 매우 어렵습니다. 본인이 전문가로서 오랜 기간 가졌던 자존심을 버리고 젊은 의사들과 함께 공부해야 하니까요. 그렇지만 이런 공부가 가능한 곳은 대학병원의 종합진료과 같은 곳밖에 없지 않겠습니까? 이곳은 교육을 위한 진료과입니다. 대학병원의 집행부도 이러한 생각에 동의하고 있습니다.

이치카와 히노하라(日野原) 선생님이 자주 하시던 말씀이기도 한데 "종합진료과는 합쳐서 60점, 70점을 따서는 안 된다. 이치로 선수처럼 전부 90점 이상을 따지 않으면 안 된다. 가장 힘든 일이야. 야구 시합에서 대타처럼 공을 때리기만 하면 되고, 수비처럼 공을 잡기만 하면 되는 게 아니라 전부 혼자서 잘하지 않으면 안 된다."라는 말을 저는 자주 학생들에게 하곤 합니다. 전체적으로 다 잘해야 한다는 의미에서는 프로야구선수인 오오타니 쇼헤이(大谷翔平) 선수 같은 의사가 가장 이상적인 종합진료의의 모습일지도 모르겠습니다.

히라야마 다만 첨단적인 의료서비스는 하지 않지요. 심근경색을 발견하면 서둘러 순환기과로 보내는 등 문제를 발견하는 능력을 기를 수는 있지만 그 이후의 치료에는 관여하지 않습니다. 최근 들어 개업의사들도 저희 과에 대해 이해하게 되어 환자를 소개하는 경우가 늘고 있는 추세입니다. 저희 병원으로 오는 환자의 소개 편지가 매우 재미있는데, 이것을 읽다 보면 개업의사들이 당혹스러운 마음이 전해집니다. '아무리 진찰해봐도 병명을 알 수 없어서 환자를 소개한다'는 편지 내용을 읽다 보면 저 같은 사람은 매우 기쁩니다. '이제야 우리들의 진가를 알아봐 주는구나' 하는 생각도 듭니다. 그리고 연수의들과 함께 '자, 문제가 뭔지 한번 찾아내 보자' 하는 의욕적인 마음가짐으로 진찰하게 되니 거기서 얻는 보람도 큽니다.

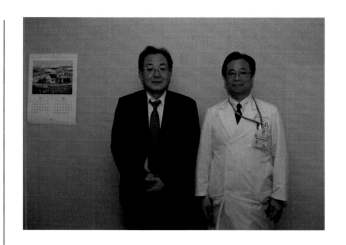

Profile

히라야마 요지 교수

1984년 도쿄의과대학 졸업. 제2내과로 입문하여, 1988년부터 2년간 미국 미시시피주립대학 생리학교실에 유학(가이튼 교수에게 사사). 1992년 제2 내과 조수, 2001년 강사를 거쳐 2005년 종합진료과로 이적. 2007년에 조교수, 준교수, 2011년에 종합진료과 과장, 2012년에 임상 교수로 발탁. 2012년부터 임상연수센터장, 2013년부터 치험관리실장을 겸임하고 있다. 순환기 전문의, 1차 의료 인정의사이자 지도의사.

Recommended books to medical student

의과대학생을 위한 추천도서

우선 고교 시절에 읽고 싶었지만 읽을 수 없었던 책을 읽으라고 하고 싶습니다. 특히 문학 작품을 추천합니다. 고등학교에서 추천도서로 발표되었던 책이라면 더욱 좋습니다. 나쓰메 소세키 등은 지금도 매우 중요합니다. 『쿠사마쿠라(草枕)』의 첫 부분만 해도 다양한 인간관계를 엿볼 수 있습니다. 그런 이유로 첫 번째로 문학 작품을 추천하며, 두 번째는 조금 특수할지도 모르지만 가와이 하야오(河合○夫)의 『콤플렉스』를 추천합니다. 매우 훌륭한 저서로 의사가 되기 위해 필요한 임상심리학과 관계 깊은 내용을 다룬 책입니다. 그리고 마지막으로 의학 분야 서적으로 『Narrative Based Medicine』을 추천하고 싶습니다.

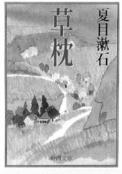

『草枕』
(夏目漱石 新潮文庫)

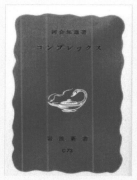

『コンプレックス』
(河合隼雄 岩波新書)

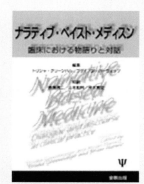

『ナラティブ・ベイスト・メディスン
臨床における物語りと対話』
(トリシャ・グリーンハル, ブライアン・ハーウィッツ編
金剛出版)

수평선에서 아침 해가 떠오르던 시각
이와무라 노보루는 태어났다.

이와무라 노보루 이야기

- 도움이 필요한 사람들과 함께 살아가다 -

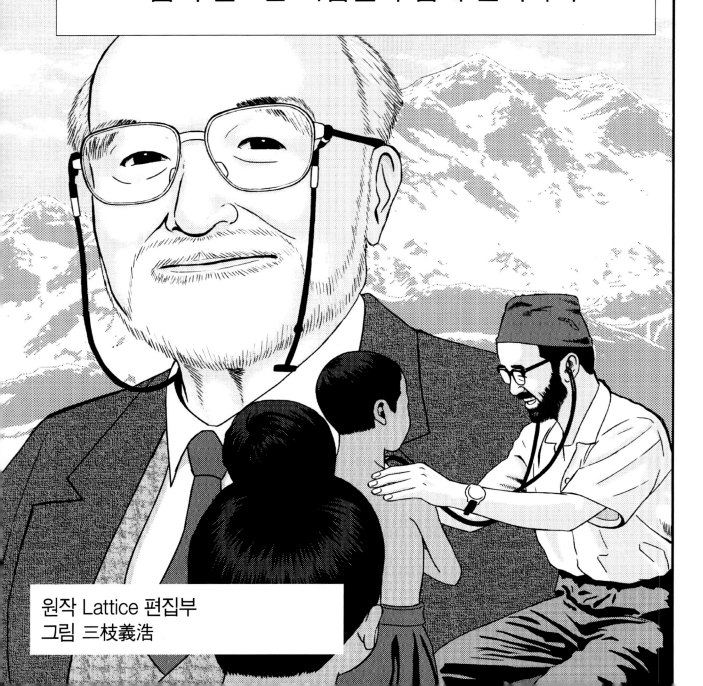

원작 Lattice 편집부
그림 三枝義浩

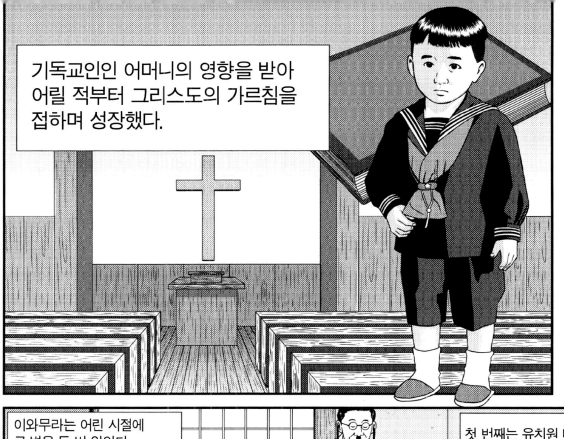

기독교인인 어머니의 영향을 받아 어릴 적부터 그리스도의 가르침을 접하며 성장했다.

이와무라는 어린 시절에 큰 병을 두 번 앓았다.

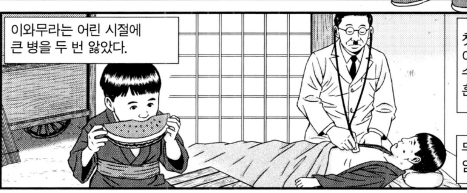

첫 번째는 유치원 때 아버지와 길거리에서 수박을 사먹고 역리에 걸려 혼수상태에 빠졌고

두 번째는 임파선 결핵에 걸렸다.

어린 시절의 이러한 경험이 이후 의사의 뜻을 품는 데에 큰 영향을 미쳤다.

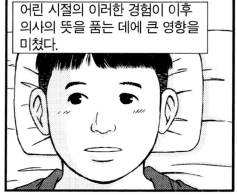

1944년 히로시마 공업고등학교 (현재의 히로시마 대학 공학부)에 입학

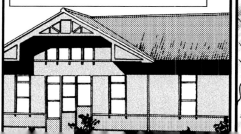

1945년 8월 6일 아침 평소처럼 학교에 간 이와무라에게

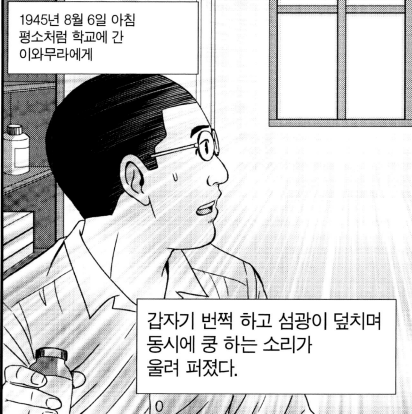

갑자기 번쩍 하고 섬광이 덮치며 동시에 쿵 하는 소리가 울려 퍼졌다.

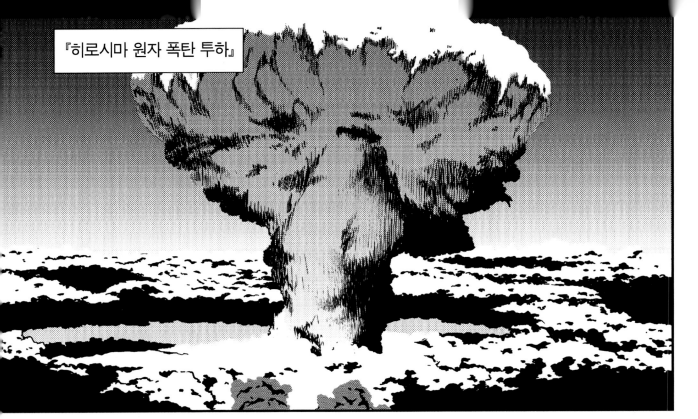

『히로시마 원자 폭탄 투하』

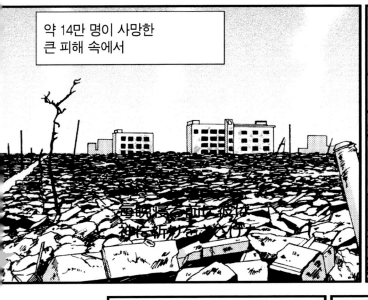

약 14만 명이 사망한
큰 피해 속에서

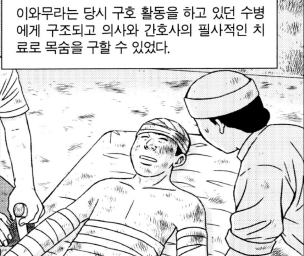

이와무라는 당시 구호 활동을 하고 있던 수병에게 구조되고 의사와 간호사의 필사적인 치료로 목숨을 구할 수 있었다.

1947년 구제 마츠야마고등학교 (현재의 에히메대학 문리학부)의 이과에 편입

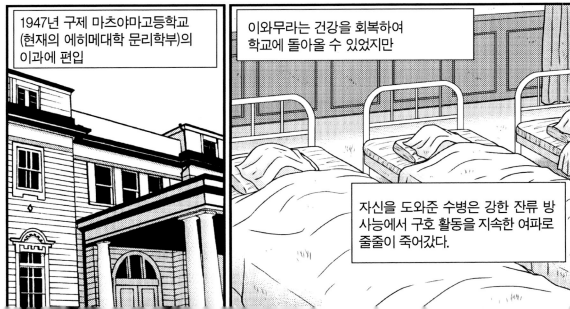

이와무라는 건강을 회복하여
학교에 돌아올 수 있었지만

자신을 도와준 수병은 강한 잔류 방사능에서 구호 활동을 지속한 여파로 줄줄이 죽어갔다.

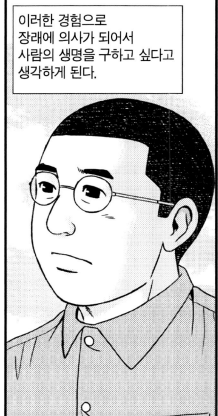

이러한 경험으로 장래에 의사가 되어서 사람의 생명을 구하고 싶다고 생각하게 된다.

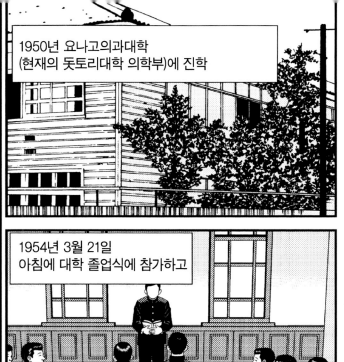

1950년 요나고의과대학 (현재의 돗토리대학 의학부)에 진학

1954년 3월 21일 아침에 대학 졸업식에 참가하고

오후에는 가도와키 후미코와 결혼식을 올렸다.

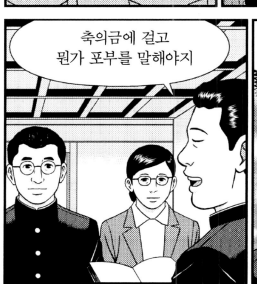

축의금에 걸고 뭔가 포부를 말해야지

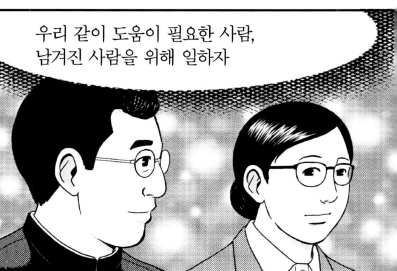

우리 같이 도움이 필요한 사람, 남겨진 사람을 위해 일하자

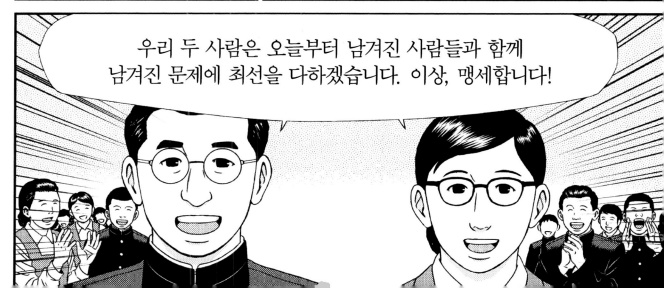

우리 두 사람은 오늘부터 남겨진 사람들과 함께 남겨진 문제에 최선을 다하겠습니다. 이상, 맹세합니다!

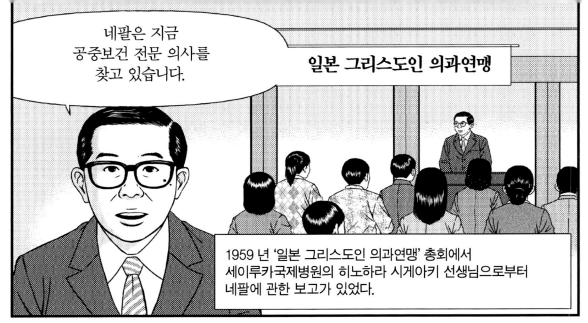

네팔은 지금 공중보건 전문 의사를 찾고 있습니다.

일본 그리스도인 의과연맹

1959 년 '일본 그리스도인 의과연맹' 총회에서 세이루카국제병원의 히노하라 시게아키 선생님으로부터 네팔에 관한 보고가 있었다.

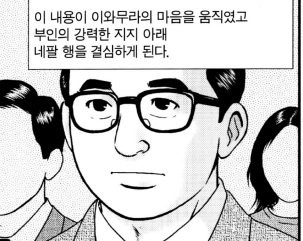

이 내용이 이와무라의 마음을 움직였고 부인의 강력한 지지 아래 네팔 행을 결심하게 된다.

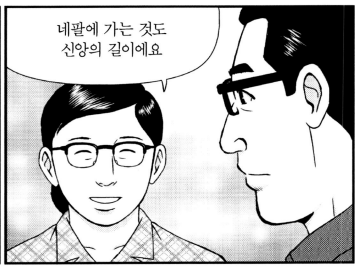

네팔에 가는 것도 신앙의 길이에요

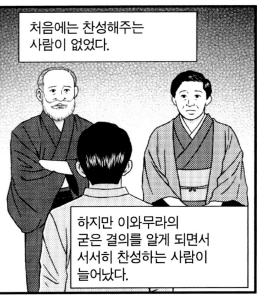

처음에는 찬성해주는 사람이 없었다.

하지만 이와무라의 굳은 결의를 알게 되면서 서서히 찬성하는 사람이 늘어났다.

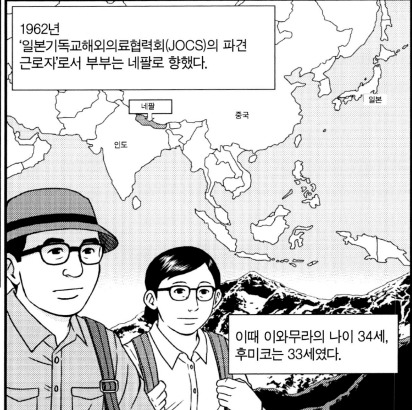

1962년 '일본기독교해외의료협력회(JOCS)의 파견 근로자'로서 부부는 네팔로 향했다.

네팔

중국

인도

일본

이때 이와무라의 나이 34세, 후미코는 33세였다.

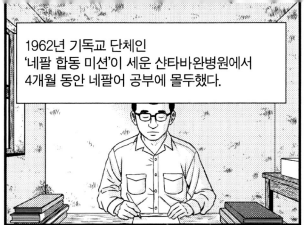

1962년 기독교 단체인 '네팔 합동 미션'이 세운 샨타바완병원에서 4개월 동안 네팔어 공부에 몰두했다.

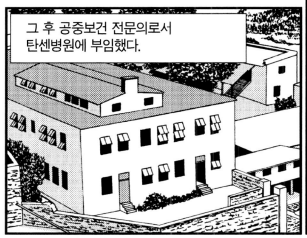

그 후 공중보건 전문의로서 탄센병원에 부임했다.

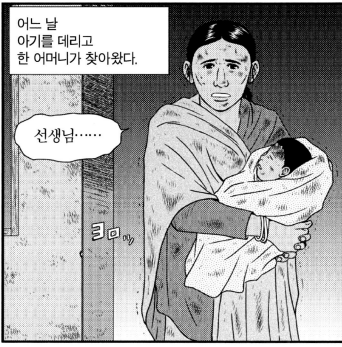

어느 날 아기를 데리고 한 어머니가 찾아왔다.

선생님……

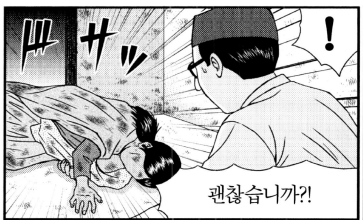

괜찮습니까?!

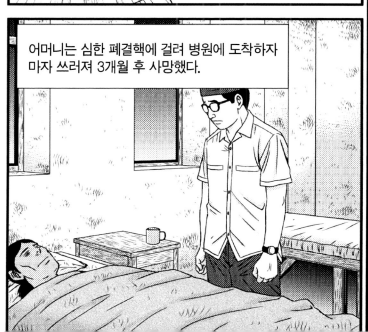

어머니는 심한 폐결핵에 걸려 병원에 도착하자마자 쓰러져 3개월 후 사망했다.

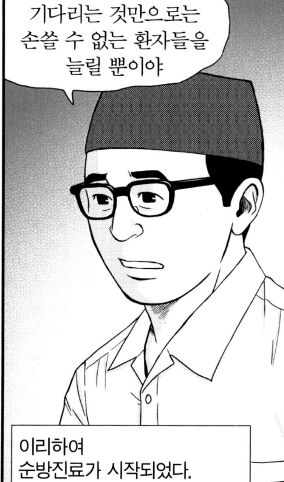

기다리는 것만으로는 손쓸 수 없는 환자들을 늘릴 뿐이야

이리하여 순방진료가 시작되었다.

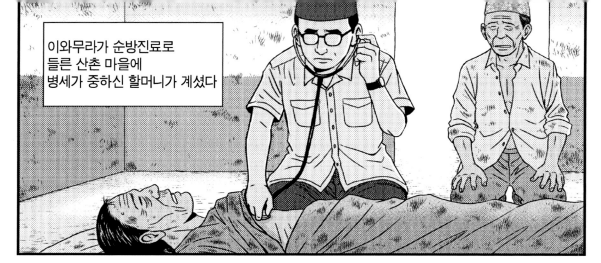

이와무라가 순방진료로 들른 산촌 마을에 병세가 중하신 할머니가 계셨다

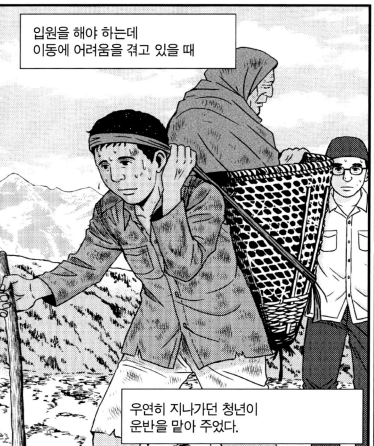

입원을 해야 하는데 이동에 어려움을 겪고 있을 때

우연히 지나가던 청년이 운반을 맡아 주었다.

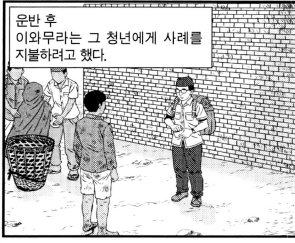

운반 후 이와무라는 그 청년에게 사례를 지불하려고 했다.

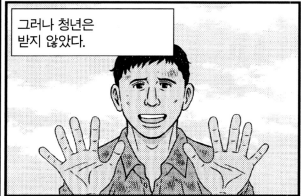

그러나 청년은 받지 않았다.

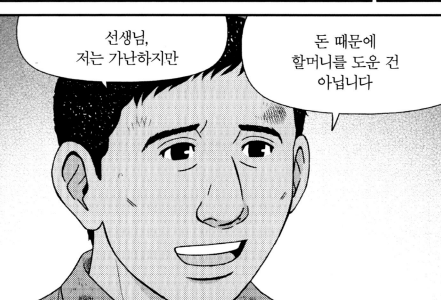

선생님, 저는 가난하지만

돈 때문에 할머니를 도운 건 아닙니다

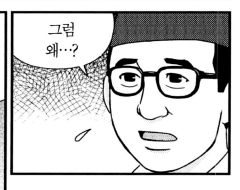

그럼 왜…?

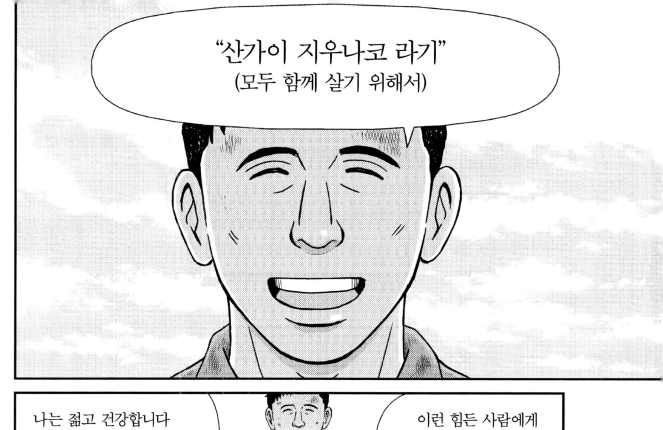

"산가이 지우나코 라기"
(모두 함께 살기 위해서)

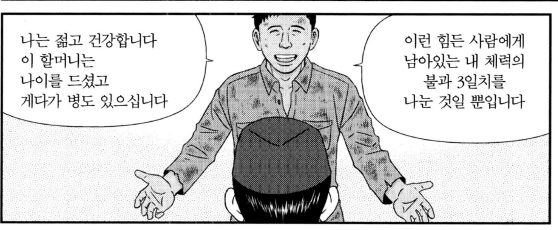

나는 젊고 건강합니다
이 할머니는
나이를 드셨고
게다가 병도 있으십니다

이런 힘든 사람에게
남아있는 내 체력의
불과 3일치를
나눈 것일 뿐입니다

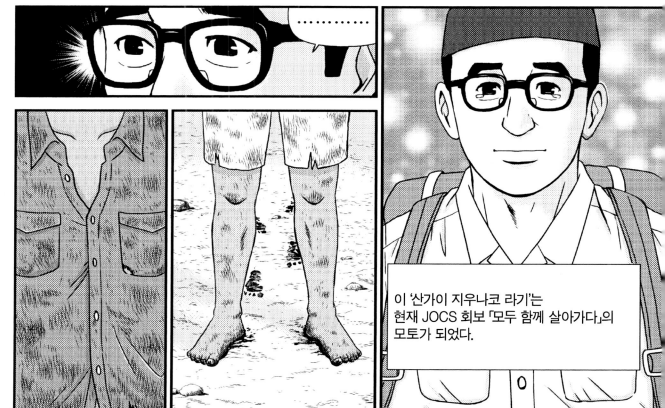

이 '산가이 지우나코 라기'는
현재 JOCS 회보 「모두 함께 살아가다」의
모토가 되었다.

1968년경
이와무라가 평소처럼
순방진료를 하고 있을 때
1명의 일본인 청년을 만났다.

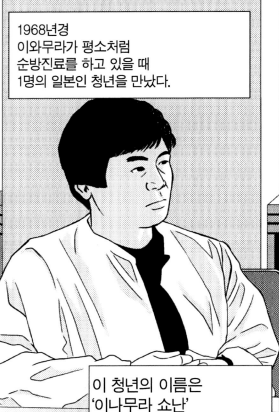

이 청년의 이름은
'이나무라 쇼난'

이나무라는 잠시 이와무라의 조수로서
순방진료에 동반하며
전염병의 예방과 치료를 도왔다.

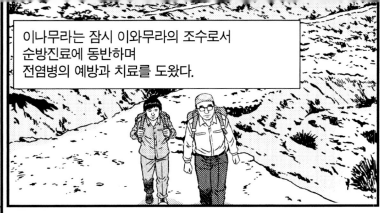

두 사람은 함께 일하며 "사람의 손을 타지 않은
자연에서 인간다운 인간의 삶을 체험할 수 있는
곳을 만들고 싶다"고 생각했다.

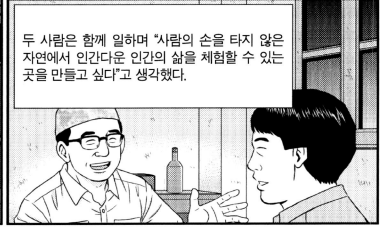

이러한 생각이 바탕이 되어
이와무라는 '아시아 자연 학원'※1을
구상하게 되었다.

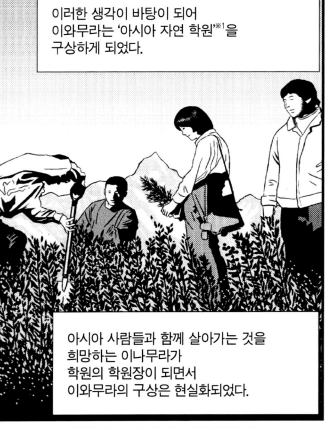

아시아 사람들과 함께 살아가는 것을
희망하는 이나무라가
학원의 학원장이 되면서
이와무라의 구상은 현실화되었다.

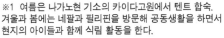

그 외에도 '재사용운동'※2을 통해 35만 개의
BCG와 의료기기를 필요한 이들에게 보내고

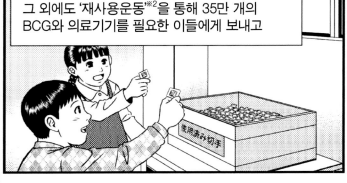

'엄마의 품'으로 불리는 시설에서 아내 후미코와 함께
많은 고아를 돌보았으며 네팔의 빈곤계층 사람들을 위해
봉사해 온 이와무라.

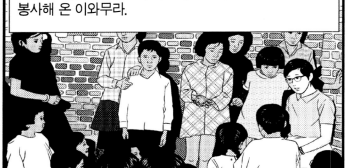

※1 여름은 나가노현 기소의 카이다고원에서 텐트 합숙.
겨울과 봄에는 네팔과 필리핀을 방문해 공동생활을 하면서
현지의 아이들과 함께 식림 활동을 한다.

※2 "사용한 우표 200장으로 BCG 하나를"이라는 캐치프레이즈로,
초등학생부터 여성 단체까지 폭넓은 연령층에게 폭발적인 반향을 불러일으켰다.

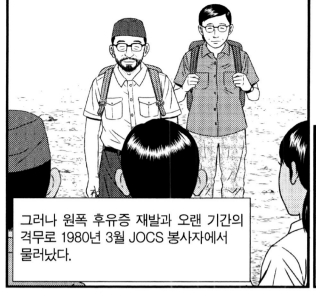

그러나 원폭 후유증 재발과 오랜 기간의 격무로 1980년 3월 JOCS 봉사자에서 물러났다.

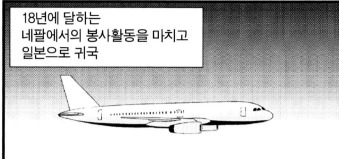

18년에 달하는 네팔에서의 봉사활동을 마치고 일본으로 귀국

1981년 6월에는 'PHD 운동'※3을 제창

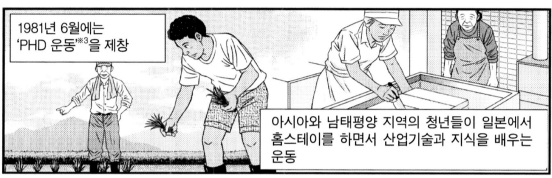

아시아와 남태평양 지역의 청년들이 일본에서 홈스테이를 하면서 산업기술과 지식을 배우는 운동

연수 사업은 급속한 근대화에 따른 개선점을 더하여 실시되어, 2014년 현재까지 받아들인 연수생이 300명에 이르고 있다.

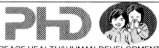

PEACE.HEALTH&HUMAN DEVELOPMENT

Peace(평화), Health(건강), Human Development(인재육성)의 앞 글자를 따서 이름을 지은, 도움이 필요한 사람들을 위한 교제와 교류, 협력 활동을 하고 있는 단체입니다. 일본과 아시아, 남태평양 지역의 교류를 통해 평화와 건강을 담당할 인재를 육성하여, 함께 살아갈 수 있는 사회를 만들고 싶습니다.

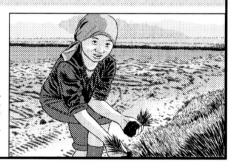

그 후 이와무라는 아시아자연학원의 청년 버전인 '국제인재개발기구(IHI)'의 구상을 시작했다.

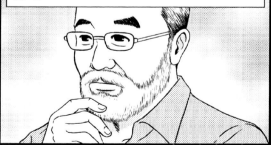

※3 10%의 시간과 돈을 바쳐 '평화(Peace)와 건강(Health)을 만드는 인재를 키우자(Human Development)'는 운동.

'우주선지구호'의 선원은 거의 대부분이 빈곤층

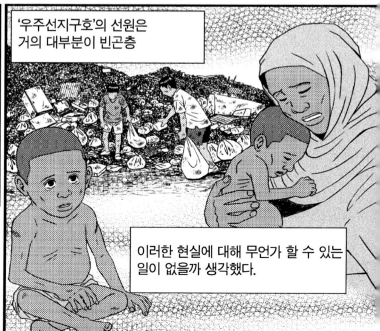

이러한 현실에 대해 무언가 할 수 있는 일이 없을까 생각했다.

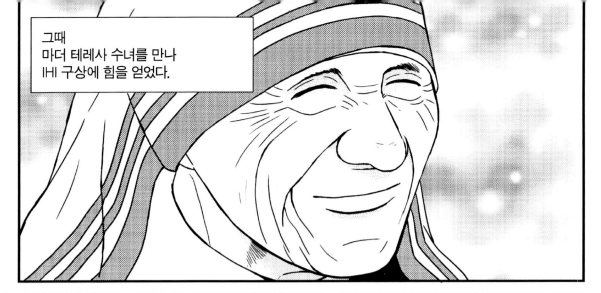

그때
마더 테레사 수녀를 만나
IHI 구상에 힘을 얻었다.

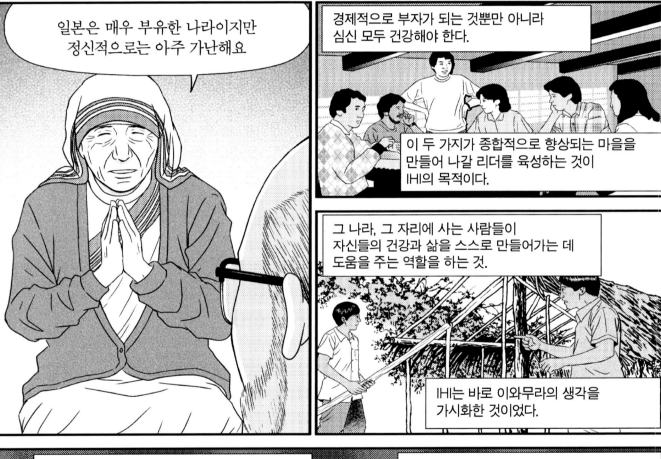

일본은 매우 부유한 나라이지만
정신적으로는 아주 가난해요

경제적으로 부자가 되는 것뿐만 아니라
심신 모두 건강해야 한다.

이 두 가지가 종합적으로 향상되는 마을을
만들어 나갈 리더를 육성하는 것이
IHI의 목적이다.

그 나라, 그 자리에 사는 사람들이
자신들의 건강과 삶을 스스로 만들어가는 데
도움을 주는 역할을 하는 것.

IHI는 바로 이와무라의 생각을
가시화한 것이었다.

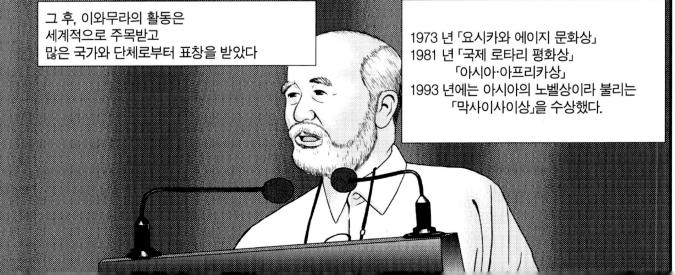

그 후, 이와무라의 활동은
세계적으로 주목받고
많은 국가와 단체로부터 표창을 받았다

1973 년 「요시카와 에이지 문화상」
1981 년 「국제 로타리 평화상」
      「아시아·아프리카상」
1993 년에는 아시아의 노벨상이라 불리는
      「막사이사이상」을 수상했다.

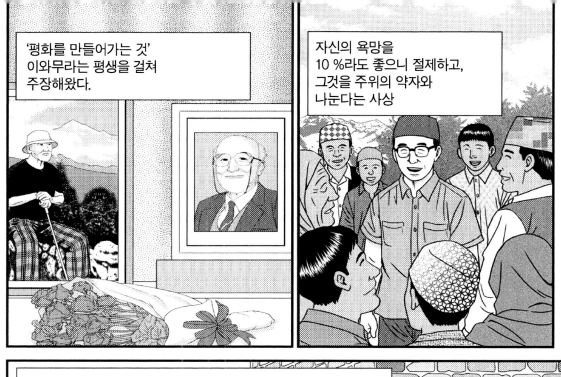

'평화를 만들어가는 것'
이와무라는 평생을 걸쳐
주장해왔다.

자신의 욕망을
10 %라도 좋으니 절제하고,
그것을 주위의 약자와
나눈다는 사상

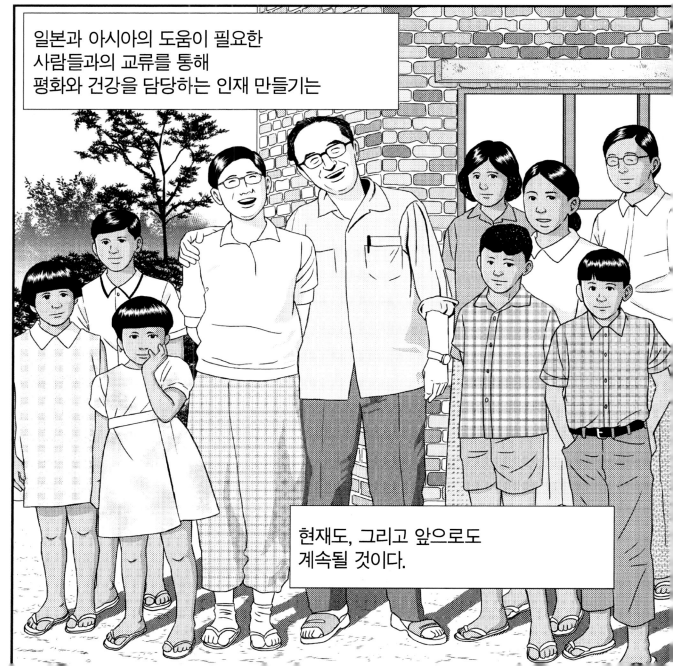

일본과 아시아의 도움이 필요한
사람들과의 교류를 통해
평화와 건강을 담당하는 인재 만들기는

현재도, 그리고 앞으로도
계속될 것이다.

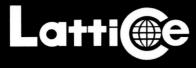

「의(醫)의 아트를 추구하며」 2015

Lattice 편집장 나나사와 히데후미

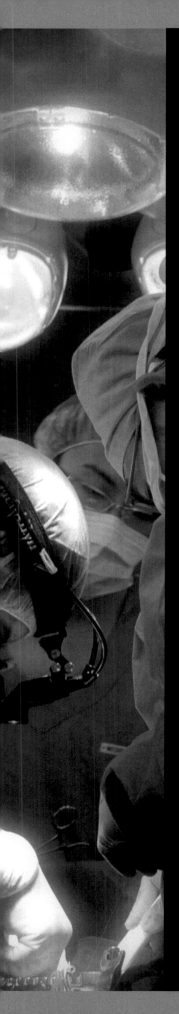

'의(醫)의 아트'는 고대로 거슬러 올라가면 히포크라테스나 플라톤부터 현대의 윌리엄 오슬러와 히노하라 시게아키(日野原重明) 선생님까지 많은 사람들에 걸쳐 언급되어 왔다. 그리고 윌리엄 오슬러를 존경하는 동경지케이의과대학의 전 학장 아베 마사카즈(阿部正和) 교수는 자신의 저서에서 다음과 같이 말했다. "내가 생각하는 '의(醫)의 아트'는 물론 의사의 역량·기량·기술을 포함하는 표현이지만, 그것이 전부는 아니다. 나는 의사가 환자를 접하는 모든 면을 '의(醫)의 아트'라고 해석한다. 만약 의사의 기술만을 아트라고 한다면, 그것은 아트가 아니다. 기량적인 면과 더불어 의(醫)의 마음이 더해졌을 때 그것을 '의(醫)의 아트'라고 불러야 한다고 생각한다." (「강연집」, 아베 마사카즈 저, 의학서원)

"의사는 인술(仁術)이다"라는 말이 있다. 의사에게는 지식•기술 이외에도 인간적인 자질이 요구된다고 해석하면 일반적으로 이해하기 쉬울 것이다. 그렇다면 그 다음은 무엇일까. 조금 오래되었지만, 2002년 4월 아사히 신문 '내 관점'에 게재된 전 카나자와대학 부속병원장 가와사키 가즈오(河崎一夫) 씨의 의견이다.

의사를 목표로 하는 당신에게 먼저 묻겠다. 고교 시절에 어떤 과목을 좋아했나? 물리학을 좋아했을지도 모른다. 그러나 의학 과목을 좋아한다는 말은 있을 수 없는 일이다. 왜냐하면 일본에서 의학을 가르치는 고등학교는 없기 때문이다.

고교 시절 물리학 또는 영어를 잘했다면 왜 물리학과와 영문과에 진학하지 않았을까? 물리학을 좋아했다면 물리학과의 수업은 분명 재미있었을 것이다.

당신 자신이 어떤 과목을 좋아했건, 지금은 의학을 전공하고 있다는 사실을 받아들여야만 한다. 결론을 서둘러라. 수업이 재미없다고 해서 수업을 빠지는 일은 허용되지 않는다. 의학이 재미있는지 없는지 전혀 알지 못하면서 의학 전공을 선택한 것은 당신 자신의 책임이다.

그런 당신에게 묻는다. 사람들 앞에서 당당히 의학 전공을 선택한 이유를 말할 수 있는지. 만일 '미래 경제적으로, 사회적으로 좋을 것 같아서' 이외에 다른 이유가 생각나지 않는다면, 당신은 단테의 「신곡」을 읽어야 한다. 그게 아니라면 얼른 전과해야 한다.

다시 묻는다. 봉사와 희생 정신이 있는가? 의사의 일은 텔레비전 드라마처럼 멋진 모습만이 아니다. 중증 환자를 위해 며칠을 밤새워야 하기도 하고, 응급 환자를 위해 휴일 약속이 갑자기 취소되는 상황이 일상다반사이다. 위태로운 목숨을 두고 우는 환자의 마음을 당신은 함께할 수 있는가?

당신에게 강력히 요구한다. 의사의 지식 부족은 용서되지 않는다. 지식이 부족한 채로 의사가 되면 죄 없는 환자를 죽일 수도 있다. 모르는 병명의 진단은 불가능하다. 모르는 치료는 할 수가 없다. 그리고 양심의 가책 없이 "모든 방법을 동원했지만, 유감입니다."라며 부끄러워하는 그런 의사가 되고 싶지 않다면, '잘 배우고 잘 노는 것'은 허용되지 않는다. 의대생은 '잘 배우고 잘 배우는 것'밖에 없다는 각오를 해야 한다.

의사 면허를 위한 국가고시 불합격생은 모든 의대에 존재한다. 전원이 합격해도 이상하지 않은 국가고시에서 10~20%가 떨어지는 이유는 의사라는 직업의 무거운 책임과 그 인식의 결핍 때문이다. 당신 자신이나 당신이 사랑하는 사람이 중병에 걸린다면 공부가 부족한 의사에게 목숨을 맡길 수 있겠는가? 의사에게는 모르는 것이 용서되지 않는다. 의사가 된다는 것은 온몸이 떨릴 정도로 무서운 일이다.

마지막으로 당신에게 바란다. 의사의 기쁨은 두 가지다. 하나는 자신의 의료 활동으로 건강을 회복한 환자의 기쁨이 곧 의사의 기쁨이다. 두 번째는 세상을 위해, 사람을 위해 도움이 될 의학적 발견의 기쁨이다.

앞으로 당신이 열심히 심기수양에 노력하여, 부처님 정도의 자비심과 신의 경지에 이르는 기술을 겸비한 훌륭한 의사로 성장했다고 하자. 당신과 같은 엄청난 의사의 혜택을 받을 수 있는 환자는 몇 명 정도가 될까? 1명 진료에 10분이 걸린다고 생각해 보자. 1일 10시간, 1년 300일, 평생 50년 동안 일한다고 계산하면 총 90만 명의 환자를 볼 수 있다. 많다고 생각할지도 모른다. 하지만 불과 일본 인구의 1% 미만, 세계 인구로 따지면 무시해도 될 만큼 적다.

인슐린 발견 이전에는 당뇨병으로 혼수 상태인 환자를 앞에 두고 의사들은 속수무책이었다. 그러나 밴팅과 버스트가 인슐린을 발견한 이래, 인슐린은 그들이 본 적도 없는 전 세계 수억 명의 당뇨병 환자를 구했고, 앞으로도 계속 구해낼 것이다.

앞서 언급한 첫 번째 기쁨은 의사로서 당연한 마음가짐이다. 이것으로 만족하지 않고 두 번째 기쁨도 꼭 경험하고 싶다는 강한 의지를 길러 주었으면 한다. 마음의 진정한 평화를 가져다 주는 것은 재물도 명예도 지위도 아닌 다른 사람을 위해, 세상을 위해 무언가를 이뤘다고 생각할 때다.

의사가 되기로 했다면 평생 의학 발전에 기여하고 환자와 사회를 위해 자신을 바쳐 봉사하라는 주장이다. 의사를 목표로 하는 사람에게 이런 자세를 요구하는 강렬한 메시지는 좀처럼 보이지 않는다. 하지만 꼭 이 기사에 나온 각오와 자세로 의대에 진학하여 의사라는 직업을 선택해야 한다면 어떨까. 아마 교육적 관점에서 보면 훌륭한 이 주장도 실제 현장의 의사들에게는 단순한 환상으로밖에 들리지 않을 것이다. 심각한 의사 부족 현상, 극한이라고도 말할 수 있는 노동 조건에서 일하는 의사들에게 과한 기대라고 느껴지는 것은 문외한인 채로 의료의 세계에 발을 들인 탓일까….

여러분이 동아시아를 바꿀 것이라고
믿고 있습니다.
일본과 한국이 협력하면
무엇이든 가능하니까요.

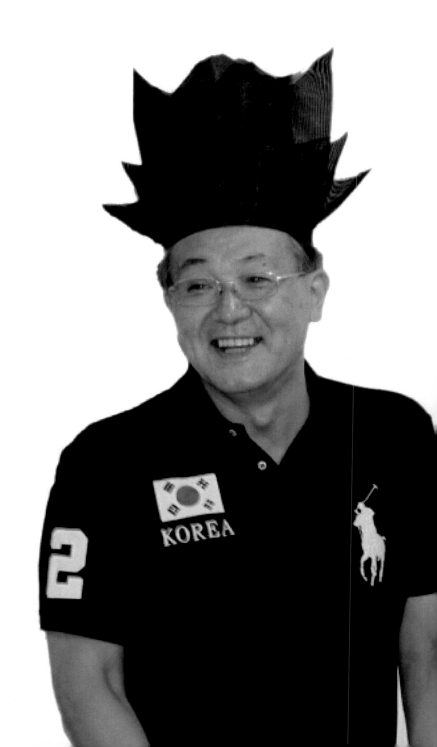

YMS 대표
이치카와 츠요시

YMS를 통하여 일본의대에 입학하자!

일본의대를 목표로 하는 이유

● 한국의대와 비교해서,
   낮은 커트라인 평균점

● 글로벌세계에 대응하는 지식과 경험

● 한국에서 YMS를 통하여 일본의학부에 입학한 학생의 체험담

YMS를 한마디로 표현하자면 'Boys, be ambitious' 입니다. 수업에 필요한 기본과목을 기초부터 탄탄히 다져주는 것은 물론이거니와, 그 외에도, 대표적인 '의의 아트'를 포함한 많은 수업에서는 의학에 대한 지식을 배우고, 과외활동에서는 의료현장을 체험할 수 있어, 높은 이상을 가질 수 있는 학원입니다.

SJ씨 카와사키의대 합격

YMS에서 제공하는 교육환경

● 일본어로 전수업을 진행하여 의학부 입시시험에 필요한 일본어능력을 서포트

● 40여명의 베테랑 전문강사를 통한 알찬수업과 입시지도

30년역사의 의학부 전문 입시학원으로 의학부에 특화하여 교육과정을 개발하고 운영해온 **YMS**와 함께라면 여러분도 일본의학부에 입학할 수 있습니다

더 자세한 내용은 홈페이지를 참고하세요
http://www.yms.ne.jp/kr/

2015년도 **YMS**합격 실적
의학부 합격 105명

日本語

いい医者になろう！ Early Exposure
Lattice Vol.4
たたかう医療人

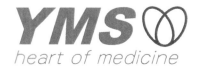

YMS
heart of medicine

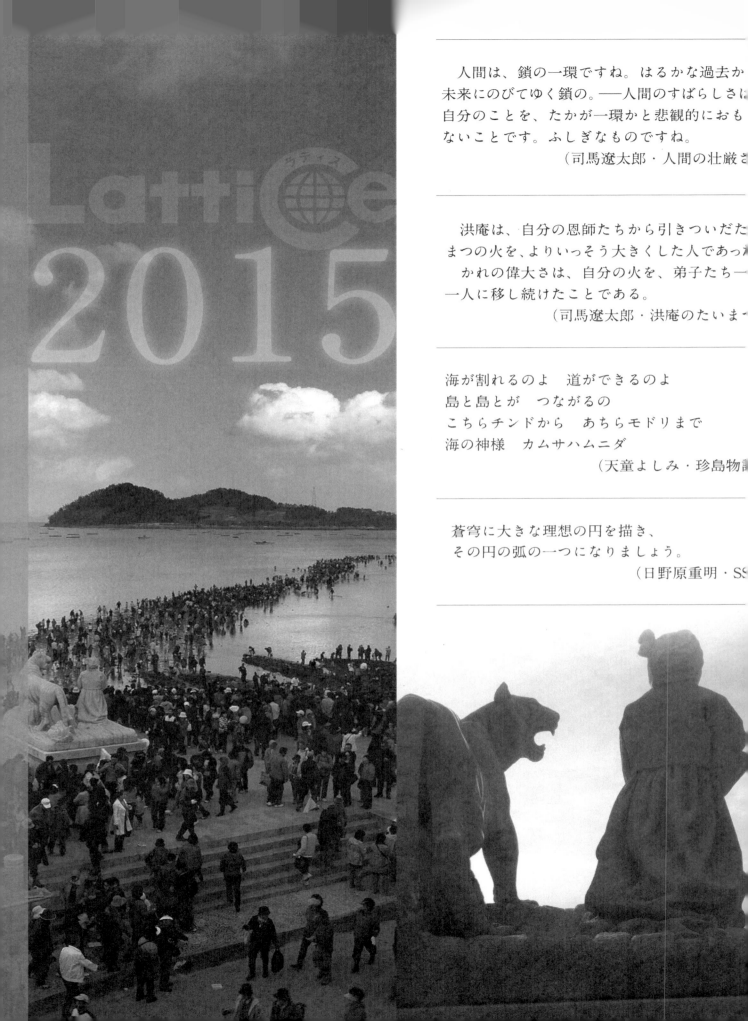

　人間は、鎖の一環ですね。はるかな過去か
未来にのびてゆく鎖の。――人間のすばらしさは
自分のことを、たかが一環かと悲観的におも
ないことです。ふしぎなものですね。

（司馬遼太郎・人間の壮厳さ

　洪庵は、自分の恩師たちから引きついだた
まつの火を、よりいっそう大きくした人であっ
　かれの偉大さは、自分の火を、弟子たち一
一人に移し続けたことである。

（司馬遼太郎・洪庵のたいま

海が割れるのよ　道ができるのよ
島と島とが　つながるの
こちらチンドから　あちらモドリまで
海の神様　カムサハムニダ

（天童よしみ・珍島物

蒼穹に大きな理想の円を描き、
その円の弧の一つになりましょう。

（日野原重明・SS

海割れの起きない海で海割れを想像する。

島から島への大きな鎖の円環を想像する。

空間と空間、時間と時間をつなぐ円弧。

誰もいない静謐の海で、セウォル号の青年達の霊に祈る。

鎖の円環、大きな理想の円ってなんだろう。

司馬さんも日野原先生も示してはいない。

Imagine all the people , Sharing all the world。

イマジンの一節が頭をよぎる。

3.11の震災、4.16セウォル号の悲劇、香港の民主化運動、

日中韓歴史認識の乖離、領土問題、東アジアには課題が山積する。

雨霞が広がる海に大きな鎖の円環を想起する。

アジアと共に生きる。

さらに鎖の一環を想起する。

韓医学の日本紹介

中国や韓国に比べ、日本は東洋医学を120年間断絶してきた。

両国から学び追いつき、共に研究する分野にもなりうる。

想像した海割れの道、いつか歩いてみたい。

2015年3月

Lattice発行人　市川剛

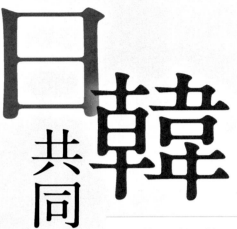

日韓
共同プロジェクト

西洋医学×韓医学　遠隔授業

慶熙大学韓医学研修

高神大学Lattice講座

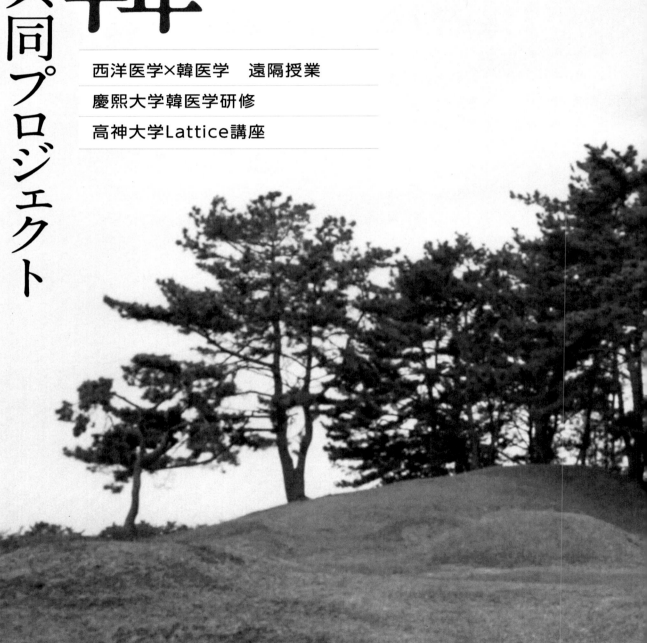

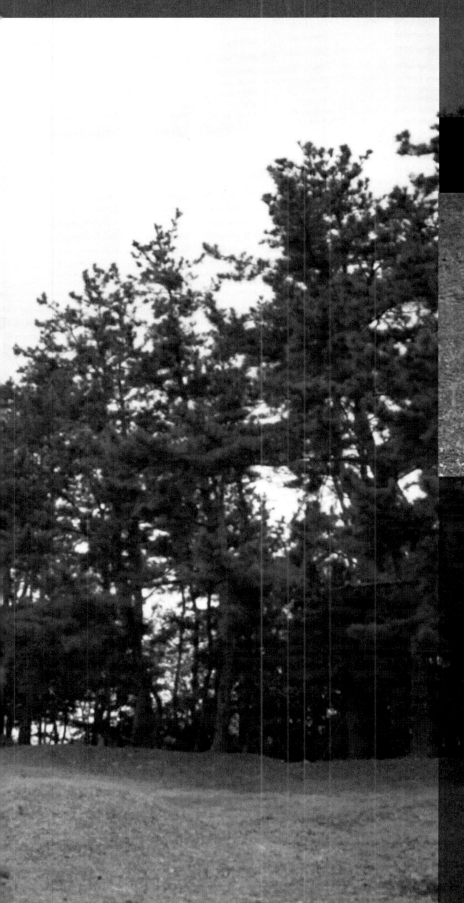

霊光・月山里　月桂古墳群
全羅南道記念物第189号

　古墳群は三国時代以来の社会的地位や、身分が高かった支配層の墓である。
この古墳は、月桂村の北西側にあるチョポ山から南に流れている山並の海抜20m内外の丘陵の尾根上にある。1号墳は、前方後円墳(前が四角、後ろが円形の形態)で、2号墳は平面形態が丸い円形墳である。
　長鼓(韓国の太鼓)墳とも呼ばれている1号墳は、長さが59.9m、幅が22.5m、高さが4mで、多少変形してしまったが、その形態は鮮明である。2号墳は直径8m、高さが1.5mで、石などが表に出ていたとの住民の言葉によれば、石室墓である可能性が高い。
　特に1号墳は、栄山江流域と西南海岸地域だけに現れた独特な様式で、日本の前方後円墳とその形態がよく似ている。学会ではこの古墳を政治・文化など古代韓日関係史をひも解く鍵の一つとして、重要なものと評価している。

西洋医学 × 東洋医学 遠隔鑑別診断

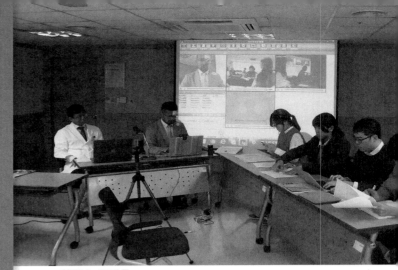

韓国サイド風景

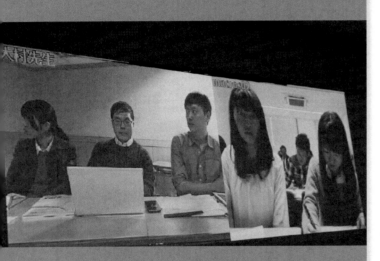

2010年より日韓共同プロジェクトの一環として、インターネットを利用した遠隔会議システムを用いて「日韓遠隔授業」を行っている。それぞれの国にいながら学生同士の交流を深めること、そして、遠隔システムの活用方法を模索することが当初の目的だったが、2013年より新たな試みとして、日本で西洋医学を学ぶ学生と韓国で東洋医学を学ぶ学生がひとつの症例に対しどのようにアプローチしていくかを比較する「遠隔鑑別診断」がスタートした。発起人は、慈恵医大附属柏病院で耳鼻科医として勤務する傍ら、カンボジアやラオスでの医療協力を行っている大村和弘先生。今回は「皮膚科」をテーマに、日本の医学生2名と韓国の慶熙大学韓医学部の学生3名が鑑別診断にチャレンジした。

参加者

●日本チーム
金井晶子（群馬大学医学部）
鈴木ゆみ重（浜松医科大学）
●韓国チーム
宋彰規（ソンチャンギュ）
金珆默（キムギョンムク）
金定賢（キムチョンヒョン）
以上、3名とも慶熙大学韓医学部
●講師
大村和弘（東京慈恵会医科大学柏病院耳鼻咽喉科）
金奎錫（キムギュソク）（慶熙大学付属韓方病院皮膚科）

患者の情報

Nさん（33歳、男性）
13年前から、毎年夏頃になると頬がかゆくなり、汁が出てくる。旅行で、違う国に行くと肌の状態が劇的に良くなることがある。かゆい部分を掻き始めると、状況が悪化する。ステロイドと飲み薬で症状を落ち着かせるも、毎年苦しんでいる。
なんとか直したい。

主訴

大村　まずは主訴を見た段階で、一言ずつ簡単にプレゼンテーションしてください。
学生なので、思いついたことで構わないので…。
●日本チーム
鈴木　まず幼少期は肌がきれいだったことで、途中から

湿疹が出たということですが、頬に浸出液が出てガサガサになったりとか、季節によって症状が悪くなったり、また国によって良くなる国があるということで、気候の変化も症状に関係しています。ここでアトピー性皮膚炎が疑われます。

金井　私はこの文を読んで、光線過敏症が思い浮かびました。日光アレルギーです。夏ごろということなので、紫外線が強い季節で、違う国に行くと症状が変わる、ということなので、もっと日光の強い国に行くと症状があらわれたりするのかなと思いました。

●韓国チーム

宋彰規　韓国の方でも韓医学的な診断方法以外にも、最近は西洋医学的な根拠も一緒に混ぜて考えるようになっています。毎年夏この症状が出るということから、韓医学的には熱と関係のあるものと考えます。

金垌默　毎年夏ということに注目しますと、夏の場合日光が肉体と接触する範囲が広くなるので、さきほど金井さんがおっしゃっていた光線過敏症が思いつきます。ただ、ここで訪問した国によって症状が変わるという話があったので、訪問した国の気候をちゃんと調べる必要があると思います。まず日光量の多いところに行ったときに症状が緩和されたとなったら、いったん日光量に関するものは排除しなければならないからです。韓医学的にはまず弁証という過程を経なければなりませんが、現在共有されている情報では判断が難しいので追加の質問が必要です。

金定賢　他の国の方で症状が変わるという情報がありましたが、その国の湿度、乾燥度合いをチェックしなければならないと思います。

大村　とりあえず、韓国側は何か熱がたまっている状態なんじゃないかということ。それと環境（日光量や温度）が変わることで何かしらの原因がわかってくるんじゃな

いかと。それから、人それぞれのティピカルなパターンを理解するような質問が必要だと。この３つ。

日本側はもういきなり診断って感じになっちゃったね。アトピー性皮膚炎なのか、光線過敏症なのかっていう西洋医学的な診断に迫っていると。

（Nさんを映して）実は今回の患者さんは彼です。ペーパーペイシェントじゃなく、リアルペイシェントで。では問診に入ります。どんどんフリーで質問お願いします。

問診

鈴木　違う国に行って肌の調子が良くなるとき、その国はどのような気候でしたか？

Ｎ　肌の改善が見られた地域というのは東南アジアの湿度の高い地域です。

金井　症状が現れたのは突然でしょうか、予兆があったのでしょうか。

Ｎ　毎年その季節が近付くと１週間くらいのレンジで体の調子が悪いと感じ、そしたら肌が悪くなった。でも目に見える症状としては、わりと急にやってくることが多いです。

宋彰規　顔に症状が出るときは何かできますか。

Ｎ　赤い湿疹が出て、ひどいときは黄色い浸出液が出ます。

金垌默　さきほど一週間前から体調が悪くなると言いましたが、どのような体調になるのでしょうか。

Ｎ　良く汗をかくようになったり、あとは、普段着ている服がちょっと擦れただけでも肌が敏感になったりします。

金垌默　それは顔以外にも全身にでしょうか？

Ｎ　腕の一部に出ます。

金垌默　腕の方はいつからその症状が出ていたのでしょうか。

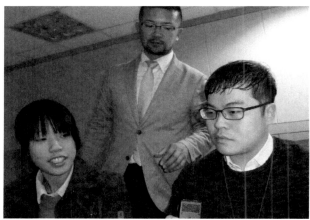

大村医師と韓医学生

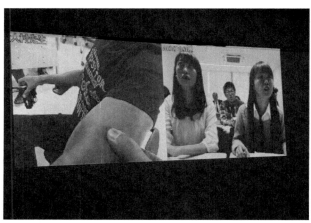

日韓共通の映像

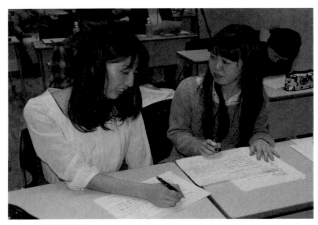

日本の西洋医学生

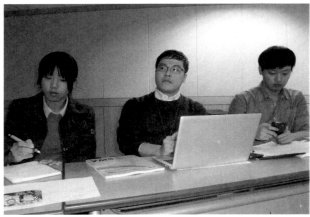

韓国の東洋医学生

N　顔と同じ、春から夏にかけて。

金定賢　普段熱が多い方ですか？

N　普段はよく汗をかく方だと思います。

金定賢　普段便秘とかありますか？

N　快便です。

金井　食生活はどんな感じですか？

N　東京に出てきて14年、それまでは母親の作った料理を食べていましたが、東京に来てからは安い学生生活でしたから、食生活は良くなかったと思います。薄味が好きです。症状が出るようになってからは食生活には気を遣っていまして、脂っこいものは控えたり、添加物の含まれたものは一切食べないようにしています。

鈴木　ストレスはありますか？

N　ある方だと思います。

宋彰規　一度症状が出たらどのくらい続きますか？

N　薬を投与してから2週間くらいで収まります。

金垌默　薬以外の物質、化粧水などで症状が改善されたことはありますか？

N　症状が一時的に改善されることがあるとするならば、風呂上がりに化粧水をつけたときのわずかな時間。あとはサウナに入ったあとです。

金井　今までかかったことのある病気はなんですか？

N　皮膚科以外はありません。

鈴木　家族に同じような症状がある人はいますか？

N　いないです。

宋彰規　かゆい症状を昼と夜で分けると、どちらの方がよりひどいですか？

N　夜かもしれないです。仕事に出て外で活動しているときは、そんなにかゆみは気にならないんですが、帰宅してふと落ち着いた時にかゆみが出たりする。

宋彰規　その症状が出たときに肌の色が変わったりしますか？

N　赤くなります。

身体所見

大村　じゃあ次、身体所見に入りましょう。日本側はどうですか？

金井　全身の皮膚の状態を診ます。顔以外の部分の皮膚の感じを見せてもらいます。

鈴木　皮膚の状態が何色なのかとか、でこぼこ具合などを診ます。

大村　韓医学的にはどう？

金定賢　脈を測りたいと思います。あとは舌の様子を診ます。

宋彰規　呼吸器、ぜんそくなどの確認をします。

大村　ほかの検査はどうでしょうか。西洋医学としては実際の皮膚の症状を目で見ること、韓医学は脈診、舌診、あとはアレルギーに関する呼吸器とか他の症状がないかどうか、胸の音を聞いたりすると。それ以外に追加は？

鈴木　皮膚をこすって皮膚病変がなんなのか確かめます。

金垌默　炎症があるかを確かめるため、CRP血液検査を依頼します。

大村　とりあえず検査まで終わった状態になってます。ここで検査の結果を。

　まずは西洋医学側から。皮膚の状態は、ちょっと皮膚が固くなってて、ところどころ赤みがあって分厚くなってます。皮膚の症状があるのは顔以外にも首筋、ところどころひっかいている跡があって、すこし固くなってます。

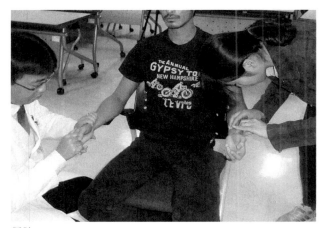
脈診

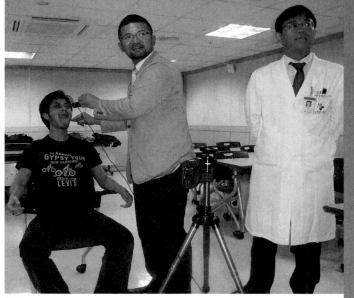
舌診

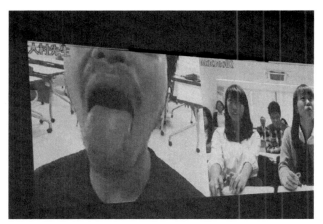
舌診を日本へ

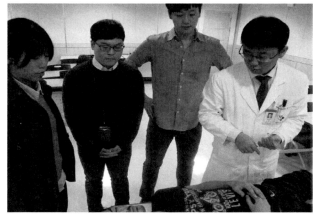
金先生の診療

実はNさんはアレルギーの検査もしていました。ヒノキの花粉のアレルギーがあって、好酸球は少し高めでした。炎症の評価をするCRPはほぼ正常だったけど、ほんのちょっとだけ高かったです。それ以外、ダニ、カビにはアレルギーはありません。あと、舌診と脈診はこの場でやってみましょう。

　西洋医学的には脈拍が70～80くらい。リズムは整。舌は大きさもきれいで特に問題はない。ちょっと両側に歯の跡がついている。韓医学的にはどうでしょうか？

金定賢　舌はなめらかで、色はすこし黄色みがかっています。さきほどもお話が出ましたが、舌の両脇に歯の痕跡が残っていました。脈診は2番目の指、3番目の指、4番目の指で測るんですけど、2番目の指は浮かぶ、3番目、4番目の指は沈んでいるように感じる、というのが脈診の結果です。（学生の間で結果が分かれていて、浮く、浮く、沈むという意見もあり…）

大村　それではそれぞれ話し合って、いままでの診断

結果を。

金定賢　（追加質問）普段、上に熱がのぼる気がしますか？

N　します。

金垌黙　寝てるときよく汗をかきますか？

N　そんなに大量ではないが、かきます。朝起きると寝間着が湿っています。

診断

日本チーム　私達はアトピー性皮膚炎が原因だと考えました。なぜかというと、まず好酸球やIgEの上昇がみられること、汗をかいた場所とかアトピーの患者さんによくみられる腕の場所などに症状がみられること、服に当たって症状が出るなど皮膚全体が過敏になっていること、湿気が多い所で症状が良くなること、ステロイドで症状が良くなっていること、皮膚が固くなっているというのがアトピーが慢性化したときに見られる症状であ

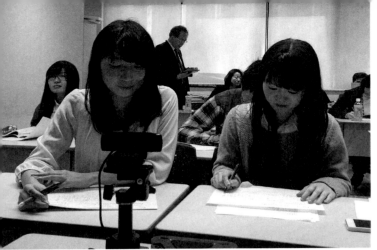
頑張る日本チーム

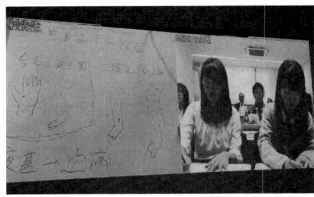
ツボの位置の説明

ること、家に帰ると症状が悪くなったり、違う国に行くと症状が劇的に良くなるということから、もともとアレルギー素因があったところに、ハウスダストなどが原因となって症状を引き起こしたのではないかと思いました。日光過敏症、日光アレルギーでないと考えた理由は、季節性で夏だけ症状が現れることや、かゆみがあるということ、浸出液がみられることです。日光アレルギーの原因となる SLE や、日光アレルギーにみられる皮膚症状ともまた違う。薬の服用歴もないことから、違うと考えました。

大村　韓医学側から質問、意見があれば…。

宋彰規　結果的にはどういう風に治療を行うんですか？

金井　アトピー性皮膚炎なので、ステロイドの塗り薬、あとハウスダストなどの原因がわかったら、それを遠ざけるしかないかと。

鈴木　乾燥を避けたり、ステロイドと飲み薬で落ち着かせていても首などに慢性的に症状が出ていることから難治性のアトピーだと思われるので、タクロリムスという免疫を抑える薬の併用なども考えていきます。

大村　良く知ってるねー。

宋彰規　いまの診断を聞いて、N さんに質問です。今ここで共有されている情報では、13 年、14 年ステロイドの薬を飲み続けたということですが、この先もずっとステロイドに頼るつもりですか？

N　春から夏にかけてステロイドを服用しているというのはここ 2、3 年です。私はね、ステロイドなんかに頼らずに、韓医学に期待してるわけですよ！

大村　いちおう西洋医学的には原因の予防をして、そのあとステロイドを塗って様子を見ましょうと。では続いて韓国側。ちなみにこの治療法を聞いて、韓医学側としてはどう思いますか？

宋彰規　いまの診断でアトピー性皮膚炎という話があったんですけど、韓医学的には完全に一致する病名はありませんので、一番近いものを出して治療方法を説明したいと思います。かゆみが出ている場所や度合いをみながら診断をつけました。はじめに原因は「湿熱」か「陰虚血燥」と考えられました。しかし東南アジアに行くと症状が緩和されるという話があり、東南アジアは高温で湿度も高い場所なので、「湿熱」は排除して、「陰虚血燥」が原因だと判断しました。

　夏にかゆみがひどくなったり、急性的な時にはこの「荊防敗毒散（ケイボウハイドクサン）」という薬を使って治療したいと思います。それに加えて慢性的に症状が続いているので「六味地黄湯（ロクミジオウトウ）」を一緒に処方して使いたいと思います。

金垌默　この「陰虚」についての話をしますと、これは同じような症状が出る共通点を基準に病名をカテゴライズしたものです。このような薬を出してから、ツボに鍼を打ちたいと思います。これからツボを提示します。1 番目に合谷というものです。韓医学ではアトピーを消化器と連動して出る病気というふうに考えていて、消化器の機能を調節するために、2 つのツボ（合谷と足三里）に鍼灸治療を行います。さきほど陰が不足しているということだったので、こちらの三陰交というツボに鍼治療を行って、陰を足してあげる、そして熱を下げてくれる効果を期待します。

金定賢　韓医学では血病というカテゴリーがあるんですけど、そのカテゴリーではまた血海というツボに鍼灸治療を行います。飲み薬と鍼灸治療以外にも、患部をかかないで保湿に気を付けることと、豚肉、鶏肉、鶏の皮、酒を摂取しないように指示を出したいと思います。なぜならそれはアレルギーを誘発する可能性があるからで

す。かゆみをひどくさせる可能性があります。

大村 まとめたいんですが、「陰虚血燥」のような状態を表す言葉は韓医学ではたくさんあるんですね。(陰陽、虚実、血気、の対になる2つと、燥を含む5つの状態がある。組み合わせにより40通り)それで人間の体の状況が大体表せると。

金奎錫 こちらの答えは教科書的ではないです。こういう原因の時はこれを出すと決まっているわけではなく、今の患者さんの実態に合わせて急性的症状と慢性的症状に合わせて2つに分けて出しているので、教科書的な答えではないですが。

大村 つまり、韓薬っていうのは、体がこの状況というよりも、症状に合わせて、仮に「陽実血燥」の人であっても同じ症状であれば同じ韓薬を出すと。

金奎錫 西洋医学でもそうですが、アトピーと乾癬という違う病気であっても同じような薬を出すというのと同じ感じで、症状ベースで薬を出します。

大村 治療は何回くらいすればいいのかな?

金坰黙 症状が改善されるまでです。

大村 これは治療の経過によってだんだん(治療するツボの)場所が変わったりするのかな?

金坰黙 症状を見て変わっていくと思います。

大村 患者としてはどうですか?

Ｎ 私は2〜3年前まではやれ福山雅治だ竹野内豊だと言われてたくらいなのでね、韓医学に大いに期待して、また福山雅治になりたいですね(笑)。真面目に付け加えますと、鍼治療ということで、内臓と皮膚がリンクしているというアプローチがとても興味深いです。

大村 これはちなみに、今日治療したら、この人は鍼が効くとか、そういうのは一回でだいたいわかるんですか?治るとまでは言わないけど。

金奎錫 のちほど詳しいお話はしますが、基本的に1回の鍼治療ですべての原因を解明するのは難しいです。ただ論文によっては、西洋医学の塗り薬よりも鍼治療の方が効果的であるということを立証できた論文などもあるので、そういった研究なども紹介できればと思います。

金奎錫先生による講義

金奎錫 韓医学の視点でアトピー性皮膚炎をどう治療するか、スライドを使いながら話したいと思います。

診断名は、西洋医学でも韓医学でも同じだと思います。ただアトピー性皮膚炎の患者さんを韓医学的にもっと詳細にグリッピングしてそれに合わせた処方を出すところが違うと思います。一般的に西洋医学ではEBMといって根拠に対して同じような処方を出すんですが、韓医学では、その患者を詳細にカテゴライズして個々に合わせて処方を出すところが違いだと思います。

アトピー性皮膚炎は湿疹の一つだと考えます。ただのかゆいではなく、かゆい症状によって赤くなったり汁が出たりという症状が出るものです。湿疹の場合は、急性と慢性に分けて考えるんですけど、まず時期的にいま急性期であるのか亜急性期であるのか慢性期であるのか3段階に分かれます。

急性期の場合は汁が出たりかゆみがひどくなります。2番目の段階に入りますと、肌が少し固くなったりでこぼこが激しくなります。慢性期の場合は肌が厚くなり

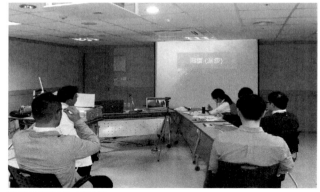

講義の韓国サイド風景

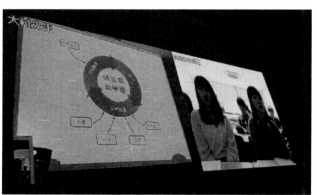

金先生の講義

角質が出ます。治療方法も時期に合わせて変わってきます。初期の頃はかゆみと赤みを抑える形で、さきほど学生たちが提示した初期に処方する薬は、こちらのかゆみと汁が出るのを抑える効果を持っています。2番目の段階になりますと、汁は少なくなりますが、かゆみは同じくらいで肌が少し厚くなる段階に入ります。そのためこのときは風に熱、プラスして血に虚、こういったものを治すような形で治療しますが、長期的には脾臓と関連があって、脾臓をもっと循環できるようにします。慢性期に入りますと、掻いたりするので、色味が変わったり皮膚が厚くなったりします。湿疹はこのような形で出ていますが、これは西洋医学でも同じような形でカテゴライズされていると思います。さきほど出た日光アレルギーというのも湿疹の種類に入ります。(スライドを見ながら)右の方にいろいろな病名が入っていますが、韓医学的には湿疹というふうに見て、その中で患者の状態に合わせて処方を出します。外用剤の使用も大事ですが、汁が出るときと出ない時によってどういう薬を選ぶか変わってきます。たとえば軟膏は、急性期よりは慢性期のほうに適していると思います。汁が出ているときは軟膏よりも液状の薬を出します。それを韓医学では湿対湿、乾対乾の原則と言います。基本的には炎症の状態によって薬の処方が違ってきます。また皮膚障害の状態がどのようであるかによって外用剤と保湿剤の処方が変わってきます。さきほど話したように、3段階に分けられますが、最初の急性期には、熱と湿で熱の方が強いので、「清熱除湿」という薬を出します。2番目の段階では熱より湿のほうが強くなります。その時は胃腸の方が弱くなっているので、「健脾除湿」という薬を出します。慢性期のときは、「涼血潤膚」を出します。さきほど学生が提示したツボも湿と熱のほうで湿をコントロールするツボでした。またアトピー性皮膚炎の患者さんが来たときは家族歴の確認をすることが必要になってきます。この表を見ますと、最初の方が家族歴なし、母のみアレルギーがある、父のみアレルギーがある、両親ともにアレルギーがある、という形なんですけど、やはり両親ともアレルギーを持っている方が発病率は高くなります。

　(画像を見て)これは膝の裏側で、右と左では症状が違うんですけど、左は赤みがひどく炎症がひどい、右は乾燥して角質が固まっています。いまこのような状態ですと皮膚の状態によって出す薬が違ってきます。左の方はさきほど言いましたが風で熱をなくす薬を出します。左の方はかゆみと炎症が一緒にある場合ですね。右の方は慢性化していて肌が厚くなっていたり角質が出たり乾燥していますが、血を補うという文字を使って補血する薬を出します。それは肌の傷のあるところを早く再生させて乾燥しているものを緩和する意味を持ちます。アトピーの原因について話をしますと、肌の乾燥した状態がアトピーを起こします。皮膚の炎症は食事、外からの刺激、感染、ストレスによって起こります。皮膚の乾燥した状態をどのように改善するのか、食品やストレスなどの外部要因をどのようにコントロールするか、また刺激と関連してどのように予防するかについて患者の教育を行います。恒常性を保つことが一番重要となってきます。先進国より途上国の方が発病率は高いそうです。日本は以前よりアトピー性皮膚炎の発病率は低くなっているのではないかと考えられます。外的な要因によって恒常性が失われたときにアトピーが出る可能性が高くなります。恒常性を保つために内分泌系と免疫システム、自律神経を保たなければならない。ストレスを持っていると今言った3つのところに影響してアトピーの原因となると考えられます。発病する部位は年齢によって違ってきます。

患者への診断、治療

大村　Nさんのケースについてはどう考えますか。
金奎錫　Nさんの場合も慢性化したケースだと思います。おでこの方を手で強く押してみると白くなります。白くなった部分が赤く戻るまでの時間が長ければ長いほど治療にも時間がかかります。実際にNさんを診ながらお話ししたいと思います。

　Nさんは33歳、成人型のアトピーと考えます。顔は肌の色合いが少し赤黒い、首の方も角質がみられ、また少し赤みが出ています。このような症状は急性期ではなく慢性期でよくみられます。おなかを見てみます。Nさんにはみられませんが、慢性期の成人アトピーの場合はおなかの毛根の方に角質がたまってでこぼこになっている場合が多いです。ひざの裏の確認をしたほうがいいかと思います。少し赤みと掻いた跡が見られます。いまの状態から、慢性化したアトピーだと考えられます。家族歴であったり今の症状がひどくなったのがいつなのかというのが大事になってきます。

N　ひどくなったのは３年前です。

金奎錫　さきほどの話で、13年前東京に出てきて一人暮らしになったということでしたが、環境が変わって保っていた恒常性が失われる場合があります。学生から社会人になるとか一人暮らしになるということから食生活をはじめいろいろな環境が変わってきています。３年前にひどくなったということですが、そのとき何か変化はありましたか？

N　それは思い当たらないです。

金奎錫　いろんな検査をして西洋医学と一緒に評価するんですけど、今の状態ではアトピー性皮膚炎と私も診断します。IgEが高くなっている場合は詳しい原因を探す検査を加えたいと思います。さきほどの脈診と舌診で、脈を測るときに手を触ったのですが、手に汗をかいていて、舌を診た時にちょっとブルブル震えていたので、自律神経の問題ではないかと思われます。HRVなどそれに関する検査を加えたいと思います。交感神経が動きやすい、緊張すると汗が出やすい、顔の血管が拡張する、上半身に症状が出るというのもそれに関連していると思います。脈は上半身と下半身で分けて測るんですけど、上半身の方が軽くて浮いているような脈を感じました。さきほど学生の診断で２番目の指の脈が浮いているという話がありましたが、それは陰虚で熱が上にあがる症状でよく見られる代表的な脈です。いまその状態の場合、自律神経のバランスが整ってない場合が多いです。

大村　正常な人はどうなるの？浮くか沈むしかないの？

金奎錫　深い浅い、早い遅い、脈を測るときに圧力を強く感じられる脈とあまり感じられない脈があります。それは心臓から血液が送り出される時の圧力が関連していると思います。分け方はたくさんあるんですけど、原因を知って処方を出すためには浮くと沈むというところを一番大事に診ています。

大村　では、鍼をどこに打つのでしょうか。

金奎錫　代表的なツボを使って自律神経の調節と副交感神経の調節をできるところに鍼灸治療をしてみたいと思います。Ｎさん横になってください。

N　鍼は痛いですか？

金奎錫　少しちくっとします。Ｎさんのように細身で腹筋が緊張している人はすごく敏感だと思います。手からすごく汗が感じられます。基本的にわたしが患者さんを診るときは、上半身をメインにして鍼治療を行う

んですけど、今日は全身でやっていきます。

　ここ（腕の関節付近）が一番皮膚科の方でよく使うツボです。ここは間違って打つと相当痛いらしいですが、今Ｎさんはあまり痛みを感じられませんでした。それから外関というツボに鍼を打ちますが、ここはかゆみを抑えるツボで、いまは慢性期なのでここは控えておきます。ここはさきほど学生が最初に出した合谷というツボです。顔にいろんな症状が出た時によく使います。Ｎさんの場合、鍼灸治療をするときに呼吸をゆっくり深く吸って深く吐くようにしていただくといいです。胸式呼吸より腹式呼吸のほうが良いです。いま半々になっています。腹式呼吸をもっと練習すれば顔に熱が上がるのを止めてくれるので症状がよくなると思います。家でもやってみてください。夜は何時に寝ますか？

N　バラバラです。３時から５時の間が多いです。

金奎錫　寝るときもすごく音に敏感だったりしますか？

N　ものすごく敏感です。

金奎錫　今鍼を打っているツボは血に海と書きます（血海）。膝から腰までを６等分したところに打ちます。耳の後ろの方もツボがありまして、そこにも鍼治療をしたいと思います。

N　鍼が刺さっているのが見えないのが怖いです。

金奎錫　アトピー自体は１回の鍼灸治療ですべてよくなるのは難しいですが、今日の夜は気持ちよく眠れると思います。あと、寝る時間の強制が伴わないとアトピーの症状を緩和するのは難しいと思います。11時から〜夜中３時までは体を解毒する時間と言われていますが、Ｎさんのように最近の若い患者さんは睡眠時間がその時間から外れている場合が多いです。このように熱が上の方に集まると体力も低下します。食事をバランス

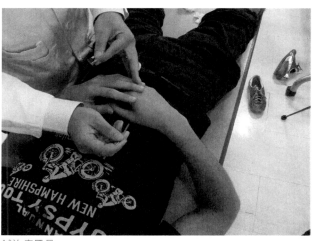

鍼治療風景

よくとるのも大事ですが、睡眠を11時から3時にとる習慣をつけてほしいと思います。普段使っている寝具をきちんと洗濯するのも大事です。保湿剤について話をしますと、肌がこのように赤くなっているときは、油分が多いものを使用するともっと赤くなったりかゆくなります。お風呂はどうですか？シャワーですか？お湯に浸かっていますか？

N　99％シャワーです。もう2年シャンプーも石鹸も使っていません。

金奎錫　保湿剤か軟膏を塗っているのであれば、弱酸性の石鹸を少し使用したほうがいいと思います。シャワーするときに、泡をたくさん立てて患部を中心によく洗って、半身浴をした方がいいと思いますが、お湯の温度はあまり高くない方がよいです。顔の方が熱く感じるときは顔を冷たくしても大丈夫です。汗が出るまで中に入っていてください。背中に汗を感じたらお湯から出て、風邪をひかないくらいの温度の水で洗うと症状が緩和すると思います。慢性化したアトピーの場合は、末梢血流が良くない場合が多いです。お湯に入ることで血の循環も良くなると思います。体が緊張していることがとても良くないので自分に合う運動を一つ決めて運動しながら汗を流すことを定期的にやるといいと思います。

N　ジムには週2、3回通っています。

金奎錫　あまり無理はしない方がいいと思います。無理をすると心臓に負担がかかって体力も下がるので無理しない程度で運動したほうがいいと思います。寝る時間とシャワーする習慣だけ改善しても症状は良くなると思いますのでやってみてください。慢性化した状況では西洋医学的にできることはそんなにないかもしれませんが、一番大事なのは患者さんの習慣ですね。睡眠、食事、あとは気血の循環を良くする韓医学の薬を飲んでみるといいかもしれません。基本的にはこのように、呼吸に気をつけて20〜30分くらい鍼を打ち続けるのですが、今日は時間がないのでこれで終わります。もちろん塗り薬も大事ですが、生活習慣を直していただく方がいいと思います。

大村　Nさんは治りますか？

金奎錫　治りにくいケースのひとつです。もちろん改善はするんですが、外部からの刺激に敏感に反応するのは自分で調節できることではないので、そこはちょっと難しいかなと。

市川　金先生にちょっと質問があります。この前慶熙大学のテキストを翻訳していたら、悪性皮膚炎の最後の

ところで、塗り薬として日本の江戸時代の華岡青洲の作った「紫雲膏」という薬のことが書かれていたのですが、これは慶熙大学でも使われるんですか？

金奎錫　慶熙大学では処方は出しませんが、ローカルの韓医院では良く使っているようです。

市川　ツムラという会社が出しているのですが、Nさんは貧乏なので、こういう市販の薬が使えたら治療効果があるかなと思って先生にお聞きしました。

金奎錫　基本的には使っていいと思うんですけど、しっかりしているタイプの軟膏なので肌を隠すともっと熱がたまる可能性があるので注意が必要ではあります。乾燥して角質が多い人の場合はとても有効的です。とてもいい外用剤だと思います。

鈴木　ツボについて質問なんですけど、鍼の先って神経を刺しているんですか？それとも筋肉か何かでしょうか。

金奎錫　韓国語で혈자리、穴の場所と書いてツボというんですが、穴というのは筋肉と筋肉の間に刺す場合が多いからそう書くんだそうです。全部そうというわけではないんですけど、代表的なツボは筋肉と筋肉の間が多いです。

大村　ありがとうございました。お疲れ様でした。

参加者の感想

日本人学生に以下の質問に答えてもらいました。

1、西洋医学と東洋医学のアプローチの違いについて、どのように思いましたか（それぞれのメリット、デメリットなど）

2、西洋医学と東洋医学の統合、協力の可能性について、どのように考えますか。

3、インターネット会議についてどのように思いましたか。（メリット、デメリット、今後どのような場で活用していけると思うか）

4、もし次に遠隔授業で別の分野（疾患）をやるとしたら、何がよいと思いますか？

金井晶子（群馬大学）
1、西洋医学は起こったことに対する対処、東洋医学は起こらないようにする予防に焦点が当てられているように感じます。これらは見方によっては

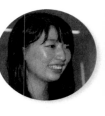

メリット、デメリットとなるものです。このため両者が協力して行くことが必要だと再認識しました。

２、東洋医学と西洋医学が協力しあうことで、従来の治療では解決できなかった疾患にも展望が開けると思います。

３、現地へ行くことなく、直接やり取りでき、簡単に国際交流や知識の共有をできるところが素晴らしいと感じました。双方のやり取りがもう少しスムーズにできるともっとわかりやすくなるかなと思いました。カメラ、マイクを２台ずつ用意するなどは改善に繋がるのではないかと思いました。

４、日本では治療法において限界のある疾患は、東洋医学の知識により新たな治療の展望を得ることができるため面白いと思います。リウマチなど免疫的な機序に関わる疾患は原因不明のことが多いため、面白いのではないかなと思います。

鈴木ゆみ重（浜松医科大学）

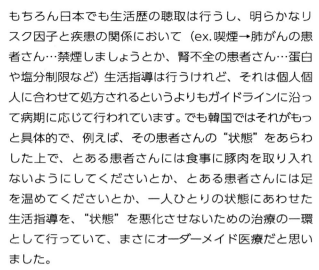

１、《西洋医学（今回の授業でのアプローチ）》
症候をもとに診断
症例の提示
⇨患者さんの主訴や症状をみて、思いあたる疾患を列挙
⇨必要な診察や検査を考える
⇨除外しながら診断をしぼりこんでいく
メリット：診断名をつける、という点において、またその疾患の治療においては、EBMに基づいた（国内や海外で行われた臨床研究をもとに、ある程度有効性が証明されている）診断法、治療法を用いるため、確実性がある。
《東洋医学》
今回の授業でのアプローチ
患者さんの「状態」に着目
⇨それをもとに原因をつきとめる
⇨主に状態を改善することに重きをおいた（対症的な）治療を処方する
メリット：診断名をつけずとも患者さんの状態を把握し治療に向かえること。また、患者さんの主訴に寄り添った治療が行える。特に印象的だったのが、患者さん一人ひとりの背景（衣食住やストレス、性格まで）をきちんと聴取し、それがその人の疾患を考える上で重要な要素であり、また治療にも組み込まれていたことです。

もちろん日本でも生活歴の聴取は行うし、明らかなリスク因子と疾患の関係において（ex. 喫煙→肺がんの患者さん…禁煙しましょうとか、腎不全の患者さん…蛋白や塩分制限など）生活指導は行うけれど、それは個人個人に合わせて処方されるというよりもガイドラインに沿って病期に応じて行われています。でも韓国ではそれがもっと具体的で、例えば、その患者さんの"状態"をあらわした上で、とある患者さんには食事に豚肉を取り入れないようにしてくださいとか、とある患者さんには足を温めてくださいとか、一人ひとりの状態にあわせた生活指導を、"状態"を悪化させないための治療の一環として行っていて、まさにオーダーメイド医療だと思いました。

２、その多くが科学的根拠に基づいている、という点ではやはり西洋医学は大切だと思います（東洋医学にも科学的根拠に基づいた治療法もたくさんあると思いますが、どのくらいあるのか知らないのでなんとも言えずすみません）。

ただ、患者さんは一人ひとり体質も背景も違うため、同じ疾患であっても薬の効果が異なったり、副作用の出方も違うので今の西洋医学の一般的な治療法では合わない患者さんもいます。また、癌の末期患者さんなど、病気自体は治らないけれど、体に強い痛みがあったり不快感がある人の苦痛が東洋医学の分野（たとえば漢方薬や鍼灸）で緩和できるかもしれません。

今後、東洋医学の診断法や治療法がもっと海外にも認知され、研究に組み込まれてその有効性が示される機会が増えたり、そうでなくても東洋医学のもつ効力、魅力について実感できる機会が増えることを願います。そうなればいつか日本の一般の病院で東洋医学の鍼灸や漢方が治療の選択肢としてあたりまえに取り扱われるようになるかもしれません。そしてなにより、それぞれの比較ではなく、西洋医学と東洋医学が協力することで、なにより患者さんの予後やQOLをより改善できたら、一番素敵なことだと思います。

３、メリット：場所が違っても話し合えるのは便利だし、違う国同士の学生で一緒に授業を受けるのは文化の違いも学べるし楽しいしとてもいいなと思いました。あと今回は韓医学の先生が実際に診察している場面を見ることができたので、目で見ることができるのも遠隔授業のいいところだと思いました。
デメリット：声や話すタイミングがわかりにくい。また通訳さんを挟むので会話をしている感覚はないのが寂

しいけれど、お互い英語で話せるようになったらもっといい場になると思いました（ちなみに私はそうできる英語力がないので、あらためて英語は大切だなぁ、勉強したいなぁと思いました）。

4、救急です。急患の場合、なかなか韓医学の、「状態」をみる、といったアプローチは時間がかかり難しいと思うのですが、どのように診断・治療をしているのかぜひ見たいです！

学生交流に参加して

ソンチャンギュ
宋彰規（慶熙大学韓医学部）

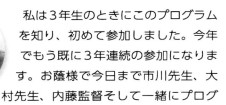

私は3年生のときにこのプログラムを知り、初めて参加しました。今年でもう既に3年連続の参加になります。お蔭様で今日まで市川先生、大村先生、内藤監督そして一緒にプログラムに参加した日本人の友達と良い縁を続けています。年に1-2回の短期間のプログラムですが、とても有意義な経験でした。日韓の学問的交流だけでなく、違う国に友達ができたり、スクリーン越しで講義をしたり、大村先生と国際ボランティアについて話したりしながら、もっと広い世界に出て活躍したいと目標を立てることができました。

"ローマは一日にして成らず"という言葉のように、このプログラムで積んだ経験が今後実際社会に出て働くときにはきっと役立つと信じています。あと1年で卒業するのですが、来年の最後のチャンスも逃さずまたプログラムに参加し、色んな友達に出会いたいと思います。

通訳の立場から

パクチョンギョン
朴貞境

「西洋医学×韓医学」そこにまた「日本×韓国」複雑に見えますが日韓遠隔講義のゴールはひとつでした。患者さんを助けること。

通訳を担当して2年目の参加になりますが、さらに進化したプログラム構成で去年より盛り上がった雰囲気を感じました。今年はペーパー患者ではなく実際の患者が登場し、学生達の積極的な参加を

呼びかけることができたと思います。質問が絶えない学生達をみて、通訳としてとても遣り甲斐を感じました。また、各担当教授からの解説が分かりやすく、その後行われた実際の鍼治療はとても興味深かったです。

遠隔授業だから実現が難しいこともあると思いますが、逆に遠隔講義であるからこそできることがまだ一杯あると考えています。来年もさらに学生の満足度を上げられるような講義を企画するよう力を入れていきたいと思います。

韓医学を体験して

患者役N

うららかな春と言いますが、私はいつもこの季節が近づくと陰鬱な気持ちになります。ああ、またやっかいな花粉が舞う地獄がやって来るんだなあと。

厳しい冬を耐えたんだから、洗いざらいのブルージーンズに白のブロードシャツなんかを羽織って新緑の芽吹きを楽しみに街へ繰り出したいというのに、そうもいかないんですね。私は若い学生の頃なんかは鼻水くしゃみ一つ出ない程花粉症とは無縁だったんですが、ここ数年私の場合は肌荒れという症状でついにその姿を現しました。痒み（地獄に突き落とされたような痒みですよ）が生じ、肌はガサガサ＆ジュクジュク。仕事の生産性ガタ落ちの日々がやってきます。痒いところに手が届くことをこれだけ憎む事も無いでしょうね。そして皮膚科の先生に駆け込む訳ですが、お決まりのように飲み薬の抗ヒスタミン剤と炎症を抑えるステロイドの塗り薬を出して頂きます。"悪化するから掻いちゃダメよ"の決まり文句も毎回しっかり添えられますね。それができれば苦労は無いんですが…と心の中でツッコミを入れ、もし花粉飛散装置なんてものがこの世に存在したとしたら、ぜったい皮膚科医が出資してるんだろうな、なんて妄想しながら病院を後にするのでした。とにかくこの地獄の季節は、塗って掻いて誤魔化して、を繰り返しながらなんとかやり過ごしています。そうこうしているうちに花粉も消え去って夏がやってくるので、まあいいかなんて思ってます。でもこれって根治には繋がらないその場しのぎなんですよね。それで個人的には東洋医学に期待を寄せているわけです。

あ、ここだけの話、私のかかる皮膚科医のおばちゃん先生は「漢方（韓方）なんかで体質改善なんかしません！」

と断言しちゃっています。私も何度か保険の効かない漢方薬の飲み薬に手を出したことがありますが、甲斐性無しの私には症状が改善するまでの費用対効果に耐えられず続きませんでしたね。だってリターンが見えづらいんですもの、東洋医学さん。飲んでいて何となく効いてるのかな？なんてときもありましたが、まあプラシーボ効果だったのでしょうね。(笑)

今回慶熙大学韓医学の皮膚科医金先生にこのような機会で診てもらいましたが、西洋医学とはずいぶんと違う診察なんだなあと感じましたね。だって、まず脈診ですよ。もちろん日本の皮膚科ではこんなこと一度もありませんでしたから。"おお、なんだか東洋医学っぽいな！"なんてワクワクしながら僕の手首を触る先生の指の神秘的な動きに興味津々です。続いて舌診。口を大きく開けて先生が僕の舌の様子をチェック。"よかった〜、前日の夜食のギョーザ、ニラ抜きにしといて…"。奇麗な舌だねと言われました。どうやら私の体質の湿や熱などの溜まり具合を上半身と下半身に分けて探っているんだそうです。

"顔に熱が上がりやすいでしょ？"と見事に言い当てられてしまいました。こういった体の中の熱のバランスなどによって体質に合ったお薬を選ぶんだそうです。ザッツ、オーダーメイド！ついに根治への第一歩って感じですね〜。

そして最後に先生が私の足に鍼を打ってくれました。人生初の記念すべき鍼です。鍼を刺したときの私の体の些細なリアクションから、金先生は音に敏感な神経質な私の性格まで丸裸にしてしまったのでありました。こうも私自身まな板の鯉にされちゃったら、あの時は"ありの〜ままの〜姿見せるのよ〜♪"を口ずさむしか無かったですね〜。実に東洋医学恐るべしですよ！

そして金先生は私に最後、毎晩じっくりと半身浴をすることと、規則正しい睡眠時間を守る事をアドバイスしてくれました。今回は本格的なものではない、デモンストレーションとしての軽い診察でしたけれども、西洋医学とはずいぶんと違ったアプローチであることは十分窺い知れましたね。

今回の体験で感じたこの違いを子ども部屋で比べると、西洋医学は散らかったものを片付けて部屋は一旦奇麗になるけれど、そのうちにまたおもちゃが散乱。東洋医学は片付けるんじゃなく、子どもに散らかさないよう躾を教える、こういう違いのイメージなのかなあ、なんて思ってみました。どちらが根本解決へ向かうかは想像すればすぐに分かりますね。あ、西洋医学を否定したり東洋医学を持ち上げたりとかじゃなく、あくまで私個人の見解ですよ！

西洋医学 × 東洋医学　遠隔鑑別診断

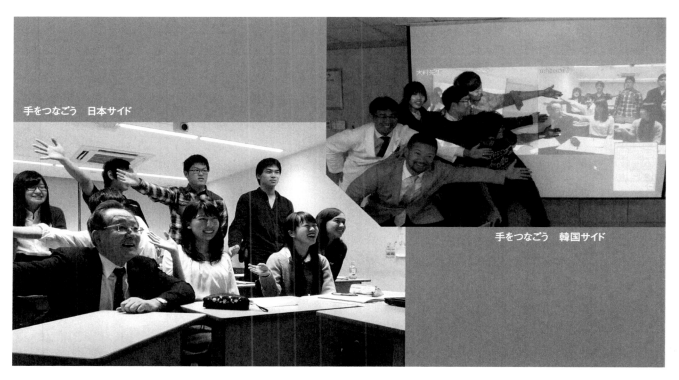

手をつなごう　日本サイド

手をつなごう　韓国サイド

鑑別診断を終えて

大村 和弘

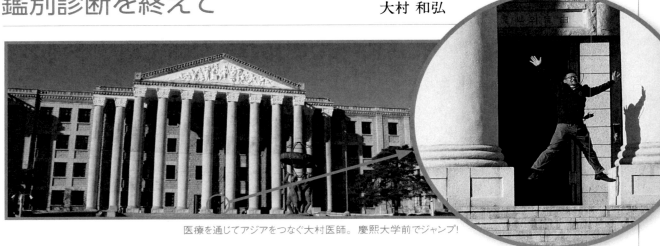

医療を通じてアジアをつなぐ大村医師。慶熙大学前でジャンプ！

今回はアトピー性皮膚炎を題材としました。

昨年の好酸球性副鼻腔炎、アレルギー性鼻炎に引き続き、アレルギー疾患を題材にしたのは、慢性期の疾患に対して、症状を緩和させる為の対症療法がメインの西洋医学に対して、どこまで根治に迫ることができるのか、私個人として非常に興味を持っていたからであります。

韓医学の患者アプローチを見ていると、患者に対して、具体的な食事制限や半身浴など、毎日少しずつできる程度の、自分の疾患に対する努力を診察の間促す場面が多く見受けられます。これにより、患者の意識を自分の病気に対して向けさせるようにしているのだなということを感じました。

自分の病気に対して、しっかりと向き合う事。これができないと、その次の自分の疾患を治すための行動を促すことはできません。これは西洋医学でも、とても大切な事ですが、短い時間で、大変多くの患者を診る事を要求されている日本の西洋医療現場での、「アトピーだから、掻かないようにして、ステロイド塗りましょう」という通り一遍のアドバイスに比べ、診察を通じて性格まで言い当てながら、そんな性格の人は毎日このようなことに気をつけたほうが良いというようなアドバイスを受けることのできる東洋医学は、Nさんも効果以前のところですでに違いを感じたに違いありません。

加えて、今回の韓医学の治療として出てきた鍼と内服漢方薬ですが、鍼は今の身体の状態を改善するために使い、内服漢方薬は症状を取るために使うという分け方も、非常に新鮮でした。

日本において、私たち西洋医師が漢方薬を使う際は、内服漢方薬のみを使用していますが、鍼があっての内服漢方薬と、内服漢方薬しかない中で使用する方法の考え方は、もしかしたら少し違いがあるのではと思っております。

今年は、4時間弱の講義になりましたが、休みも無くお互い活発に意見を言い合う事ができ、集中を切らさず非常に盛り上がった遠隔授業になりました。宋君のように毎年参加してくれる学生さんや、この授業の噂を聞きつけて、試験日前日にも関わらず参加してくれた学生さんもいて、非常に有意義な時間となりました。

来年のテーマは、更年期障害か関節痛を考えております。遠隔授業によって、西洋医学と東洋医学の相互理解を更に深め、また日本と韓国が仲良くなることを祈っております。

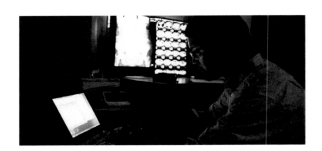

大村 和弘 （おおむら かずひろ）

東京慈恵会医科大学 / NGO 手をつなごう ASIA 代表
1979 年 12 月東京生まれ。東京慈恵会医科大学卒業後、イギリスセントトーマス病院で短期臨床留学を経て、UCLA の短期臨床実習を修了する。タイ、マヒドン大学に在学中、ミャンマーを襲ったサイクロン被災民への支援を行う。2006 ～ 2008 年、NPO法人 JAPAN HEART を通じて、ミャンマー・カンボジアで現地の文化やシステムを生かした医療支援を行いながら、JICA 短期専門家として医療スタッフ育成に従事する。現在は日本での耳鼻咽喉科の診療を行う傍ら、国内、ラオス、カンボジアなどと遠隔コミュニケーション・システムを通じた医療技術協力やアジア諸国の耳鼻科医を日本へ招き鼻科手術技術協力を行っていることに加え、代々木メディカル進学舎（YMS）にて日本・韓国の医学生の教育に携わり、医療を通じアジアをつなぐことに力を注いでいる。

『統合医学概論』翻訳出版に向けて

朴貞境

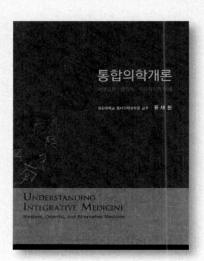

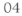

■基本情報

図書名：『統合医学概論』
　　　　〜西洋医学、韓医学、代替医学の理解〜
著者：リュ・チェファン
　　　（慶熙医療院　東西協診センター　教授）
出版社：慶熙出版文化院
価格：100000KRW

■書籍の構成

第1部　統合医学の概要
西洋医学の概要、韓医学の歴史、韓医学の概要、補完（代替）医学の概要で構成されている。
第2部　疾患別統合治療
循環器疾患、消化器疾患、呼吸器疾患、内分泌疾患、神経精神系疾患、婦人科疾患、小児科疾患、皮膚科疾患、眼科疾患、筋骨格系及びリウマチ疾患、歯科疾患、泌尿器科疾患で構成されている。

■書籍の評価

　この本は統合医学概論の全てを1冊に纏めた百科事典と評価されています。

　韓医学及び西洋医学の基礎理論から循環器疾患、消化器疾患、婦人科疾患、皮膚科疾患など合わせて12疾患65種類病症の原因や経過、治療法などが詳細に紹介されています。同じ疾患に関する韓医学と西洋医学の見方とアプローチを同時に捕らえることができ、西洋医学と韓医学の免許を両方持っている著者ならではの臨床経験を生かして執筆しているところが一番の特徴であるといえます。韓医学の治療法が効果的である疾患も紹介しているので、実際東洋医学に関心を持つ日本の医者や医学部生に推薦できる本であると思います。

■リュ・チェファン先生について

　リュ先生は西洋医師、東洋医師の両方の免許を持つ数少ない医師であり、現在慶熙大学韓方病院で一番活発に研究及び教育活動を行っている人物です。慶熙大学研修に参加する日本人学生がみんな医学部生であることを考えると、一緒に仕事をすることでシナジー効果を期待できると考えています。

　金美花先生に紹介をしていただいて、リュ先生にご挨拶をし、本の出版動機などをヒアリングしました。慶熙大学でも西洋医学と韓医学を同時に扱える人がいないため、大学院のテキストとして執筆をお願いされたそうです。もし日本で翻訳出版する機会があるなら、売り上げよりも韓医学の知識を知ってもらうことに意義を置き、積極的に進めてみたいとの話もありました。

　日本への関心も高く、出版意志も高いので理想的な協力関係が作れると考えています。

■Lattice発行人の考え

　2000年にLatticeを発行するにあたり、西洋医学のサイエンスは扱わないが、東洋医学を中心とした代替医療は追求していこうということで、2002年からシュタイナー医療、イランの医療、チベット医療、アーユルヴェーダ、韓医学の聖書『東医宝鑑』などを扱ってきた。

　2013年の夏に『KBS東医宝鑑』上・下を産学社から翻訳出版する機会があり、韓方（韓国の東洋医学）は日本に比べ、かなり進んでいると認識することができた。

　さらに、慶熙大学韓医学部のご協力により、日本人西洋医学生vs韓国人韓医学生のチュートリアル交流（2012年〜）、同メンバー構成による鑑別診断（2013年〜）を継続することにより、その根底を支える医学書が必要と考えるに至った。『統合医学概論』を出版するのは並大抵のことではないが、私としては、2つの企画に必要なものであり、少しずつ翻訳を進めていき、僥倖に巡り合えば、いつか出版できるかもしれないと考える。

西洋医学 × 東洋医学　遠隔鑑別診断

韓国独自のシステム

産後ケアセンター（産後調理院）の体験談

朴 貞境（パク チョンギョン）

産後調理院とは？

産後調理院は出産を終えたばかりのお母さんと生まれたばかりの子どものケアを24時間体制でサポートしてくれる民間施設で、約10年前から韓国に登場しました。

「調理」には「養生」という意味が含まれ、産後の2週間から1か月、すぐ実家や嫁ぎ先に帰るのではなく、母子ともにこの施設で過ごすことが多いです。地域や施設によって価格も異なりますが、ソウルでは2週間で3〜400万ウォンが相場。もちろんホテルのスイートルーム以上の高級なケアセンターもあります。

2014年9月12日午前10時、帝王切開で3.2キロの赤ちゃんに出会った私も、4泊5日の病院生活を経て、退院後は産後調理院に移動しました。日本女優の小雪さんがなんと韓国で出産し、韓国の産後調理院を利用したことで日本でも話題になったのですが、特色のある韓国の出産文化の経験談をここで少し紹介したいと思います。

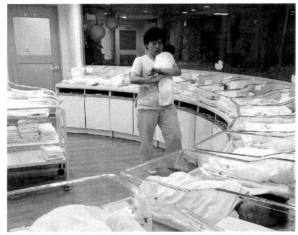

新生児室は24時間オープンです。いつでもガラス越しに見られるようになっていて、安全や事故防止のためCCTVも完備されているのでとても安心です

子どもは？

私が利用したところは20人くらいの産婦が入院していました。もちろん子どもも20人くらいで、基本産婦は個室で新生児は新生児室で過ごすことになります。

新生児室は看護師が6人体制で世話をしてくれます。新生児のケア以外にも母乳授乳がちゃんとできるように授乳姿勢の矯正など親切に指導してくれます。

また週に2回小児科の先生が回診にくるので、子ども達の健康状態をチェックすることができます。赤ちゃんのへその緒（臍帯）もしっかり消毒管理されて、家に帰る前にほとんど落ちるので安心できます。

産婦は？

ここでは出産後の疲れた体を休ませるため、ママ自身のための空間と時間を確保することができます。産後の回復のための健康器具も置いていて、自由に使えます。開いた骨盤を元通りに戻すための器具や、会陰切開した部分の治療と衛生を促進する座浴器、全身マッサージ器、赤外線照射器など、血液循環を促進して患部の治療効果を期待できます。エステ施設も完備しているので指定する時間に美容ケアやダイエットを兼ねた全身マッサージを受けながら、体のむくみを解消できます。

初産の女性を対象とした専門家による教育プログラムも用意されていて、ママたちは自分に合うプログラムを選んで参加できます。ベビーマッサージ、アトピや発疹の対応方法、新生児の応急処置、母乳授乳講義、モビール作りなど、いろんなテーマの講義が用意されていて、自由に参加できます。

仕事が終わった夫たちはここに通って、夜は一緒に

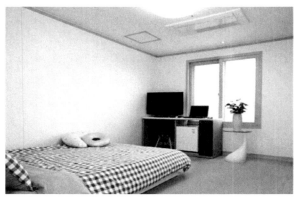

床暖房完備の快適な個室でゆっくり休憩

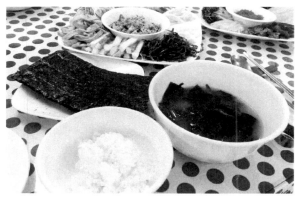

毎日行われる教育プログラム。 充実した一日を過ごせます

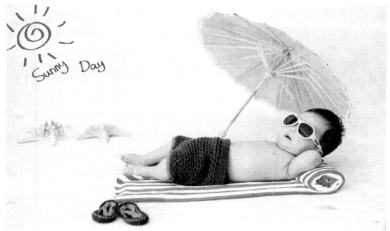

バランスの取れた3食で体力回復!

泊まります。パパのために朝食や洗濯サービスも行われるので、直接出勤することも可能です。

　ここにいる間は掃除、洗濯、料理はすべてお任せ。お蔭様でママたちはゆっくり休みながら、バランスの取れた3食＋2回のおやつで体力をつけます。メニューはもちろん母乳の出が良くなる素材を使って工夫されています。献立も毎日変わり、入院しているママたちと一緒に美味しい食事を楽しめます。

産後調理院の2週間その後は？

　退院直前には退院教育プログラムが用意されています。週末の教育を希望すれば夫と一緒に受けられます。家に帰ってから始まる本格的な育児の前に色んな情報を提供してくれます。その中でも一番有意義だったのはベビーのお風呂実習。ここで赤ちゃんのお風呂に自信をつけた夫は家に帰ってからもとても積極的！素晴らしいですね～♪

　また、提携した写真スタジオで子どもの50日記念写真を無料で撮ってくれます。今後の100日や1年記念日などの成長アルバムに関する商品説明もあって、私は大満足しました。

　最後に、ここで得られる一番貴重なものがママたちのネットワークです。ママたちは2週間の共同生活（教育プログラムや食事のみですが）をしながら、同じ立場にいる同期ママに強い共感を覚えることが多いです。この人的ネットワークが退院後大活躍します。家に帰ってから起きる授乳トラブルや予防接種情報、ベビー用品の購入など初めてばかりのママにとって育児仲間はとても心強いです。月1回の同期会がいつも楽しみです。

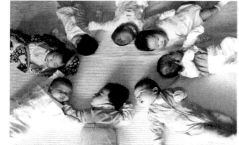

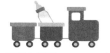

産後調理院で出会ったママと子ども達。とても仲良し!

50日記念撮影のコンセプトは海男です。笑

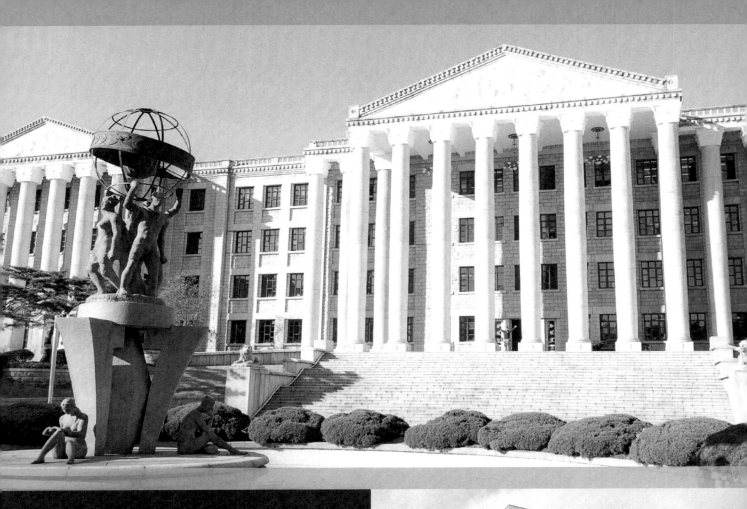

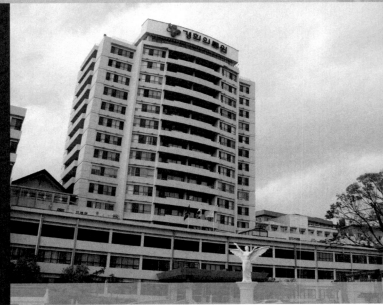

慶熙大学
韓医学研修
2014

2014年11月1日〜3日の文化の日の連休を利用し、今年で第3回となる慶熙大学韓医学研修が行われました。日本からは今年は2名の医学生が参加しました。昨年の開催期間と異なり、各大学が文化祭開催と日程が重なってしまったため日本からの参加者は少ない形となってしまいましたが、その分日韓の学生の交流は深くなったと感じられる充実した3日間となりました。

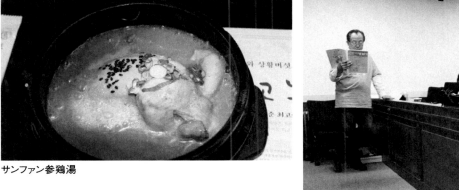

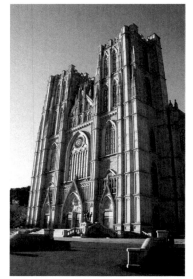

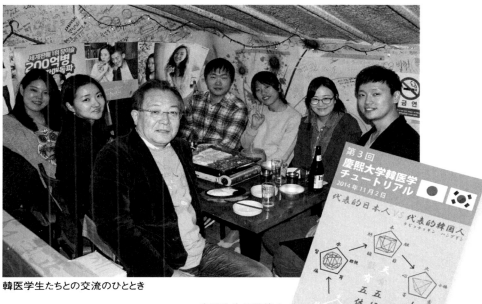

サンファン参鶏湯

市川先生の講義風景

ドラマの撮影にも使われる平和の殿堂

韓医学生たちとの交流のひととき

市川先生の講義で
使われたテキスト

研修1日目〜2日目　韓医学生との交流

東京女子医科大学　李殷先

　1日目の夕刻より研修プログラムは開始となりました。慶熙大学の生徒と顔合わせを兼ねた食事会を行いました。明洞の高峰参鶏湯にてサンファン参鶏湯をいただきました。私自身今回の研修に参加する以前より、ソウルには何度も足を運んだことがあったため、参鶏湯を食べたことも何度もありました。しかしそれでもサンファン参鶏湯というタイプの参鶏湯は今まで聞いたことのない新しい参鶏湯でした。薬膳として食べられている料理であるため、韓医学の国だからこそ、この

ようにアレンジを加えた料理にも変貌するのだと知り、初日の夕飯から韓医学を学びに来たことを実感でき胸が高鳴る気持ちになりました。

　慶熙大学の韓医学科の学生は日本語ができるとは伺っていましたが、驚くほどの実力を持っていて思わず耳を疑いました。留学をしていたことがあるのかと聞くと、ただ日本の漫画やアニメを理解したいと思い勉強しただけだと言うので、一つのことに集中する気持ちと熱意に大変驚きました。自分も海外ドラマに熱中したら英語が話せるようになるのかしら…と想像してみましたが、ちょっと無理そうだなあと感じてしまいました。

2日目は市川先生より講義があり、代表的日本人、代表的韓国人や医のアートについての講義を受けました。教科書的な観点から、文化、芸能に至るまでさまざまな視点で両国について考えるのはとても興味深く、一番近い外国としてより韓国と日本が近づいた関係になっていってほしいなと国交にまで考えは膨らんでいきました。

　授業に集中したあとは学生みなでキャンパス内を見学しました。西洋風の雰囲気を醸し出している図書館や平和の殿堂などは韓国ドラマやコンサートなど撮影でも多く利用されるようで、歴史ある風格が随所に感じられました。歩きながら、慶熙大学の学生に「春はここでサークルの新歓イベントを行っていたんだ」などといった学生生活のエピソードをたくさん聞くことができました。それまでの会話からは日本の医学生に比べて韓国の学生は本当に寝る間も惜しんで勉強をしているという印象があったため、自分たちの学生生活と同じようなエピソードを聞くことができほっとすると同時に、学生同士の距離がまた近づいた瞬間であったなと思いました。

　午後は引き続き市川先生の講義をうけました。韓国のマッ（味）とモッ（粋）についての講義は特に韓国文化の考え方をとてもよく表していると感じ印象に残っています。

　夜の懇親会では会場を移し皆で美味しい韓国料理とお酒を飲みながら、交流を深めました。懇親会会場に

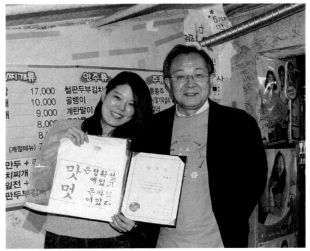

クイズ王として表彰される

て講義中に行われていたクイズ王決定戦とチュートリアル発表の優秀者に賞状と市川先生の情熱がこもったオリジナルTシャツをいただきました。韓医学に重要な考え方である五行がデザインされているものとマッ（味）とモッ（粋）がデザインされているTシャツでした。生活に韓医学の考えが浸透している韓国文化をよく表しており、今回の研修にふさわしいデザインで素敵な研修の思い出になったと思いました。

研修3日目　韓医学を体験

東京女子医科大学　長谷川悠子

　最終日は、日本チームだけで慶熙大学病院で研修を行った。慶熙大学は西洋医学と東洋医学で病院の棟が分かれていて、東洋医学では韓国一の病院だそうだ。

　まず、韓方の調合室の見学をした。独特な匂いが漂う部屋の中には、韓国ドラマ「チャングムの誓い」で見覚えがあるような、韓方薬の名前が書かれた木の戸棚が天井まで壁を覆い尽くしていた。医師の処方通りの

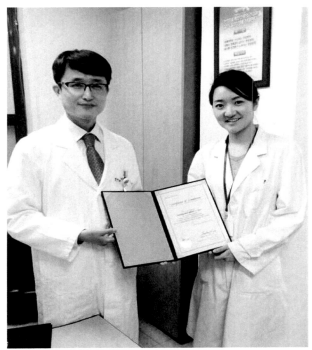

病院研修を終えて

韓方薬を薬材師が材料から調合し、１人分ずつ専用の窯で数時間煮込み１回分ずつ小分けのパックにして患者に手渡されるという。まさにオーダーメイド治療である。

東洋医学は世界から注目を受けており、海外からの患者さんも多いそうで英語やロシア語で診察を受けられる施設もあった。

また、実際に鍼やお灸の体験もさせて頂いた。顔に鍼を打った患者さんは見るだけでも痛々しいが、実際にやってみると見た目ほどの痛みはなかった。お灸は、暖かく二人とも爆睡してしまうほどの気持ち良さだった。午後は神経症状を改善する治療を見学した。検査や画像なしには診断できない西洋医学に比べて、患者さんの脈を診るだけで体質を知ることができ、レントゲンなしに背骨の曲り具合を触るだけで分かる韓方医はより"医者"らしいと感じた。韓方医学というと、体の内側から韓方薬で体質を変える治療を行うイメージであったが、曲がった背骨に対してトンカチのようなもので叩いたり、足を強く引っ張ったりなどの激しい治療も行っていた。

この研修を通じて、鍼や灸の効用や、がんや神経疾患にも韓方が効くなど、今まで知らなかった東洋医学の素晴らしさを学ぶことができた。日本では西洋医学を重要視しがちだが、どちらが優れているかは決められないと思う。この病院では、東洋医学と西洋医学の医師が２人で１人の患者を同時に診察する合同診療も行っていると知り、このようにそれぞれの長所を生かして治療を行えばより治療の幅も広がると思った。

３日間という短い期間であったが、東洋医学という異なった断面から学ぶことができ、実りある経験となった。

交流会に参加して

慶熙大学韓医学部　金 定 賢 キムチョンヒョン

日韓韓医学交流会は去年に続く２年連続の参加です。去年とても楽しい思い出を作れたので、今年もまた参加しました。韓国から３名、日本から２名が参加し、去年より規模は小さくなったのですが、もっと深い交流が出来たのではないかと考えています。市川先生の講義は日韓両国の共通点に気づき、医者としての心得を持つにあたって非常に勉強になりました。特に数学の図形の内容はとても興味深かったです。

日本の友達に会ったら韓医学の多様な長所について沢山話そうと思っていました。韓医学に興味を持ってくれて色々質問もしてくれる彼女らに私も一生懸命説明をしました。交流会が終ってからも一緒に食事をしながら韓国や日本の文化、各国の医学界の現状などについて色々と話をしましたが、時間がものすごく早く経ってしまって、１日では短いと改めて感じました。

来年は交流できる時間を２日に増やして、１日は既存の交流スケジュールを、１日は韓医学の基本内容の講義と韓国の学生が韓医学関連資料などを纏めて紹介できる時間があればよいと思います。それなら日本から来てくれた医学を専攻する学生たちも韓医学の全般的概念をもっと良く理解することが出来、韓医学に深い興味を持ってくれると思います。来年も機会があればぜひ参加したいと思いますし、今後も多くの日本医学生の友達と韓医学について交流し、語り合いたいと思います。

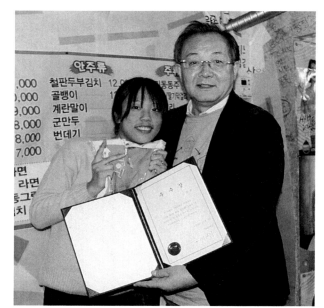

チュートリアル優秀者として表彰される

高神大学 Lattice 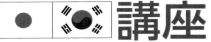講座

日韓テュートリアル 2夏14

藤女子高等学校卒業　長谷川 実奈

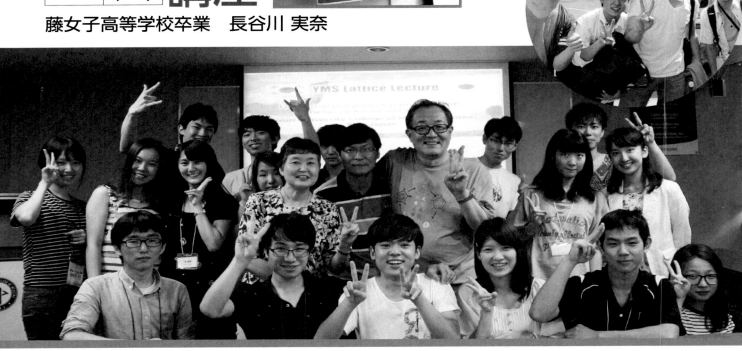

2014年の夏。YMSにとってのビッグイベント… 『2泊3日高神大学研修』が今年も開催された。市川代表をはじめ、YMS生は9名が参加し、実りある2泊3日を過ごすことができた。

成田空港を出発し、金海空港に到着してからバスで高神大学へ向かった。車中では、釜山の景色を眺め、大盛り上がり。この先のスタミナが少々心配なほどだった。

到着後、まずは、2泊3日を共に過ごす高神大学の学生と交互に自己紹介を行った。引き続き、高神大学パク・ウンキ准教授による「発展途上国への医療貢献」のプレゼンテーション。

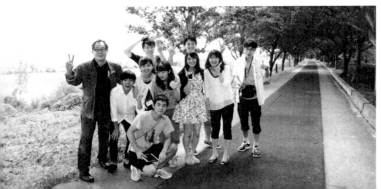

弥生人は洛東江からやってきた

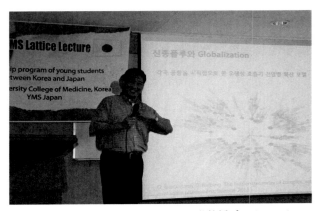

パク・ウンキ准教授プレゼンテーション

その後、高神大学福音病院創設者である張起呂博士がかつて暮らした部屋を見学した。高神大学は、クリスチャンの大学であり、奉仕の精神、隣人愛を心に持った学生を育成している。歴代の学生が訪れた際に、自分の名を記載した歴史あるノートに、我々YMS生9名の名もそこに刻んだ…。

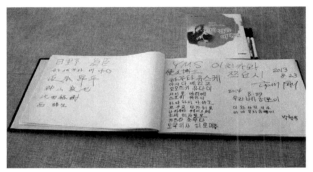

歴史あるノート

翌日のテュートリアルの説明とグループ分けの後、全員バスに乗り夕食へ。待ちに待った韓国料理に大喜び‼ 日本ではひと家族で取り分けるあの≪サムゲタン≫が、韓国では一人一つであるということに驚きを感じた。その後、日韓の交流を深めるべく、釜山の街へと繰り出した。

2日目。いよいよテュートリアル発表の日がやってきた。朝からドキドキだ。っと！その前に、午前中はYMS代表市川先生の流暢な韓国語による講義。テーマは「代表的日本人VS代表的韓国人」。陰陽五行思想、

第7回 YMS Lattice 講座 スケジュール

日付	時間	プログラム
8月29日(金)[1日目]	8:45	成田空港集合
	10:50～13:05	《出国》成田空港→金海空港
	13:45～14:30	金海空港→高神大学・福音病院
	15:00～15:30	高神大学による「開発途上国への医療貢献」プレゼンテーション (玉教授)
	16:00～17:00	生徒自己紹介＋グループ分け＋テュートリアルの説明
	17:00～18:00	張起呂博士の映像と先生の部屋見学
	19:00～	夕食
	夜	日韓交流：テュートリアル①
8月30日(土)[2日目]	午前	YMS Lattice講義 (市川)
	13:00	集合、昼食
	13:30～15:00	テュートリアル②
	15:00～18:00	一人5分 発表
	18:00～18:30	テュートリアル終了、アンケート作成
	19:00～20:00	表彰式、夕食
	夜	自由
8月31日(日)[3日目]	9:00～	自由時間
	12:00	金海空港に集合
	14:00～16:00	《帰国》金海空港→成田空港

日韓のアスリートや歌手、日本の医師中村哲と、韓国の医師許浚など、様々な代表的な日本人と韓国人を比較し、クイズ形式で紹介した。黄順元の「ソナギ」の映像を20分間流し、同時に市川先生は完全に暗誦した韓国語の文章を流暢に発表された。その内容とともに、韓国語による熱意ある講義に学生は皆、心を打たれた。市川先生が用意した景品をYMS生も、高神大学の学生も大いに喜び、学びと楽しみあふれる講義であった。

そして、昼食後、テュートリアル。それぞれグルー

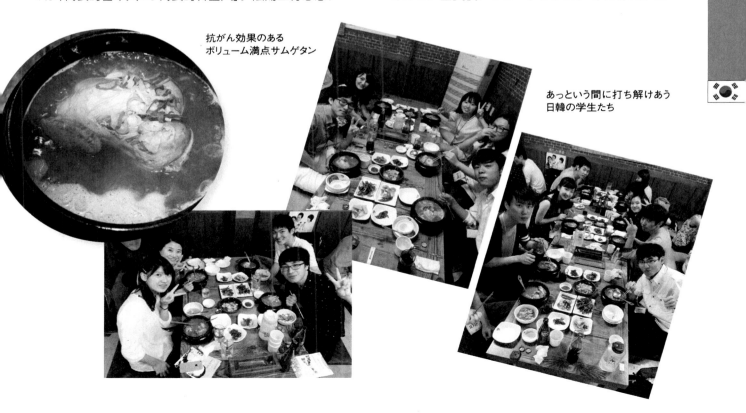

抗がん効果のある
ボリューム満点サムゲタン

あっという間に打ち解けあう
日韓の学生たち

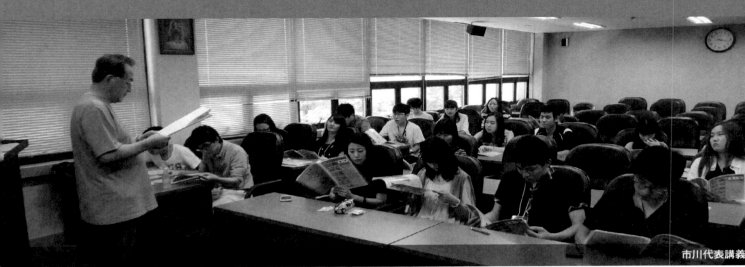

市川代表講義

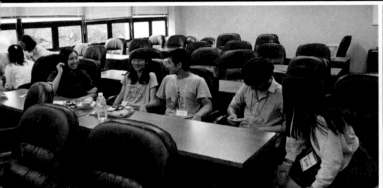

テュートリアルグループ顔合わせ

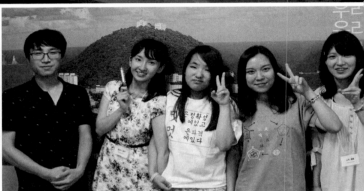

テュートリアル発表入賞者

プ内で2人1組になり、YMS生は尊敬する日本人について、高神大学の学生は尊敬する韓国人について情報を交換し、相手の尊敬する人物を英語で発表した。制限時間は練習も含め2時間、発表は1人5分間であった。

発表後は、産業医科大学の吉井千春教授による講義。「私が歩んできた道〜日韓交友〜」を題に、韓国でのシンポジウム参加や共同研究など、医師として私たち学生に伝えたい思いをお話しされた。

さて、テュートリアルの表彰式は夕食とともに行われた。全員が全力を尽くしたテュートリアル発表を通して、日韓の交友を深め、自分の伝えたいことを英語で相手に伝えることの喜びを感じることができた。学生みんなで「We are the world」を肩を組みながら歌ったことは、一生

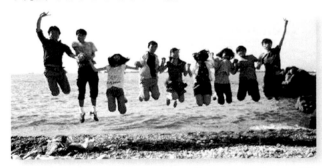

忘れないだろう。そしてまた、これを機に医師となり再会できることを心より願っている。

自由行動の時間にYMS生全員で海へ（このジャンプ写真を撮るのに30カット…青春です）

テュートリアル後記念撮影

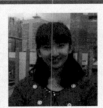

長谷川 実奈 （はせがわ みな）

私は北の大地北海道釧路市の出身です。縁あってYMSに入塾し、無事医学部に進学することができました。ご縁というものはどこにあるかわからない…。これからも人と人とのつながりを大切に、医師として幅広く活躍できるよう日々精進していきたいと思います。「実るほど頭を垂れる稲穂かな」この言葉を心に秘めて…。

参加者の感想

● 北田裕樹 (逗子開成高校卒業)

　今回の講座で自身の英語力のなさを痛感しました。パートナーとの意思疎通のために全て英語でのやり取りになるのですが、相手の考えを聞いて理解して、それを英語で表現するのが特に難しく、思うように発表出来なかったことにとても悔いが残っています。

　一方パートナーの英語力は自分よりはるかに上だと感じました。自分は発表原稿を用意するだけで精一杯だったのに対し、パートナーの発表は原稿には無いアドリブもあり、とても感動しました。

　次に留学する時には、もっと英語を話せるようにこれからの英語の勉強を頑張っていきたいと思います。

● 西勝生 (巣鴨高校卒業)

　高神大学という名前だけを事前に知らされていただけで、どのような場所かも、何をするところなのかも分からずこの講座に参加をしました。

　不安でしょうがない私達に対し、大学の先生方、現地の学生は、とても親切に案内をしてくれました。案内されて分かったことは、この大学がグローバルな人材を積極的に育成しているということ。そこにいる学生も、自国だけでなく、常に世界に視野を向ける意識があり、私も日本だけでなく、常にグローバルな視点で物事を考えていかなければならないと思いました。

　またチュートリアルでは、その場で英語が出ずに非常に苦しい体験をしました。今後このような機会の時のために、英語の会話能力を上達させて、しっかり自分の言いたいことを表現できるようにしておきたいと思います。

イ・スジン (高神大学)

　YMS市川代表の日本と韓国を比較した講義は、日本のことをあまり知らない私にとっても、興味を持つことが出来る内容でした。

　韓国の歴史と文化を尊重していて、日本と韓国間の和合のためにとても熱心に研究をされていて、日本について新たな認識を持つことが出来た講義でした。また、吉井先生の講義では、先生が韓国で過ごす姿がとても印象的で、特に日韓で協力して行われている研究内容についての話が心に残りました。

　日本の学生とのチュートリアルでは、良いプログラムの元交流を深めることができました。「医師になる」という同じ夢を持つ仲間たちと純粋に語り合うことで、有意義な時間を過ごすことが出来たと思います。

　今回このような機会を設けて頂き、今まで以上に広い視野、気持ちを持って勉強していかなければならないと改めて思うことが出来きたことに感謝しています。

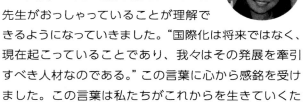 ムン・イェジン (高神大学)

　市川先生の講義は最初は理解するのが大変でしたが、話が進むにつれて、先生がおっしゃっていることが理解できるようになっていきました。"国際化は将来ではなく、現在起こっていることであり、我々はその発展を牽引すべき人材なのである。"この言葉に心から感銘を受けました。この言葉は私たちがこれからを生きていくための指標になるのでないかと思うようになりました。

　市川先生は、日本と韓国の歴史や人びとに対して公平な考えを持っていている方です。先生が用意したクイズやビデオは、長い間持ち続けていた日本の印象を変えるとても価値あるものでした。

　チュートリアルでは、パートナーの事をよりよく理解し、多くの情報を共有し合いながらしっかりと打ち合わせをすることで、プレゼンの準備を滞りなく行うことができた。私が特にすばらしいと感じたことが、それぞれのペアがプレゼンの準備をしている時、全員が自分のパートナーと絆を作っている姿が見られたことです。この姿を見た後のすばらしいプレゼンの数々に、私は感動しました。この場を借りて言いたい。素晴らしい講演会、発表、そしてこの出会いをありがとう。

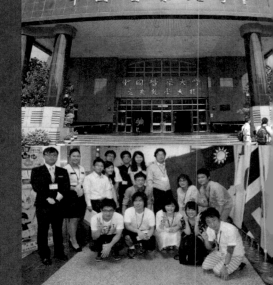

日本と台湾をつなぐ
日台医学部学生
交流会2014

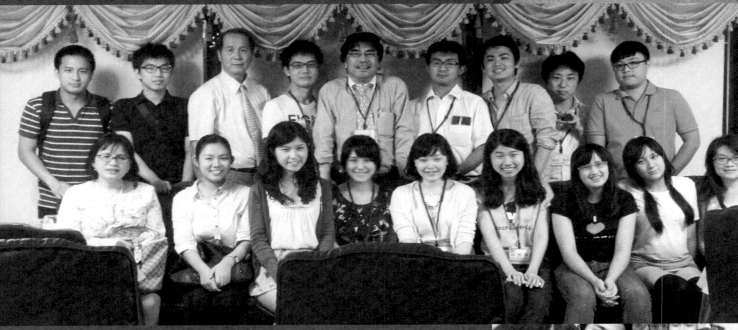

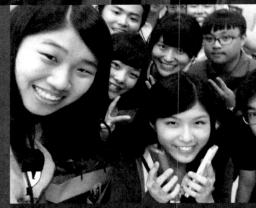

「日台医学部学生交流会」が第3回を迎えた。この交流会は、両
国間の医学部を中心とした国際化を担う若き学生達が、隣人と
して相互理解を深め、両国間の強い信頼のもと、医療面での大
きな発展を将来に期待することを目標に、2012年から始めら
れたものである。今回は2014年8月25、26日に実施され、
25日に台中市にある中国医薬大学で、学生交流会、大学、博
物館及び付属病院見学が行なわれ、26日に中山医学大学で大
学及び付属病院見学が行なわれた。

YMS取締役 寺山 守

中国医薬大学 (China Medical University)

　本学は、1958年に設立された医療系の総合大学で、6学部を持つ。付属病院は分院も含めると5000床を越え、台湾で多くの病院を集中させて運営されている医療センターの1つである。また、本学の大きな特徴として、医学部と並んで中医学部があり、西洋医学と中国の伝統的な中医学の複合的な発展を目指している。薬学部の中にも薬学系と中薬資源学系がある。他に公共衛生学部、健康看護学部、生命工学部を持つ。

交流会概要

　午前中に、大学内にある中医薬博物館を見学し、その後、付属の救急病院と小児科病院を見学した。昼食を学生食堂で取り、午後から第一会議室において講演会と学生討論会が実施された。台湾側は医療系総合大学として、医学部の学生の他、中医学部、薬学部の薬学系と中薬資源学系の学生が揃ってメンバーとして来た。日本側も、医学部学生の他、薬学部や理学部生命科学科の大学院生もメンバーとして参加した。

中医薬博物館

　本学の中医薬博物館は、中医薬展示館 (Life Museum of Chinese Medicine) と称し、2つのフロアを使って展示されている。取り分け歴史的価値の高い書籍や器具、薬品類の展示がなされ、中医学の歴史や広がりが分かるよう示されている。また、生薬の展示も圧巻で、非常に貴重な生薬も多く展示されている。展示館担当者が丁寧に説明して回って下さった。

　本学のように東洋医学を学ぶ専門の学部、学科がある大学を持ち、東洋医学の専門医が一般の医師と並立して医療を実施している台湾の医療は、今後の日本が東洋医学の利点を取り込み、総合的な医療展開を目指すのであるならば、参考とすべき所は多いであろう。両国間で相互に積極的に協力し合う事で、日本の漢方医学、台湾の中医学の発展にさらに寄与できるはずである。

救急病院と小児科病院

　病院機能の集約化がなされている台湾では、病院の規模が大きく、救急科も小児科もそれぞれ独立した一つの大きな建物となっている。中国医薬大学の付属病院では、基本的に西洋医学と中医学が同居し、患者は西洋薬と中医薬を選択することが可能である。また、両方を使う患者も多く、約4割の患者が中医学あるいは中医学と西洋医学を併用して治療を受けているとの事である。

　救急病院は五権附属病院と称し、巨大な12階建ての施設で、地域の救急患者を一手に引き受けている。受付となる1階や地下1階は開放的なラウンジ風で、食堂や喫茶店等が入り込んでおり、救急病院であること

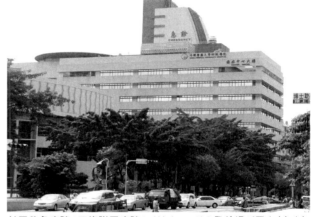

付属救急病院 (五権附属病院)。ドクターヘリの発着場が屋上 (左上) にある

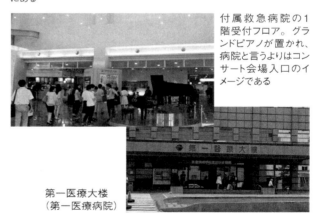

付属救急病院の1階受付フロア。グランドピアノが置かれ、病院と言うよりはコンサート会場入口のイメージである

第一医療大楼
(第一医療病院)

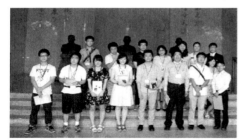

中医薬展示館のエントランスホール

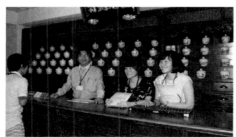

展示物。昔の薬局を再現したジオラマ

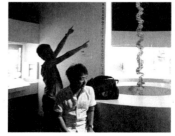

展示物。右側のらせん構造の模型は遺伝子DNAを示している

を感じさせない。屋上にはドクターヘリの発着場をもつ。また、放射線科関連の最新研究設備があり、予防医学研究センターや国際医療センターも置かれている。

　小児科病院は、地下1階から地上11階までのやはり大きな建物で、これら一つが全て小児科となっている。小児疾患の多くのものに対応し、集約化することによって多機能性を発揮させている。中小の病院が多く分散する日本であれば、小児科の単位は一つのフロアかせいぜい小さい病棟であろう。

講演及び学生討論会

　先ず日本側の代表者から大会開催の挨拶がなされ、それに応えて台湾側から記念品が日本側へ贈られた。講演会（シンポジウム）は3部からなり、第1部は災害医療がテーマで、第2部では台湾の医学部教育システムの紹介が行なわれた。さらに第3部は特別講演で、台湾の統合医療供給システムをテーマに据えた発表であった。その後、学生討論会が実施され、両国における医療の現状とあり方について、学生間での意見の交換や討論が活発に行なわれた。

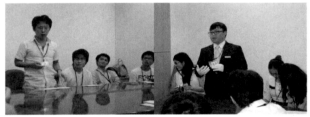

自己紹介風景

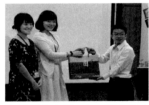

中国医薬大学からの記念品の贈呈

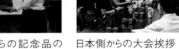

日本側からの大会挨拶

●シンポジウム第1部：災害と医療

1): 日本の地震災害と救急医療
　（寺山　守：東京大学大学院農学生命科学研究科）

2): 日本の災害と医療活動：現状と未来
　（鳥羽直弥：横浜市立大学医学部）

　第1部は、昨年台湾側から要望のあった災害医療についてのセッションである。1番目の講演で、3.11東日本大震災時の医療活動について報告し、さらに、3年が経過した現時点でも、被災地の復旧は不十分であること

や、災害ストレスによる脳血管疾患の急増等、新たな医療問題が発生していること、被災地で働く看護師の3分の1にPTSD（心的外傷後ストレス障害）の懸念がある事等にもふれた。今後、必ずまた来る大震災に備え、今回の災害を教訓に、より多くを学び取る姿勢を保つべきであろう。

　2番目の鳥羽氏の講演は、阪神・淡路大震災、地下鉄サリン事件、3.11東日本大震災、さらに鉄道事故時の際に行なわれた医療活動等について取り扱い、それぞれに見られた問題点を指摘した。

　その後の討論では、直接的な医療現場の話から、トリアージについて、医療チームの協力体制、救援物資の流れ、ドクターヘリの日台での使われ方の相違、軍や自衛隊の緊急時の活動状況、救援要請方法の違い、緊急時の指示命令系統の状況、さらには医学部学生の参入状況等、医療面から政治、経済面に渡って幅広く意見交換が行なわれた。

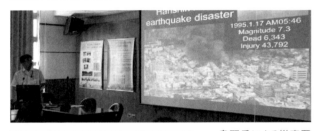

鳥羽氏による災害医療についての講演

講演会風景

●シンポジウム第2部：台湾の医学部事情
　（徐翊庭：中国医薬大学医学部）

　上記演題のもとで、台湾の医学部入試事情や医学部教育の様子が紹介された。台湾でも、医学部への入学は難関である。本講演は、取り分け日本側の医学部受験生にとって興味深かったようで、講演後、活発な質問がなされた。

　台湾には、日本の防衛医大にあたる国防医学院を加え12（国立3、私立8、国防医1）の大学医学部があり、全体の入学定員はおよそ1000人である。医学部への入学希望者は基本的に、1月末に実施される全国統一の「大学学測（National General Scholastic Ability Test）」か、7月上旬に行われる全国大学統一試験、「大

学指考 (National Advanced Subject Test)」を受け、それぞれの結果で合否が判定される。「大学学測」は第6希望まで出願可能で、英語、中国語、数学、社会、理科の合計75点満点中、医学部希望者ならばほぼ満点の73-75点が必要である。7月上旬実施の「大学指考」では、何と第100希望までが認められる。よって、大学や学部を選ばなければ、通常どこかの大学へは入れるとの事である。医学部は、英語、中国語、数学及び理科3科目（物理、化学、生物）が科せられ（「三類組」と呼ばれている）、合計500点中、400点以上の高得点を必要とし、日本と同様に最難関の学部となっている。「三類組」の中での難関トップ10は、国立台湾大学医学部以下、全て医学部か歯学部である。その他推薦入試が実施されているが、推薦入試による定員はどの大学医学部も1、2名のみだそうである。

　台湾では、大学教育に国家が強く梃入れしており、学部間、私立も含めて大学間の学費の差がそれほどなく、年間授業料は国立大学で10万円程度、私立大学でも20万円程度で、日本では信じられないほどの安い金額である。医学部の学費設定も、文系を含めた他学部とほとんど変わらない。

　台湾では9月に新学期が始まる。医学部学生の1年次は、英語、生物学、数学等の一般教養科目が主体であるが、医療現場体験学習等も行われる。2年次になると、生化学、分子生物学、東洋医学等の生命科学の科目が増え、3、4年次で、解剖学、寄生虫学、生理学等の医学専門科目を学習する。これらの教科書は全て英文のもので、授業も英語で行われる。ここの段階で、PBL(Problem Based Learning)等が取り入れられ、人体解剖実習が行われ、また、地域医療実習等も行われる。

　5年次から医師国家試験も年頭に入れた本格的な演習がなされ、内科学、外科学、救急医療等の専門科目を学ぶ。同時に中国医薬大学では、5、6年時に大学病院等でクラークシップ(Clerkship)が、7年次にインターンシップ(Internship)が実施される。台湾の医学部において、医学系は6年制であるが、中医学系は7年制との事である。卒業時に医師国家試験を受け、合格した後PGY (Post-Graduate Year Training) が1年あり、さらにRT (Resident Training)を専門とする分野によって3〜6年間受ける。その後は、専門医試験を受けることも出来る。

　講演では最後に、医学部学生へのアドバイス"Advice as a medical student"として次の項目が示された。

"Improve your English"、"Evidence based thinking"、"Ability to searching database"、"Empathy"、"Asking Why"、そして "Satisfaction" である。

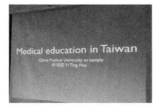
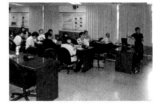

講演タイトル　　　　　　　　徐氏による講演

●シンポジウム第3部：
　台湾の山地医療；統合医療供給システム (IDS) を中心に
　（頼力行：埔里基督教病院山地医療科）

　今回、特別講演として、台湾の山地医療の現状と試みについて専門家の頼力行医師にお願いした。頼医師は中国医薬大学の環境医学研究科を修了し、現在南投県の僻地となる山岳地域で医療活動を行っておられる。詳細は別頁を参照。

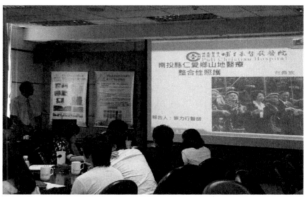

頼医師による特別講演

学生討論会

　日本と台湾はともに、火山、地震、津波、台風等の自然災害が多く、山国であるという共通の地理的条件から、土砂災害が頻発することも共通の事象である。このような両国の国土の類似性や、災害の共通性により、日常的な医療活動、あるいは災害に対する体制や対応策等も意見交換が行なわれた。さらに、健康保険制度では、台湾の「全民健康保険」について解説が行なわれ、「中医学（中国医学）」についても多くの有益な討論がなされた。西洋医学と中医学が並立している。中医学やそこで用いられる中薬にも健康保健が適用される。現在台湾では約6万人の医師と約5000人の中医師がいる。日本でも、現在漢方薬の一部が保健診療での使用が認

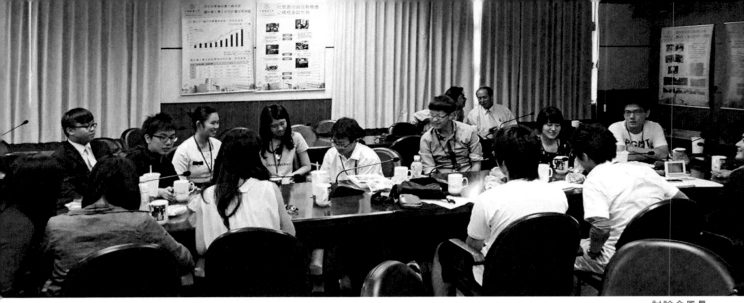

討論会風景

めbr>められており、多くの医師が漢方薬を処方している事も報告された。

その他、日本の分散型医療システムに対する台湾の集中的なシステムについて、医学教育の違い等が話し合われた。台湾と日本は高い経済水準をもち、国民皆保険制である点も共通項である。しかし、日本は台湾よりも相対的に多くの金額を医療に投入しているにも関わらず、良く機能しているとは言い難い部分も少なくない。国際化に限らず、技術や制度、効率化、集約化等と言った点で、台湾を参考とすべき点も多くあろう。

中山医学大学
(Chung Shang Medical University)

本学は、台中市の北西部にある私立医科大学で、東京医科大学と姉妹校提携を結んでいる。1960年に「中山牙科専門学校」として開設され、1962年に「中山医科専門学校」と改称した。現在、医学部、口腔学部の他、医学技術学部、健康管理学部、看護学部、医学人文社会学部をもつ医系の総合大学となっている。付属病院は1966年に開設され、当時は台湾中部で唯一の大学医学部付属の病院であった。2000年には、多くの病院や医療資源を集中させて運営される医療センター（台湾には現在このようなセンターが13ある）の指定を受けた。現在、29の診療科があり、1300以上の病床を持つ。急性、慢性疾患の他、特殊疾病に対応する病床もある。さらに本付属病院は、2006年以降、積極的に海外医療協力を展開し、中国新疆ウイグル自治区、インド、ネパール、モンゴル、モルディブ等へ医師団を派遣している。

担当官と本学学生から、大学内の研究施設及び付属病院を案内して頂いた。また、当日は、学生によるイベントが用意されており、歓待を受けた。

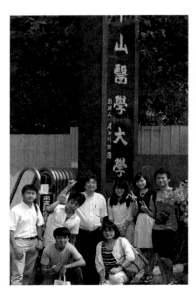

中山医学大学入口

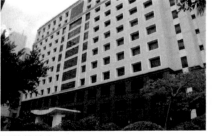

医学部校舎

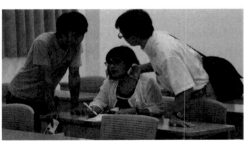

通訳を介しての意見交換

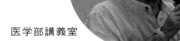

医学部講義室

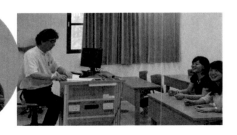

日台医学部学生交流会に参加して ●●

朱鎬男　　　　　　　　　　　(Steve Chu：中国医薬大学大学院医務管理学研究科：中国医薬大学学生会会長)

前回の台日医学部学生交流会では、私は薬学部の学生として参加した。台湾で唯一の中国医薬大学の中医薬展示館を、日本の方々と一緒に見学し、中国、日本、韓国等の東アジア地域が深い関わりを持ち合うことをさらに強く認識した。今回の交流会は2回目の参加となる。私は大学院の医務管理学系（医務管理学研究科）に合格し、今回は昨年とはまた別の角度から切り込むことを試した。つまり、医務管理・経営学の方面から出発することで、台日両国間における医療の場での経験や教訓、知見を討論し、学習、理解に努めた。

災害医療

鳥羽直弥氏の講演から、近年立て続けに起こる災害に対して、日本の医療の方策と成長を理解した。これらの災害は、いつでも、どこの地でも生じ得ることで、災害発生後の災害医療の実施に際して、統合性の重要性や複数の救護ステーション間で良好な疎通と共同が必要であることが理解できた。救護ステーション間での疎通が不十分であると、医療資源の不均衡が起こり、沢山の無駄が生じる。これまでに生じた多くの不幸な災害に対して、日本は相互に支え合い、国際間での、あるいは国内からの多くの援助のもとに、難関を乗り越えて来た。そして直ちに立ち直り、以前のように国際経済上での重要な役割を果たしてほしいと思っている。

世界の多くの災害を見ると、私達が災害から受ける影響の規模がますます大きくなっている。直接的な傷害（地震や森林火災等）はもとより、間接的な傷害（放射能汚染や事故による原油漏れ等）も世界の人々の健康や社会そのものに大きな影響をもたらしている。これらの事柄について、次の二点を指摘しておきたい：

第一に、科学技術の著しい発展により、地球は現在一つの地球村となった。交通網の発達による輸送の便利性や政治・経済の影響が、疾病災害の蔓延に繋がり、現実に世界に蔓延している。それ故、一地域の災害を軽く見ず、地球規模の大問題に広がる可能性がある事に注意を寄せなければならない。例えばウイルス感染、海洋汚染や大気汚染等、全て私達が注意を傾けなければならない問題である。

第二点として、科学技術の急速発展により、著しい環境破壊が引き起こされている事である。自然の反駁もまた強烈である。大工業国家と新興国家による大気への汚染物質や工業廃水により、地球の気候をも変動させると言う大きな危険を生じさせている。温室効果により高緯度地域の氷や氷河が溶け、海水面が上昇し、海に面した平坦な国家が滅亡に到るような困窮にさらされている。映画でも良く出て来るが、人類が自然環境を破壊させた後、自然は元に戻ろうとする。しかし、その反発が逆に私達に災害をもたらす。私達はその事を深く考えなければならない。

このように、災害は全地球的となっており、その防止策や災害後の方策も全地球的である必要がある。

今回の交流会において、私達は、これからの災害の範囲が今まで以上に大きなものとなることを理解した。そのため、災害時の救急医療として、より組織化された統合医療チームを結成し、多くの各分野の専門家がチームのメンバーとして加わって行く方が良いだろう。さらに、各国間での共同がなされ、医療資源が統一的な指揮の下でうまく分配されるシステムを設立し、人々の福利の最大化を目指すと同時に、受傷者の割合を最小に留める必要がある。これらの事は、私達全員の共通の努力目標であろう。

IDS統合医療供給システム

今回の交流会では、IDS統合医療による僻地医療システムで有名な、頼力行医師が招かれた。

台湾は、土地が狭く人口密度が高い。ただし、人口密度は不均一で、大多数の人口と資源は都市域に集中している。農村部はその逆となり、取り分け高海抜の山地での医療提供はさらに低い状態にある。以前は、小さな疾病を治療するために、多くの人々が山稜を越えて行かねばならなかった。そのため、大きな病院では、いわゆる僻地医療計画を開始し、定期的に医療チームを台湾の深山へ向かわせた。台湾社会に、より高い医療価値を創造するために、若い医師達が僻地医療に前向きとなるように、鼓舞激励も行った。ただし、私達は過去の経験から、医療資源が社会に対して均衡の取れた分配が出来ないと、最初にぶつかる問題として、医療品質の低下を引き起こす事を良く知っている。これらの不均衡は次第に本来の状態に戻って行くだろうが、戻るまでには随分と時間がかかる。人権、健康、医療業務と言った理念についても、IDSにとって、常に考え続けて行くべき非常に価値の高いものである。

台湾では毎年、大きな病院による僻地業務のほか、少なからずの医師及び学生が短期の医療チームを作り、僻地へ入り込んで行く。中国医薬大学でも、多くの診療チームが毎年、夏期、冬期休暇中に、衛生教育や診療のために各郡村へ出向いて行く。医療チーム間での相互学習以外の場においても専門知識を高めて行く努力を行うほか、地域の文化や伝統を体験し、人文系の教養力を深める等、将来、社会にさらに貢献出来る人員となれるよう、自分自身を高めて行く。

最後に、寺山守博士並びに通訳の寺山美慧氏に感謝する。医療関連の学生を連れて幾度も台湾に来られ、各地で交流会、学習会を開き、私達に多くの益を授けて下さった。異なる文化や社会背景により、一つの事象に対しても台湾と日本とで、見方や考え方が異なると言う事が理解できた。この事は同時に、それぞれの不足する部分を認識することに繋がり、さらに学習努力を行う意欲を沸き立たせてくれるものであった。

これからもこのような機会を作られる事を続けて下さり、台湾と日本の仲間が一同に学習し、切磋し、会話と実見によって経験と実力を累積させて行けると良いと思う。未来において、医療と全ての人々の健康が、より良いものであることを切望する。

原文は中国語：翻訳　寺山美慧
(Translation by Mandory Terayama-Shih)

朱 鎬男 (Steve Chu)

1989年台湾高雄市生まれ。
高雄市立高雄高校卒業後、中国医薬大学薬学部に進学し、現在同学大学院医務管理学研究科に在籍中。

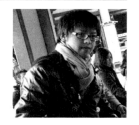

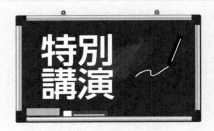

台湾の山地医療；
統合医療供給システム (IDS) を中心に

頼力行（埔里基督教医院、山地医学科主任医師）

頼力行医師による特別講演の内容を、実況に即して以下に示した。台湾に於ける山地の現状と、医療の取り組みが伝わって来るものと思う。ただし、読者の皆様への読み易さに配慮し、翻訳に際して若干表現を変えた部分もあることをお断りしておく。

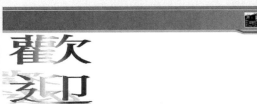

日台醫學系學生交流會　會員
中國醫藥大學　　　　母校師生

蒞臨指導

皆さん、こんにちは。日本からの学生の方々、ようこそ台湾に。そして、参加していただいた母校の先生と学生の皆様、今回の日台医学部交流会開催をとてもうれしく思います。

日本はアジアで際立った先進国で、特に工学と医学分野は優秀です。この交流会を介し、私達にご指導いただけると幸いです。本日、私が講演するテーマは二つの部分からなり、第1部は「台湾先住民の紹介と健康について」で、第2部は「南投県仁愛郷の山地医療におけるIDS計画について」です。一言で言うと山地における不健康への対策についてです。

第1部

では第1部を始めます。この部分は次のとおりの概要です：
1) 台湾先住民の紹介、2) 台湾の人口分布、3) 先住民の人口統計、4) 先住民の健康状態。

台湾の民族は次のように構成されております。西暦1500年頃、大陸からやって来た漢族の閩南人74％及び客家人12％。1945年の敗戦後、大陸から撤退して来た外省人12％、そして2.24％のみが先住民です。

先住民の起源には2つの説があります。1つは大陸説で、一旦大陸に到達した後台湾に来た。2つ目は漂流説で紀元前5200年前後に太平洋の各所から台湾にたどり着いた。

日本統治時代では、台湾先住民は9族に分けられていましたが、台湾では今日、16族に分けています。日本人研究者の区分は人類学的にしっかりとしており、正確だと思います。後から増えた7族については、資源の獲得を目的とした政治、経済的な臭いが強いのです。

日本時代の先住民は「高砂族」と呼ばれていました。さらに

平地に住む「熟藩」と山地に住む「生藩」に分けられていました。戦後は「山地同胞」と呼ばれ、さらに「平地同胞」と「山地同胞」に分けられ、現在は「原住民注1)」と呼び、「平地原住民」と「山地原住民」に分けられます。最も人口が大きいのはアミ族、で全先住民の37.4％、最も少ないのは、今年（2014年）の7月に先住民族として16番目に認定されたラアルア族で、わずか400人です。先住民は中央山脈を中心に48個の郷鎮区に生活しています。

先住民と非先住民の年をおっての人口数、性比、年間増加率を見ますと、2011年に台湾の総人口は2400万人、先住民はわずかに2.24％の52万人です。性比は先住民は95.9、非先住民は100.7、人口の年間増加率は1.5と0.2になります。人口ピラミッド図で比べてみますと、2006年と2011年で先住民の人口の差は大きくなく、2011年の先住民の45〜64歳の人口が増加し、10歳以下の年齢層の人口が減っています。2002から2011年で先住民の人口は、0〜14歳は減少しており、15〜64歳の人口は増加、老人の人口は変わらずで6％程度です。まだ高齢化には到っておりません。先住民の結婚状況は、ここ6年間の15歳以上での未婚及び離婚人口が少しずつ増加しており、晩婚現象が見られます。

先住民の居住場所の変化については、2006年で都市に住む者は39.1％でしたが、少しずつ増加し、2013年には45.1％になりました。その反面、山地に住む者は減少し、2006年の33.6％が2011年には29.6％になっています。居住区域については、ここ6年間で台湾の北部区域ではわずかに増加し、東部区域では低下しています。

2011年の先住民の人口と非先住民の年齢・性別による比較では、先住民の55歳以降は明らかに性比が下がり、女性が多く、男性が少ないことが明らかです。2011年の先住民と非先住民の年齢ピラミッドでは、どちらもおよそ30歳で分岐点があります。30歳以前は男女に関係なく非先住民は多く、30歳以降ではその反対になります。

2011年の先住民の全国平均余命は男性で66.1歳、女性で75.3歳、全国の平均余命の男性76.0歳、女性82.6歳と比較すると男性で9.9歳短く、女性で7.3歳短い状況です。2013年の台湾人の平均余命は、男性で79.90歳、女性で83.30歳です。日本人の平均寿命は男性80.21歳、女性86.61歳です。日本の女性はここのところ世界一の長寿で、男性でも世界第8位です。これは日本が大いに誇れることでしょう。

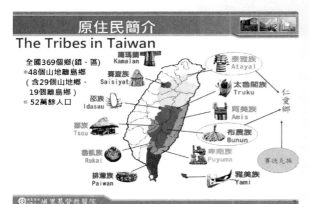

台湾の先住民の分布様式

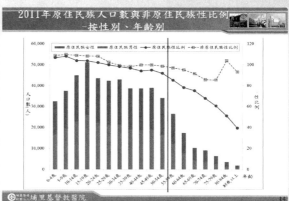

先住民の年齢・男女別人口と、先住民と非先住民の性比の比較。先住民では 55 歳以上で、明らかに性比が下がり、男性が少なくなっている (2011 年データ)

先住民の主要な死因と死亡率を示すと、2011年の先住民の十大主要死因として、悪性腫瘍が19.1％で最も多く、続いては心臓疾患が11.5％、慢性肝臓病肝硬化9.0％となります。死亡数については一年前と比べて、慢性肝臓病肝硬化が事故傷害と入れ替わるほかは変わりません。非先住民と十大死因を比べると、非先住民に対して先住民が高いものとして心臓疾患が挙げられ、先住民は10万人当たり100.7人であるのに対して非先住民は47.2人で、その差は53.5人にもなります。慢性肝臓病肝硬化は10万人当たり62.9人で、非先住民は15.6人、その差は47.3人となります。事故傷害では、先住民は10万人当たり66.8人で非先住民は23.2人、差は43.6人となります。

台湾人の2013年の十大主要死因の順位を示すと、悪性腫瘍が第一位、その次に心臓疾患が来て、続いて脳血管疾患、糖尿病となります。悪性腫瘍の内訳は、多い方から (1) 気管、気管支と肺癌、(2) 肝臓と肝内胆肝癌、(3) 結腸、直腸と肛門癌となります。2011年の先住民の死亡者平均年齢は59.9歳で、1年前よりも0.1歳増加、4年前よりも2.0歳の増加です。詳しく見ると、慢性肝臓病肝硬化による死亡者の平均年齢は48.0歳、事故傷害死亡者の平均年齢は44.3歳です。この2つは若い人に多いと言うことになります。

先住民の事故傷害による死亡率は非先住民より高く、約2倍以上もあり、とりわけ男性で問題です。事故の類型を見てみると、運送事故が最も多く、不注意転落が次に多い状況です。先住民の男性の2011年の転落による死亡率は10万人当たり21.7人。一方非先住民では1.7人で、この差は11倍にもなります。この差は毎年見られます。

全国人口において、事故傷害による死亡は死因の第6位に位置しますが、先住民では第2〜4位の死因になります。2009〜2011年の先住民の事故傷害死亡数の分布を見ると、私がいる仁愛郷は非常に高く示されます。2009〜2011年の先住民の事故傷害死亡数の原因を見ると、交通事故と高所からの転落が最も多く示されます。

15年前の私が信義郷衛生所の主任であった時の事故の分析表を見ると、人口1万7000人の中で、10年間で330人が事故

傷害で死亡しています。やはり交通事故と高所からの転落が最も多く示されています。事故傷害の平均死亡年齢は、非先住民の男性で約51歳、女性で58歳で、先住民と比べると約10歳も高い数字になります。以上、先住民と非先住民を比べると先住民の事故傷害の問題点がとりわけ高く、死亡率が高いだけではなく、死亡者の平均年齢が低く、社会面で考えた場合の損失も大きいと考えます。

先住民の自殺死亡数は2011年で72人、主要死因の第12位です。10万人当たりの死亡数は13.4人で、女性より男性の方が多く見られます。南投県信義郷の自殺分析表を見ると、1万7000人中10年間で75人の自殺者があり、農薬によるもの、首つり自殺が最も多く見られます。先住民と非先住民との自殺者の比は54：21で、先住民の日常生活が不安定で、精神面にも及んでいる事がうかがえます。

台湾の医療保険について見てみると、1995年に「全民保険」が始まり、現在98％以上の人が健康保険に加入しています。先住民で、2011年に治療を受けた人数は46万3595人、医療件数は777万4510件でした。医療費は10504百万点となります。もちろん人口の関係で、これらの数字は全国の約2％にあたるものです。先住民の2011年の受診率は89.7％、分野別に見ると、外来は89.1％、入院が11.1％、その他27.1％は救急外来を受けたものです。外来の中で、西洋医の受診率は最も高く87.3％、歯科医が31.7％、東洋医は23.0％で最も低く示されております。また外来では、上呼吸道感染と胃腸疾患を除くと、皮膚、骨格関節疾患が最も多い状況です。その中で、痛風患者は非先住民よりも5〜6倍も高く示されました。痛風は太平洋ポリネシア族群に含まれる先住民に多く、まず血液中の尿酸濃度がもともと比較的高く示されます。私の実証研究でもこの現象は証明されました。信義郷民2565人を対象とした尿酸値平均は7.01ml/dlで、男性と先住民は女性と非先住民よりも高い値が示されます。

私の第1部はここまでです。ありがとうございます。何か質問か討論をしたい事があれば、どうぞご遠慮なく、宜しくお願いします。

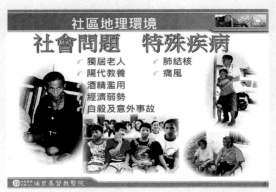

先住民の健康問題には、教育、経済等の社会問題とそれらにリンクした特殊疾病が強く関わってくる

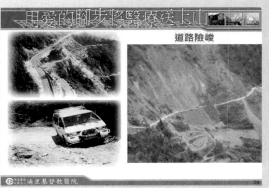

「我々の仕事は、自身の足を使って医療を山に持ち上げて行くこと」と頼医師は言う

第2部

　それでは第2部に入ります。健康問題の対策は南投県仁愛郷の山地IDS[注2）の問題でもあります。ここでの講演項目は次のようになります。

1）先住民の主な健康問題、2）埔里基督教病院と仁愛郷衛生所の紹介、3）先住民の健康問題の対策：山地医療IDSの南投県仁愛郷の例、4）IDSの実施、5）討論。

　先住民の主要な健康問題を総合的に見ると、社会問題と特殊疾病の影響が現れて来ます。先住民の健康状況を3つの文字で分かりやすく示すと、それは「愚」、「貧」、「病」です。つまり1）知識水準が低く、2）経済的な弱者で、3）病気になりやすい環境に生活しています。

　これらに対する対策は当然、1）知識を増す（教育）、2）富を増す（農工）、3）予防と治療、です。私達は富を増す事に対しては幇助の仕様がありません。しかし、衛生教育により知識水準を高める事はでき、疾病の予防と治療はもちろんできます。

　これから私が住んでいる地域を紹介します。仁愛郷は南投県の山岳地域の一部で、台湾の脊梁山脈の中程にあります。総面積は1273.54平方メートルで、これは彰化県の面積を越えます。台湾第二の大きな先住民の住む郷です。広大で地勢は険しく、大部分が山地で占められています。海抜は400mから3600mまであり、15の村に33の集落が点在します。輸送のための交通手段は産業道路に頼っております。ただし、土質は柔らかく、雨期の台風や地震でしばしば道路は破壊され、中断します。緊急医療の際には影響がでます。

　本郷の人口は、民国102年（2013年）12月の段階で1万5585人です。郷の中心は霧社で、ここには日本の保健所に類似した「衛生所」があります。先住民は郷全体の人口の79.6%を占め、セイダッカ族が41.9%、タイヤル族が20.2%、ブヌン族が17.5%です。非先住民は20.4%で、漢族、バイ族、客家（ハッカ）族などです。

　衛生所の仕事は、医療活動の他に、保健、防疫、医療行政、薬理行政等の公共衛生もあります。約30人の職員がいて、その中に3名の医師がおります。衛生所は各村に設置されており、これらを連合させて機能しております。

　現在、私が勤めている埔里基督教病院を紹介します。戦後、欧米人が台湾中部の埔里に宣教に来ました。そこで多く目にしたのは、ひどく痩せて皮膚の乾いた、黒い先住民達で、咳の止まらない子どもを背中に背負い、埔里へ医療を求めて向かう姿でした。ただし、彼らは全くお金を持っていませんでした。そのため、1950年にこのような先住民のために「基督教山地中心診療所」が設置されました。それは少しずつ大きくなって行き、現在の規模に達し、日本の大阪の「淀川キリスト教病院」と姉妹提携を結んでもいます。

　1956年には埔里地域の肺結核や小児麻痺患者のための「埔里基督教療養院」が設立されました。山地医療は埔里基督教医院の主要目標の一つです。頻繁に足を使って医療を山に持ち上げて行くことが我々の仕事です。

　日本統治時代の山地の集落の医療は、もっぱら警察が行なっておりました。戦後、先住民の医療は主に衛生所が担当しております。ただし、これらの地域は広大で、交通は不便で、さらに医師の数も限られております。そのために宗教団体も不定期に無料の医療を山地で行なうこともありました。各医療単位がそれぞれ単独で実施するために、横の連携はなく、一つの集落で医療が重複することがある一方、ひどく不足することも多々ありました。医療を統合し、システム化することが必要でした。1995年に国民保険制度が実施され、その5年後に、このような統合によるシステム化が始まりました。いわゆるIDSです。埔里基督教病院が執行の中心となり、仁愛郷の衛生所、当地の開業医と医院が統合して、役割を分担しつつ山地医療を展開します。

私達の方式は次の通りです：

1．仁愛郷での24時間の緊急医療体制を保持
2．リハビリテーション科、整形外科、心臓科等の専門医療の増設
3．精神科の病人管理業務の実施
4．統合型の予防保健、衛生教育、自宅視察や訪問
5．肺結核や赤痢等の伝染病の防治
6．村人による疾病管理業務のモデルを力行村に設立

　私達のチームは主な村への診療として、週に少なくとも2度

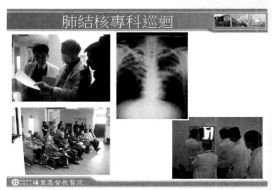

肺結核専科医による山地巡回医療

医療面から山地の人々の生活を守るために、1）僻地住民の医療を受ける権利の保障、2）山地住民の健康促進、3）全人医療の実践、が必要である

の巡回診療を行なっています。最も遠い所では車で2時間程度かかります。専門科の巡回医療として歯科、眼科、整形外科、精神科、感染科、リハビリテーション科、小児科等があります。

私達は衛生福利部（日本の厚生労働省）の健保署と国健署による成人検診、児童検診、子宮癌検診、口腔癌、大腸・直腸癌等の予防検診も実施しています。予防は治療に勝ります。糖尿病、高血圧、高脂血症、高尿酸症、B型及びC型肝炎等の慢性病において患者の個別管理を行なっています。

長期に床に伏している患者、癌の末期患者あるいは重篤な病気の患者においては、障害があり、体が不自由で動かすことが難しいことから、医師がグループを率いて、自宅での訪問診療を実施します。

私達は住民の知識水準そのものを上げる事はできません。しかし、衛生教育を行うことはできます。教育の内容は、その地区で流行している疾病と住民が必要とするもの、例えば慢性病の健康講座、救急の常識と基本技術の訓練等です。禁煙、禁酒、禁ビンロウ（檳榔；かみたばこ）のアドバイスは重要な仕事です。部落住民の飲酒後の失態は多いです。

私達が2006年に法治村のブヌン族と力行村のタイヤル族の成人697名について調査した結果、飲酒率はそれぞれ、73.2％、63.4％で、アルコール中毒及び準アルコール中毒者率は37.5％と18.8％を示しました。私達は飲酒の習慣を節制する事を浸透させるための活動を実施し、一定の効果を得ております。

住民の不健康な生活を変えることは非常に重要です。ただし困難でもあります。健康に影響する要素は、生活様式が48％も占め、ほぼ半分です。しかし、私達の健康保護に関する事柄はわずかに10％を占めるだけです。

山地では、私達は救急機材と医薬品を準備しており、直ちに一次救急作業に入れるようにしています。たとえば酸素、血圧上昇剤、インスリン、毒蛇や破傷風の血清等を準備しています。以前、村長を務めた人が農薬を飲んで自殺を図ろうとした際に、救急に立ち会ったことがあります。この時は直ちに119番連絡をし、霧社において、下から上がって来た救急車に、一次救急を行った患者を受け渡す救急転送をしました。一次救急医療後は、設備の整った救急車の他、時にはヘリコプターで患者を輸送します。

台湾は毎年台風に襲われ、大きな被害が出ます。私達はその時の救護活動にも尽力します。

専門の職員の質的側面として、私達は山地医療に秀でた人物を望みます。一般医療教育を受けることはもとより、高級心臓救命術（ACLS）、急診外傷訓練（ETTC）、初級救護技術員（EMT1）等の資格の取得も希望します。私達は医学部を卒業した後、一般医学訓練計画（PGY1）の訓練を受けた後に、基層医療の修得と山地部落文化の体験を受けます。また、中国大陸陝西省の「プライマリーケア医養成計画」の訓練に参加したりもします。一方、中国大陸から私達の山地医療の実践を参観に来ます。山地医療と地区にある各機関は相互に緊密に連携がとれており、効率良く機能しています。2000年の住民の満足度は95％以上を示しました。これにより「第21回国家品質賞」を獲得しました。また、「衛生福利部中央健康保健署社区医療服務賞」を頂いてもおります。これらのことから、山地医療の試みが実施地で評価されているものと思います。

私達は、今後多くの方々の団結によって山地医療が浸透して行くことを希望しています。

これで終わります。皆様方、ご傾聴下さりまして、ありがとうございました！

（日本語訳：寺山　守・寺山美慧）

注1）：「原住民」は日本語では一般的に差別用語となり得るが、台湾では差別的な意味合いは全くなく、日本語の「先住民」に近い。むしろ古くから居住している誇りが含まれる現地語となる。

注2）：IDS: Integrated Delivery System。日本語：統合医療供給システム。

頼 力行 (Li-Hsing Lai)

1952年台湾南投県生まれ。高雄医学院医学系（高雄医科大学医学部）卒業。中国医薬大学環境医学研究科終了（医学修士）。南投県信義郷衛生所所長を経て埔里基督教病院山地医療科主任医師。

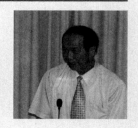

日本と台湾をつなぐ日台医学部学生交流会2014

チェ・ゲバラ像。革命家として
名なチェ・ゲバラだが、医師で
あった。医学生時代に南アメリ
中をバイクで旅し、貧困にあえ
人々と、それらの人々を搾取す
人という構造に疑問を抱く。そ
後の政治家としての国際舞台で
の発言にも、国家間の搾取行為
への批判が見られる。キューバ
の政治家という立場を捨て、ボ
ビアで革命のゲリラ戦に参加し
一革命家として生涯を全うした

"理想郷" は存在するのか

慶應義塾大学医学部　富澤佑起

HASTA
LA VICTORIA
SIEMPRE

僕は再受験を経て今は医学生として過ごしている。　再受験する前は国際関係を勉強していた。ある日アメリカ外交についてのレポート課題が出され、よくよく調べてみるとアメリカ合衆国のひどいやり方が見えてきた。自由や民主主義といった誰もがひれ伏す美辞麗句を振りかざし、その裏では諸外国親米派への武装協力と各種工作にせっせと精を出す…。圧倒的な武力の前に、そんな薄汚さを批判できる国はなかったが、唯一キューバという小国だけは社会主義政権を維持し続けアメリカ合衆国に堂々と反意を示していた。これが僕とキューバの初遭遇であった。キューバ革命の本を読んでとても興奮したのをよく覚えているが、僕の頭の中でキューバといえばカストロであってゲバラではなかった。僕はひょんなことで医学部再受験を決めたが、チェとはなんの関わりもなかった。ゲバラが医者だったというのをしっかりと理解したのは医学部受験を決めた後でさえあった。その後僕は吉田太郎さんの『世界がキューバ医療を手本にするわけ』という本を手に取り、キューバの医療面に注目し始めた。もともとキューバに興味があり、そして医学部に進んだからこそこの本を手に取ることができたと思っているが、医学生の時期にこの本を読めて僕はとても幸運であると感じている。この本は自分の知っている"医療"をこれ以上なく相対化してくれたので、キューバファンのみならず薦めたい一冊だ。世界各国の GDP を一つの軸、健康度をもう一つの軸として平面図を作ると、ほぼすべての国が GDP と健康度の比例関係を示すのだが、キューバはこの法則から大きく外れているのである。キューバの医療は異常だ。キューバはすべての国民が無料で医療を受けられることが当然でなければならないという方針を持っており、1960 年以降ひたすらに国民の健康を確保すべく奔走してきた。実験的な政策も臆さず行ってきた甲斐もあり、どんな山奥に住んでいても医療は確保されており、日本で騒がれる医療過疎は存在しない。徹底した予防医療の成果により、日本で流行っている感染症が、キューバでは撲滅宣言されている。諸外国へ医師団を派遣するなど、国家的に国際保健への意識が高い。そんな国、キューバに一度は行ってみたいと思っていたが、それがついに 2014 年 3 月に実現した。

吉田太郎さんと出会い、キューバへ

　僕はキューバ友好円卓会議という団体の主催するツアーに参加し、キューバへ渡った。キューバ友好円卓会議というのは、"キューバとの友好をさらに発展させるために、キューバに関心をもち、友好促進を願う人々が一堂に会して情報を交換し合う"団体で、キューバに興味があった僕は数年前からこの会の会報誌をとっていた。この団体は年に数回キューバの専門家を呼び講演会を開いており、チェ・ゲバラの娘、アレイダ・ゲバラの講演会も何度か企画している。この団体が 2014 年 3 月に「キューバを見る聞く知るツアー」を企画したのを会報誌で知った。いわゆる旅行会社の企画するツアーとは全く様相が異なり、ある程度キューバを知った人のみを強く惹きつける内容であった。僕はとても興奮したが、35 万円近い旅費がかかることを知り心のなかで二の足を踏んだ。

　二の足を踏んでいた足がどいたのは、2013 年末、キューバ友好円卓会議の 10 周年記念パーティにおいてであった。会報誌でそのパーティにあの吉田太郎さんがゲストスピーカーとして登場することを知り、キューバ医療を知り学ぶにはどのような方法がベストなのか相談できると思い、パーティに足を運んだ。運良く、僕はそのパーティでじっ

キューバの田舎はのんびりとしていて美しい。首都ハバナは街全体が世界遺産として登録され、スペイン支配下の歴史的な趣きが市街として保存されているが、旅行客とそれを取り巻く喧騒は華やかでは済まない

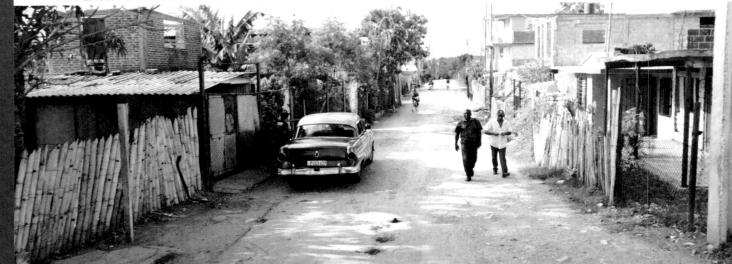

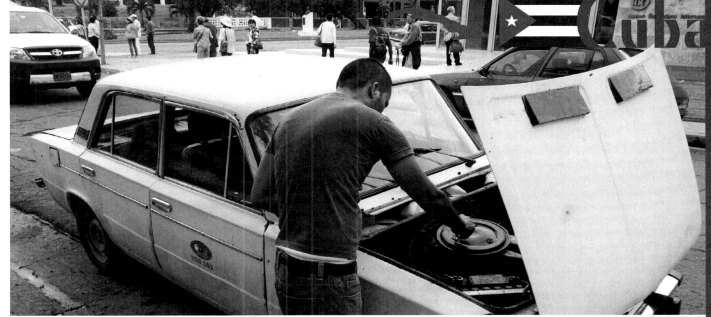
街中で車を修理するキューバ人。ハバナには旅行客用のキラキラのクラシックカーが走るが、それ以外の街でも見かける車の半分近くはクラシック。排ガスを憂いて新車の輸入が始まるということで、近く街の雰囲気は変わっていってゆくだろう

くりと吉田太郎さんと話し合うことができ、いくつかのアドバイスをいただいた。その内容は、キューバという社会の特徴上、教育や医療といった公的な機関への取材はなかなか難しく、初めてキューバを訪れるなら移動等が楽なツアーがおすすめだということ、吉田さんが懇意にしている通訳を通すと顔がきくので良い医療機関を紹介してもらえること、そしてとにかく現地でキューバの熱気と雰囲気を感じてきてほしいということだった。僕はこの吉田さんとの会話をきっかけにしてキューバ友好円卓会議のツアーでキューバに渡ることを決めた。そしてツアー終了後一人キューバに残り、吉田さんから紹介いただいた通訳の方とファミリードクターを訪れることを計画した。今考えても、これはベストの選択だった。このツアーはICAPというキューバの組織を通じ特別にアレンジされているため現地の教育機関・農業機関・医療機関を見ることができ、キューバがどのような社会なのかうかがうことができたからだ。教育、農業といった分野はどれも一部日本人の間で話題になっている分野である。通常の旅行でこれらの施設を訪れることはとても厳しいと思われる。また、マニアックな旅程だけに、ツアー参加者は変わり者揃いであった。皆ある程度キューバに詳しいし、十数回もキューバに来たことがある人や、諸社会主義国を見てきたという人もちらほらいる。この方たちとの出会いもとても刺激的であり、その点もこのツアーの良かったことの一つである。そして最後にICAPを離れ、素のキューバを歩き回ったのも良かった。素、とつけたのは、それまでのキューバはかなり脚色されていた面があったからである。最終日にはキューバのショッキングな面も見て聞いて知ったというわけだ。

創意工夫に満ちたキューバの人々

キューバ友好円卓会議のツアーでは、本当に様々なものを見せてもらった。要は異国の社会科見学だが、専門外にとっても面白かった。訪れた小学校や農園、はたまた路上で出くわしたキューバ人や利用したバスの運転手さんなどから、キューバ人の特質を一つ抽出するとしたら、創意工夫に満ちているということだろう。社会主義というトップダウンな国体、長らく米国に経済封鎖されているために今あるものを活かして生きていくしかないという歴史的経済的経緯、発達した教育制度による能力開発、等々、様々な因子が絡んでか、とてもクリエイティブな国民性が嫌でも目についた。医療制度も教育制度もキューバが創りだしたクリエイティブな産物の最たるものだが、ここでは小咄を一つ。

キューバではいたるところにクラシックな車が走っている。元は米国からの経済封鎖の影響で新しい車を買えないため古い車を使い続けていたら、いつの間にかクラシックカーで有名な国と言われるようになってしまったという話なのだが、キューバ人は古い車をずっと使い続けることに誇りを持っていた。ツアーのバスの運転手さんはアメリカのクラシックカーを修理しつつ50年間も乗り続けていることを自慢気に語っていた。修理のポイントはというと、なんと部品を発明（！）することだと教えてくれた。街中を歩くと車が動かなくなってしまったため立ち往生しているキューバ人によく出くわすが、部品をあれこれといじくってみたりして、みなエンジニア気分で修理に勤しんでいる。

キューバ医療の精神を象徴する
ファミリードクター

　さて、キューバの医療機関だが、僕はキューバ滞在中にポリクリニコと呼ばれる複合診療所、大きな産科病院、そして延泊してファミリードクターを訪ねることができた。それぞれの医療施設が何を提供しているのか掴むためにもまずキューバの医療制度をざっと説明したい。キューバの医師の50%はファミリードクターとして働いている。ファミリードクターの診療所はキューバ中のあらゆる地区に、どんな山奥にも100家族に一つの割合で均一に存在し、24時間開いている。ホセ・マルティというキューバの英雄の精神に則り、絶対に医療難民は作らないという方針で作られ、キューバ医療の精神をよく象徴している存在だ。ファミリードクターは、午前中は診療所で働き、午後は往診を行う。診療所では一般的な診療のほか、ワクチン投与など予防医療のほか妊婦健診などを行う。経済的に厳しい時期を過ごしてきたキューバが行き着いたのが徹底的な予防医学であった。感染症対策は歴史的にかなり早期から行われており、日本で昨年話題になった風疹などは20年前に撲滅されている。

　午後の往診は妊婦、高齢者や、病気で外に出られない人、高血圧・糖尿病といった慢性疾患の患者宅へ行く。妊婦については、15日に一度は往診に行くという綿密

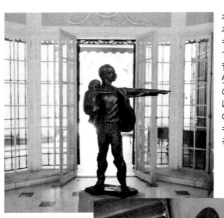

ホセ・マルティ像。ホセ・マルティはキューバの英雄。すべての国民が教育と医療は無償で受けられることを国の方針として頑なに保持し続けてきたのは、彼の精神がキューバに生きているからだ

ファミリードクターの診療所にある乳児用体重計。分銅式でボロボロに錆びているが、使えないわけではないのでこれを使っている。車同様、使えるものはとことん使う

さだ。僕は慢性疾患に対するアプローチに感心した。現在病棟実習で糖尿病などの慢性疾患をみているとコンプライアンスが悪くなかなか良くならずに足を切り落とす患者さんを目にするし、市中病院で働く先輩の話を聞いても、健康に対する意識の低い患者さんは救いたくても救いようがないと嘆いている。それがキューバでは、おせっかいなことに家にまで医師が赴いてくる。慢性疾患をフォローしていてどうも服薬が怪しい患者さんや生活習慣が悪そうな患者を見つけると、患者の家に行き、家族にちゃんと薬を飲んでいるか、ちゃんとした生活習慣を送っているか、飲酒喫煙の程度はどうか、といったことを聞き出す。慢性疾患の啓発はテレビ・ラジオなどでも頻繁になされており、患者教育が熱心だ。医師は担当の100家族の生活環境、職業、給料、既往歴、家系図、服薬歴、等々をすべて把握しているため、経済状況や遺伝的性質など様々なファクターを考慮して的確な医療と指導を提供することができる。胎児から墓場までという言葉があるが、キューバでは先祖から子孫まで、の方がしっくりくるかもしれない。

ファミリードクターと地域住民の信頼関係

　最近日本では地域包括ケアシステムの構築を目指し、地域で高齢者をみていく構想を掲げているが、キューバのように一区画に一つファミリードクターがいれば容易に医療の地域化が進む。キューバの高齢者は活発で、朝は公園で太極拳をし、昼は老人クラブと呼ばれる施設に集まる。家族が働きに出ていても暇を持て余さないよう、ダンスをしたり高齢者同士で勉強したり遊んだりしているのだ。これでボケないし体も動かせるし、何より高齢者自身が楽しめるのだという。家族のいない独居老人は老人の家という施設で集合して生活を送ることができるので、孤独死は防がれる。

　医療職に就く者として見ると、地区に一つのファミリードクターというシステムは、地区に対する愛着と誇りと責任感を育んでいるように思えた。それを感じさせるのは何よりこのファミリードクターを紹介してくれた看護師の方の自信と責任に満ちた顔だった。ファミリードクターは地区の有病率や高齢化率といった統計情報を集めている。自ら施した予防注射、服薬指導、生活指導の結果が見えるというのは、なによりの達成感であろう。100家族という顔の知れる範囲だからこそ、お互い信頼関係を築けるし、地域住民と仲良く談笑している姿

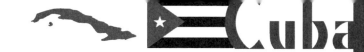
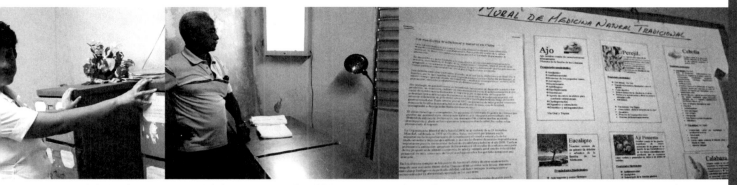

ファミリードクターの診療所に務める
看護師。以前は大学で教鞭をとっ
ていたという。地域住民の情報が
詰まったカルテ庫の前で

婦人用診察台とレントゲン写真を読影するために用
いるシャウカステン。手前にいるのは赤十字病院の
OB

生薬の情報を記した掲示板。ファミリードクターには漢方やハーブ
といった伝統医学の知識が求められる。より経済的に健康を維
持するために行き着いたのが伝統医学だったのだろう

も垣間見られた。キューバのファミリードクターは診療
所長であり、保健所長であり、地区の産業医でもある
のだ。日本のように科ごとに好きな医者にかかれると
いうのは良い面もあるが、医療者間の連携、患者背景
の把握、長期的なフォローが困難である。そして何より
医師のやり甲斐と責任感への影響が大きいのではないか、
というのが、キューバのファミリードクターを実際に見
て聞いて知ったときに感じたことである。

地域連携クリニカルパスの徹底

ファミリードクターには、写真で示したように設備が
貧困で、予防と検診や慢性疾患フォロー以外の場面では
しばしばポリクリニコと呼ばれるひとつ高次な医療施
設にコンサルトする。僕が訪れたポリクリニコは27の
ファミリードクターと対応して患者の行き来がなされて
いる。僕が中に入って見ることができたポリクリニコは、
日本の小中学校の校庭くらいの広さで、そこに救急科、
皮膚科、呼吸器内科、眼科、歯科、耳鼻科、外科、産科、
リハビリテーション科、伝統医学科といった様々な科が
入っていた。ここには様々な科の医師が集まっているの
である。

僕がポリクリニコの話を聞いて驚いたのは、地域連
携クリニカルパスが徹底されていることだ。地域連携
クリニカルパスとは、地域における医療施設の役割分
担のことであり、高度の設備を備えた病院は高度医療
に専念する一方、他の施設でもできることは積極的に
他の施設に任せることで医療設備を有効に利用できる
仕組みだ。キューバは資金難があり、全国各地に展開す
るファミリードクターにレントゲン撮影設備は無い。上
の写真にあるのはあくまで読影機であり、撮影はでき

ない。ファミリードクターがレントゲン写真を見たいと
きは、患者さんにポリクリニコまで行ってレントゲン
を撮影してきてもらうのだという。そしてその後の診
療は地区のファミリードクターで行うのだという。出産
については、家族計画はファミリードクターに相談され、
妊娠後も定期的に訪問診療を受けるが、何か異常があ
ればポリクリニコへコンサルトされ精査される。精査
の結果特別な処置が必要であったり、また出産時は産科
を専門とする産科病院に送られ、出産もしくは処置が
終わればすぐ家に帰りファミリードクターによるフォロー
を受ける。あくまでポリクリニコや病院は一時的にか
かるものなのであって、基本的に患者さんは地区のファ
ミリードクターの受け持ちなのである。地域医療と医療
の専門化は車の両輪として回っており、専門的な疾患
を一つの病院に集約できることがキューバの医療水準の
引き上げに役立っている。

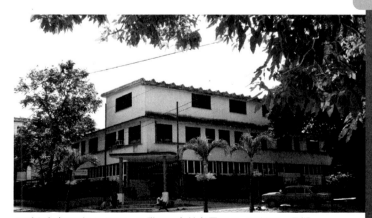

ハバナ市内のポリクリニコ。2階には高齢者用のベッドがあり、長期
的に滞在することもできる。このような高齢者向けのベッドが完備され
ている施設は、経済的な理由でキューバでも一部にしか存在しない。
今後の高齢化社会を見据え、キューバではこのような高齢者向け施
設の拡充を目指すとともに、老年医学の研究が進められている

教育機関の役割も果たすポリクリニコ

ポリクリニコは医療機関としての一面の他に、教育機関としての一面も持ち併せている。日本で医学生が病棟実習するように、キューバで医学生はポリクリニコで実習を行う。そしてもう一点、ファミリードクターも4日に1回はポリクリニコで当直をし、より専門的な疾患を学ぶのである。ここでキューバの医学制度を紹介したい。

日本の医学生は一般的に4年生まで座学中心の勉強をし、5年生から6年生までの2年間は付属の大学病院で臨床実習を行う。大学病院の役割は教育・研修の他に高度医療の研究・提供であると考えられており、今後は地域連携が進むことでますます高度で先進的な症例が大学病院に集中していくと考えられる。医学生はこのような病院で研修するので、ありふれた病気（医療の世界ではCommon diseaseと呼ばれる）に触れることがほとんどできない。最近でこそ卒後2年間の初期研修で多くの科をまわり、Common diseaseに対応できるようにという決まりができたが、3年目には専門医に向けての研修が始まる。

医師法第16条の2　第1項に規定する臨床研修に関する省令（臨床研修の基本理念）

第二条　臨床研修は、医師が、医師としての人格をかん養し、

Cuba 世界中から学生が集まる「ラテンアメリカ医科大学」

キューバにはラテンアメリカ医科大学という風変わりな医科大学がある。この学校は中南米やアフリカを中心とした世界中の学生のために存在しているのだ。創立から15年で124カ国、1万3500人の学生を受け入れているという。この学校のOBには72カ国2万5000人の医師がいる。キューバは教育が無料だが、海外からここに学びに来た学生も学費を払う必要がないどころか1か月に100ペソが小遣いとして与えられている。

この学校のカリキュラムはやはり1〜2年生が座学で、以降は各地のポリクリニコやファミリードクターで実習するが、感染症対策や衛生学といった"予防と健康の促進"に力を置いているという。卒後は全員が総合診療科に入りファミリードクターになることが決められており、その後は出身国へ帰ることになっている（一部はキューバで医師として働いている）。

なぜこのような大学が存在するのか？その答えは、国際医療支援にある。

世界各地で大災害が起こった際、キューバは医師団を派遣してきた。実は3.11の際も、キューバは日本に医師団の派遣を申し出ていたという（日本は受け入れなかったが）。しかし災害時の緊急医療支援というのには必ず終りが来る。一定期間が経てばどうしても医師団は引き上げることになるのだが、キューバはこれに疑問を呈した。一旦はキューバ医師より適切な医療を受けていたものの、医師の引き上げとともにその地での医療は継続困難となり、医療難民が出てくるのである。キューバは

これを憂慮し、初めは医療施設を建て医療機器を充実させた。しかし現地の人はそれを十分に使いこなせない。ではどうすれば医師引き上げ後にも被災国に十分な医療を継続的に提供できるだろうか。そうしてできたのがラテンアメリカ医科大学であった。

なんとも大胆な策である。しかし人道支援とは言え、大学を一つ運営するというのはキューバの負担が大きすぎるのでは、という疑問が浮かぶ。採算はどうなっているのかと聞き出す時間はなかったが、外務省のページにもあるようにキューバの主要産業は医療となっている。産油国として有名なベネズエラとは、石油と交換に医師を派遣するという取引もしているので、上手く採算は合わせているのだろう。

ホセ・マルティ精神で革命後に一斉に診療所を建て始め、アメリカからのプレッシャーを受けながらも頑なに主義を貫いてきた。そうして発展させてきた医療という結実を、いまや主要な輸出産業にまでしている。主義は曲げず、大胆で、かつ採算も合わせてしまう。キューバはとても面白い国だ。

ラテンアメリカ医科大学の前の通りは、エルネスト・ゲバラ通りと名付けられている

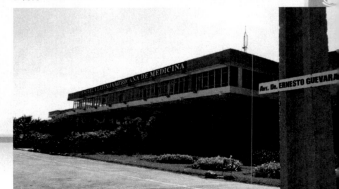

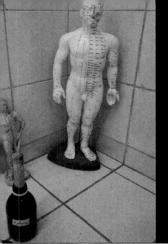

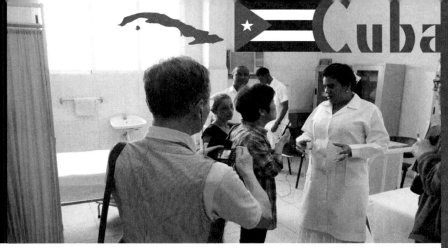

現地医師にポリクリ
ニコの設備と機能に
ついて説明を受ける。
キューバ友好円卓会
議のツアー参加者と

ポリクリニコの伝統
医学科の診療室に
て。東洋医学の
経絡を示す模型

将来専門とする分野にかかわらず、医学及び医療の果たすべ
き社会的役割を認識しつつ、一般的な診療において頻繁に関
わる負傷又は疾病に適切に対応できるよう、基本的な診療能
力を身に付けることのできるものでなければならない。

　日本の医療は専門化が進みすぎ、科と科の連携が取
れない、患者はどの科に行けばよいか分からないなど
といった問題が生じている。

　一方でキューバの医学生は、1〜2年生の間は座学を
中心に勉強し、3〜6年生はポリクリニコやファミリー
ドクターの診療所で臨床実習を行う。上述のようにポリ
クリニコもファミリードクターもはじめに患者が訪れる
場所であり、Common diseaseを多く目にすること
ができる。卒後2年間はポリクリニコで内科・産科・
小児科を勉強し、全員が総合診療の技術を身につける。
以後はファミリードクターとして働き始めたり、または
ここから病院で専門医として働き始めるとともに研修
を積む。

　以上より、日本の医師のキャリアステップはかなり専
門化志向を帯びているが、キューバは総合診療志向を帯
びていることがわかる。どんな山奥に住んでいる人の
ためにも、無償の医療を提供すべく診療所が建てられ
ていると述べたが、そのような地で限られた人材で医
療を賄うためには、このような医学教育がベストなの
である。ファミリードクターでは予防医学が施され、ポ
リクリニコでは約6割のCommon diseaseが対処され、
高度の処置が必要もしくは非常に専門的な知識が求め
られる病気は専門病院へ運ばれる。優れた総合診療医
がいれば専門的な病気が効率よく専門病院へ集められ、
しかも専門的な処置のみに集中することができる。つ
まり総合診療志向は、専門医療の進歩にも貢献すると
考えられる。キューバの医学教育制度には、日本の地方
の医療過疎や、過度の専門化といった問題を解くヒント
があるのではないか。

おわりに──
キューバから日本の医療を見つめなおす

　日本とキューバは国の制度も文化も大きく異なるの
で単純な比較はできないが、他国について学ぶことは、
日本を相対化して、一歩離れたところから見つめるの
にとても有用だ。キューバは経済的に非常に厳しい時期
もあったが、国民全員を守る医療制度を妥協せずに維持
し続けてきたという実績がある。もし政策の失敗があ
ればそれを踏まえ、常に改善を加えてきた。日本は超
高齢化、医療費増大という問題に直面し、医療の地域
化を進めようとしているが、キューバの例は必ずや良い
参考になるだろうし、日本の医療を捉え直すきっかけに
もなるだろう。現在キューバは経済改革を起こしつつあ
るが、医療とどう折り合いをつけるのか、キューバ国内
で進む高齢化に対しどのような手を打つのか、今後も
キューバの医療に目が離せない。

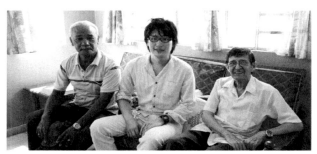

筆者（中央）と、キューバの医療政策と制度を熱心に解説いただい
た赤十字病院のOBの方（左）、吉田太郎さんから紹介いただいた通
訳のミゲル・バヨナ・アブレウトさん（右）

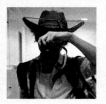

富澤 佑起（とみざわ ゆうき）
将来は地域医療に携わりたいと考えて
おり、そのためにWorking with Next
Generationという団体で政治、文化、
経済などの議論をしています。医学はと
ても興味深い学問ですが、社会的な視
点も忘れずに勉強していきたいです。

キューバ再訪

Aug. 2014

Lattice編集人　七沢 英文

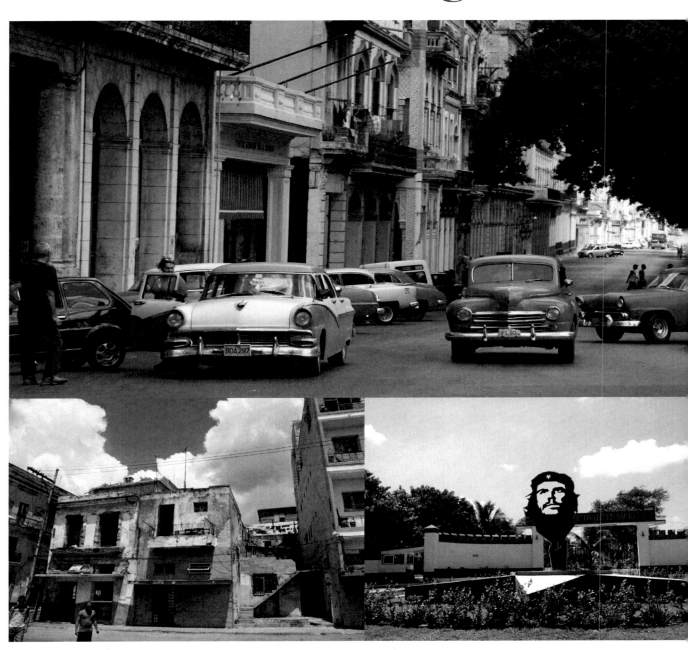

2014年8月、3年ぶりにキューバを訪れた。前回の訪問は、カリブ海に浮かぶ宝石のような、そして化石のような国であるキューバにただただ物珍しさと憧れから俗物根性丸出しの旅行であった。革命成就の1959年以降全くと言って良いほど開発の進んでいない町並み、様々な人種（しかし、アジア系民族は希有）、貧しいが明るく友好的な国民、音楽、ダンス、クラッシックカー、葉巻、ラム…。どれもが日本に住む私にとって非日常の別世界だった。そして、キューバを「理想郷」と言わしめた医療制度。医療費無料、国民あたりの医師数（人口1,000人あたり7.5人は世界一！）、家庭医と専門病院の連携、最先端の医学、海外医療貢献、どれをとっても先進国のそれと比較して勝るとも劣らずで、社会保障の見本となるべき国であると思われている。

　さて、今回の訪問では、近々期待される（？）アメリカとの国交回復前に、どうしてもキューバ市民、とくに医師を目指す学生の生活や考えに直に触れたいと思い、夏のバカンスを楽しみにしていた家族を袖にして成田に向かった。

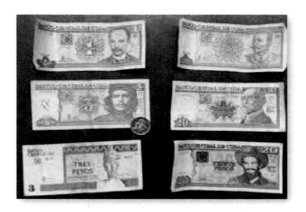

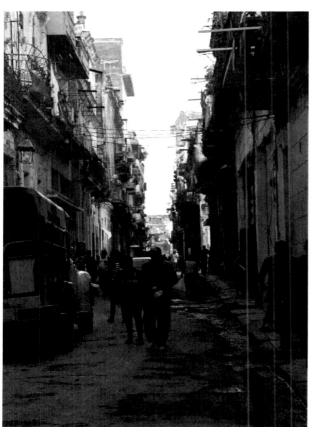

ハバナの繁華街も一本裏に入れば…

　日本からだとちょうど地球の裏側に位置するキューバは、50年以上にわたってアメリカとの国交が途絶えているため、飛行機もカナダかメキシコを経由して入国するのが一般的で、他はヨーロッパ周りの航路を選択するくらいしかない。いずれにしても20時間近くかかる長旅だ。入国審査こそツーリストカードがあればすんなり通過できるが、キューバ入国で面倒なのが通貨両替だ。現地で使用可能な通貨はキューバペソなのだが、これはキューバ以外の国では基本的に手に入らない。入国してからの両替になるのだが、キューバは、国内でキューバ国民が使用する通貨と外国人が使用する通貨はまったく兌換しない、いわゆるダブル経済を敷いている。これは、キューバ通貨が国外へ流出するのを防ぎ、かつ、外貨を獲得するための政策であり、また、キューバ国内での物価もまったく別レートで行われている。現地ペソと外国人用ペソとの貨幣価値は20倍以上と言われている。つまり、物価も20倍の差がある。もちろん、出国時には原則持ち出し禁止である。

　このダブル経済のおかげでキューバ国民は平均月収30ドルでもなんとか生きてはいける。しかし、外国人の使用する通貨とその物価の差が我々日本人には想像を越えるような生活をキューバ市民に強いているのだ。社会主義政策を維持しているキューバは、食糧も水も配給制をとり、教育費や医療費は原則無料である。公務にあたっていればガソリン代も交通費もかからない。しかし、その生活は決して豊かとは言えない。住居のほとんどは1960年以前に建てられたものを修繕して用いているし、家族各人に個室などなくせまい寝室に

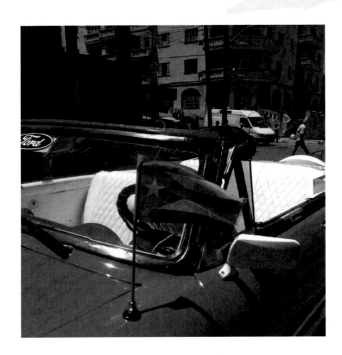

家族5人が雑魚寝というのが普通だ。テレビもエアコンも、そして冷蔵庫すら、まともに稼働するものは一般家庭にはないと言って過言ではない。まして言わんやパソコンもである。ハバナ市街を走る車も中国製の粗悪なものか、よくてもフランス製の20年以上前の中古車だし、専らタクシーとして使用される50年代のアメリカ車を何度も何度も修理しながら、部品がなければ自分たちで作って直し、走らせている。市民の着ているものも、持ち物も、海外の有名ブランドのものはほとんどなく、それらを扱う店も観光客の集まるごく一部の繁華街にしか存在しない（ちなみに、探したわけではないがルイ・ヴィトンの店は見たことがない）。

キューバ国民はこの生活に満足しているのだろうか。前回訪問したときも、ことある度にキューバの経済や生活について質問してみた。十中八九は答えは同じで、「生活は決して楽ではない。誰も満足してなんかない。しかし、キューバの政治を批判することはタブーだ。そして、必ず近い将来よくなるはずだ。私は、キューバを愛している」といった感じだ。今回も同じように機会を見つけては様々な年齢、職種の人にインタビューした。

8月ということもあってなのか、ハバナには休暇を利用しての地方からの「出稼ぎ労働者」が多く集まっている。ある自転車タクシーの運転手は、専ら観光客を

相手に商売をするのだが、もちろん「公務」ではない。彼の1日の収入は平均50ドル。1日で2ヶ月分の収入を得ることになる。派手なピンク色に塗られた50年代のシボレーのコンバーチブルを自慢げに見せてくれた政府観光局の30代半ばの女性は、アルバイトで市内観光を1人頭50ドルで請け負い、主たる収入をアルバイトで得る。パラドールと呼ばれる「定食屋（正規のレストランではないが、公認）」は、配給ではなく現地では高級な食材を使った食堂は、欧米並みの価格で食事を提供し、外国人相手に相当いい商売をしている。こんな具合だからまともに公務員としての仕事をするモティベーションは彼らにはないと言っていい。夜の街に繰り出せば、推して知るべし。若く美しい女性たちがナイトクラブの内外にあふれているし、ブローカーらしき怪しげな男たちと、彼らからの'袖の下'を当てにする警官たちが遠くで眼を光らせる。飲食店では、ウェイターがこっそりと、葉巻（有名ブランドの偽物らしい）を市場価格の半値以下で売りつけに来る。こうやって海外からの観光客を相手に'闇'の商売をして生活の足しにしたり、自らの欲求を満たすのが当たり前の文化となっているのだ。

前回の訪問の時と大きく違ったのは、インターネットの環境が改善され、毎日使えるようになっていたことだ（前回は丸3日間不通など、ほとんど利用できなかった）。このため、キューバ国民は海外の様々な豊かな文化を目の当たりにする。皮肉なことに、自由主義経済で格差社会の拡大におびえる我々が便利に利用するこのインターネットは、福祉国家で社会主義のキューバ国民にとって、まるで拷問のように物質文化の豊かさを

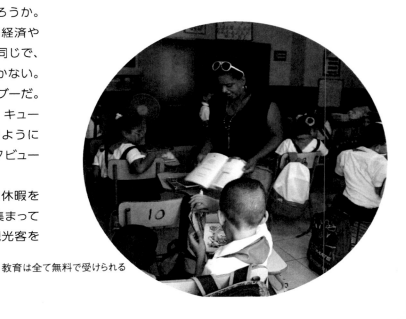

教育は全て無料で受けられる

突きつける。正規の仕事だけの収入では、300ドルのiPhoneは一生手にすることはないし、80ドルのラルフローレンのポロシャツを毎年色違いで買い揃えることなど夢の世界だ。しかし、モニターの向こうにはこれでもかというほどの商品が溢れ、痛いほどの閃光を放つ。

キューバ滞在もあと3日となった日、ある男子医学生カルロスと知り合えた。彼は、キューバ革命の英雄で医師でもあるマヌエルファハルドの名前を冠した国立体育大学の医学部3年生だ。キューバの大学は学費は無料だが、誰でも医学部に入れるわけではなく、高校の成績でかなり優秀でないと入学は許可されない。因みに一番優秀な生徒は国際関係の学部に、次は経済学部、そして医学部の順らしい。カルロスは夏期休暇中は叔父の経営するホテルでアルバイトをし、小遣いを貯めていた。本や身の回りのものを買ったり、デートの資金に使うとのこと。彼の話で、衝撃的だったのは、キューバでは医師になっても平均的に月収は50ドル程度で、給料だけでは生活は苦しいということだ。医師になっても何らかのアルバイトをしない限りまともな生活すらできないのが現状だという。ごく一部の医師は、主に中南米に派遣され、その場合には年収100,000ドル以上得られる（キューバの外交政策の一つで、産油国に医師を派遣する代わりに石油を安く提供してもらう交渉がよく行われる）が、それは確率的に難しく、彼自身はおそらく一生国内で安月給のまま働くことに

なるようだ。そんな将来に夢や希望はあるのかと聞けば、菌類の研究に興味があるので、その関連の仕事ができて、なおかつ社会貢献ができれば嬉しい、と寂しい笑顔で答えてくれた。

確かにキューバの医療は学術的にも技術的にも世界標準を越えているだろうし、国民皆保険を誇る日本の医療政策よりもはるかに充実した社会保障としての医療政策は高く機能している。しかし、一見理想的とも言えるその体制にも陰の部分はあった。上昇志向の強い医師は海外に流出し、金銭欲の強い医師は闇で高額の治療費を取り、真面目で患者に献身的な医師でも生活のため副業にエネルギーを注ぐ。何よりも若者が夢を持てる社会とは思えない。しかし、豊かさを求め続けた結果、あたかも生活習慣病に冒された中高年のように自由主義経済の歪みが症状として表れ始めた我々からすると、彼らについてきては欲しくない、君たちが思うほどいい世界ではないと言いたいのだが、一度も豊かさを味わっていない彼らは聞く耳を持たない。「お前たちはさんざんいい思いをしてきたじゃないか。俺たちは一度も経験したことがないんだ！」そうなのだ、彼らは自由主義国の豊かさを嫌というほど見せつけられながら、その恩恵に与ることはないのだ。

いや、近い将来、アメリカとの国交回復によりその「豊かさ」を味わうことになるだろう。今よりも幸せなキューバとなるのだろうか。

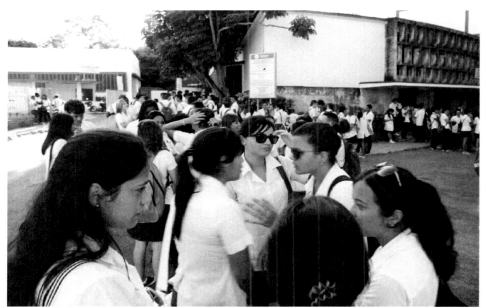

夏の休暇が明けて、久しぶりに学友たちが再会する

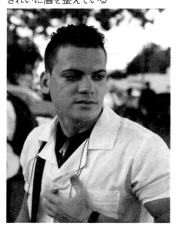

医学生のカルロス。
きれいに眉を整えている

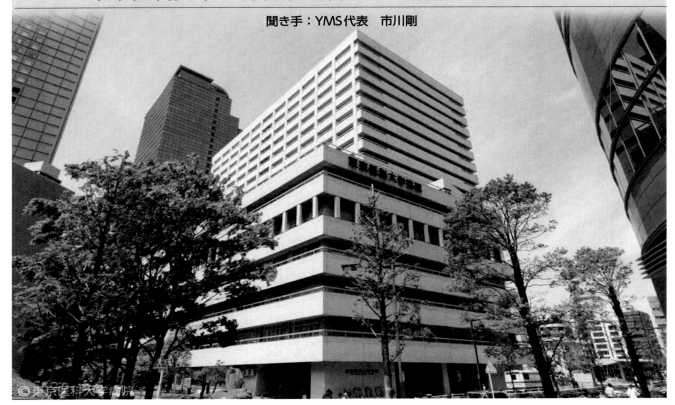

© 東京医科大学病院

都会の異文化の中で 総合診療医 を育てる

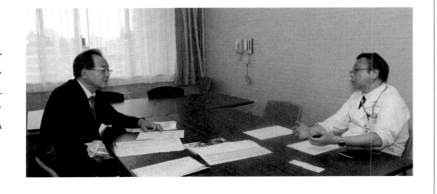

近年、医師不足や高齢化などを背景に総合診療医の需要が高まっている。東京医科大学は「東京都心にプライマリケア教育の拠点を作る」を活動目標に掲げ、2005年に総合診療科を設立した。土地柄、これまでも様々な患者を受け入れることが多かったが、2020年には東京オリンピックの開催も決まり、さらにTPP交渉が進めば、今後都市部では外国人患者が増加することも予想される。そんな中で、東京医大の総合診療科はどのような役割を果たしていくのだろうか。総合診療科教授として、東京医大病院卒後臨床研修センター長として、日々の診療や教育に情熱を注ぐ平山陽示先生にお話を伺った。

東京医大の校風

市川　日本ではこれからTPPが進み、2020年には東京オリンピックもあって、外国人がたくさん入ってくると思われるので、外国人のための医療をどうしていくかというのをこれから数年間で取材していきたいと考えていたところ、医学書院の取締役である七尾清さんから東京医大が面白いとお聞きし、ぜひ一度お会いしてお話を伺いたいと考えました。

　私自身も、総合診療科は面白いと思っていて、そういうオールマイティな医者が増えていくことが日本の医療の向上につながっていくと思っております。東京医大の総合診療科についてもLatticeを通じて応援できたらと思っております。

　まずは、東京医大の校風についてお伺いしたいと思います。

平山　バンカラなんですよね、ひとことで言うと。（出身校である）日比谷高校もバンカラだったし、新宿が近いっていうのもあるんでしょうね。入学して、このバンカラで自由な校風がとても気に入りました。しかし今、医学部の国家試験も変わり、医学教育ががらがら変わり、残念ながらバンカラな形を維持できなくなってきています。

市川　勉強が大変で、なかなか自分の時間を持てないと。

平山　以前は、そのバンカラの校風が災いして、「勉強なんか臨床実習が始まる頃になってから思い切りやればいいんだ」ということがクラブを通じて伝わっていって、それが問題点だったと思います。でも、最近は変わってきています。今この取材の前に3年生の「臨床入門」という授業をやってきたんですが、前だったら、学生は7割出ていればいい方だったんですよ。それが今は9割以上出席しています。学校としてはいいことなのかもしれませんが、将来どういう医者になってほしいか、ということを考えると、決して授業をさぼってもいいということではないのですが、学生の時には勉強だけじゃなくいろんな体験をしてほしいという思いもあります。恋愛で思い切り悩んだり、仲間同士で飲んで朝まで語り合ったり。そういうことが医者になったあとですごくいい肥やしになるんです。でも、そういう時間が減っているのかなと。そこは東京医大だけじゃないんでしょうね。文科省がコアカリキュラムを提示して、コアカリキュラムに加えて自分たちの大学の色を出すためにさらに色々やろうとする。そして今度は国際認証ですよ。今や全国の各医学部が、WFME（国際医学教育連盟）からの国際認証を受けなきゃと必死になっている。結果として、どこの大学もやることが同じになってきた。その意味では、大学ごとのカラーは弱くなっています。その辺は、ちょっと懸念しているところではあります。同じような、金太郎飴みたいな医者がたくさんできてしまうのではないかと。しかし、やらざるを得ないのが現状です。

東京医大の医学教育の特色

平山　東京医大医学教育の特色といえば、やはりまず英語が挙げられます。イギリス人のバロンという教授がおりまして、最初は呼吸器外科の英語のサポートをしていたんですが、だんだん彼自身、医学部での英語教育が面白くなってきて、それが高じて日本で初めての国際医学情報学教室ができました。そこは、教養としての英語教育ではなく、英語の論文であったり、海外での発表であったり、外国人が来たときの英語での医療面接であったり、そういうことを教育としてやっていこうという教室で、彼が初代の教授になり、現在はウィリアムズ教授が引き継いでいます。それは大きな特色ですね。

　しかし学生たちに英語の力がついているかというとまた別問題。大学として力は入れているけど、やはり学生は分かれますね。英語が面白いってどんどん食いついてくる学生と、研修医になっても逃げ腰な者と。土地柄、東京医大病院には旅行者とか外国人の受診が多いんです。そうすると、英語しか話せない患者のカルテができてきますね。でも、そのカルテを持って行こうとしない研修医も結構いるんですよ。だから、学生の時だけでなく、総合診療科での研修でも、実践で外国人に対する医療をしっかりできるように教育していかなければと思っています。

　6年生の臨床実習の時には1か月間の海外留学の機会もあります。毎年、共用試験の成績や英語面接による選考を通過した20名くらいが海外で臨床実習を受けます。ソウル大学附属の教育病院であるブンタン病院などでは刺激受けているようです。一方、同じ韓国でも済州大学に行ってきた学生らは、報告の写真見ると、飲み会の写真ばっかりで。臨床実習の方はちゃんとやってきたのか？という感じはありますが（笑）、その後も済州大学の学生とメールなんかでやりとりをしていて、国際交流にはなっていると思いますね。台湾

は、中山医大と東京医大はもともとの姉妹校ですから
ね。台湾が日本の植民地だった頃に東京医専を出た台
湾の先生が、戦後台湾に戻られて中山医科大学を作っ
た。その先生の息子も中山医科大学を出て東京医大に
留学していました。そういうつながりで、昔から姉妹
校提携をしていましたので、最初に交換留学を始めま
した。なかなか優秀な学生が来ましたね。交換留学先
はもっと増やしたらいいと思います。アメリカにはな
かなかいい交換留学先がなかったんですが、ケース・ウェ
スタン・リザーブ大学という、ノーベル賞受賞者もた
くさん出ている大学に、東京医大出身でファミリーメディ
スン（家庭医療）の教授になった森川雅浩という医師が
います。彼は東京医大を出た後、日本医大の救急から
亀田病院に行って、その後国境なき医師団に入って世
界を回っているうちに、ジェネラルメディスンの重要
性に気付いた。先進国の大学病院でやっている医療は
ごく一部の医療だと。それよりもジェネラリストをいっ
ぱい作らなくてはと。そして彼はそのまま国境なき医
師団からアメリカに行って、教授にまでなった。この
森川先生に、総合診療科の客員教授になってもらいま
した。アメリカで家庭医の資格を取ってきた人間は何
十人というレベルですが、教授になったのはほと
んどいないと思います。彼自身、今の自分があるのは
東京医大のバンカラの気風で育ったからだと言ってい
ます。なかなか優秀な、東京医大らしさが表れている
医師ですね。

循環器内科から、総合診療科へ

市川 平山先生が総合診療科に入られたのは2005年
で、それまでは循環器内科にいらしたということですが、
その経緯についてお伺いしたいと思います。
平山 最初は心臓外科に興味を持っていましたが、ちょ
うど心臓カテーテル検査が始まった頃というのもあり、
循環器内科に進みました。面白かったです。循環器の
基礎を勉強しようと、アメリカ留学の機会も得て、基
礎研究をやってきて。特に心不全に興味を持って、そ
れを突き詰めていったんです。当時は循環器内科がど
んどん進歩していて次々に新しいことがあって、それ
についていくのが楽しかった。でもあまり全体は見え
てなかったですね。先端医療を学んでいることの楽しさ、
それにどっぷりつかっていました。

ただその一方で、全体的に専門化しすぎていってしまっ
たと思います。我々の頃は、内科入局でした。第1、第2、
第3、第4内科の主任教授がおられて、最初の1年は
3ヶ月ずつ、第1～第4内科を回るきまりになってい
ました。1年で全部回って、2年目から循環器内科にどっ
ぷり入ると。それがどんどん崩れていった。極めつけ
に2004年から臨床研修制度が始まりました。それは
2年間もっとジェネラルにやりましょう、ということ
なんですが、そうなったときに、誰が研修医に基礎をしっ
かり教えるんだと。それで総合診療科を急いで立ち上
げなくてはという話になったのです。

今言ったように、総合診療科は研修医の教育部署と
いう意味合いを持っていますが、それだけでなく、診
療部門も各内科があまりにも専門内科になってしまっ
て、いわゆる一般のかぜ、腹痛といった患者は、どこ
が診るんだと。昔は内科の予診室というところがあって、
まず「今日はどうされました？」と話を聞いて、じゃあ
この患者さんは何科に回したほうがいいな、と振り分
けをしていたんです。それもなくなってしまった。

それで、総合診療科の立ち上げにあたり、東大の大
滝純司教授を引っ張ってきました。その仕掛け人が、
循環器内科の山科章教授。山科教授は初代の卒後臨床
研修センター長でした。私は副センター長をしていま
した。後で聞いたのですが、大滝教授を呼ぶときの条
件が、外から立ち上げに行くわけですから、中のこと
良く知っていて、内科のパイプが太い医者をつけてほ
しいと。そういう経緯で循環器内科から総合診療科に
入ったんですが、やってみたら、こんなにやりがいの
あることはなかった。どっぷりはまりました。

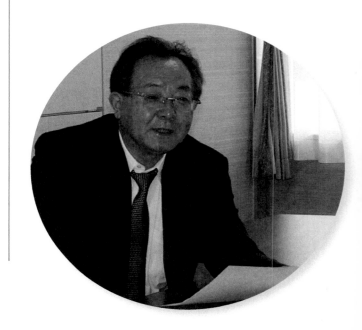

都会の異文化の中ではぐくむ
プライマリケア医

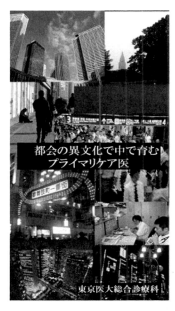

市川　こちら、ネットで見つけた東京医大の総合診療科のパンフレットなのですが、「都会の異文化の中ではぐくむプライマリケア医」という、このキャッチコピーが非常にインパクトがあって。そんな中で、医学書院の七尾さんとも話したことなんですけど、日本で一番外国人がいるのはどこだろうと。新宿区が一番外国人が多くて、10％くらい外国人が住んでいて、とくに大久保なんか半分以上が外国人だと。そういう中で普通の外国人が病気になってしまったとき、農村医療でいったら長野モデルがあるように、外国人の医療でいったら大久保モデルというようなものが今後できていくんじゃないか、という話をしたことがありまして。

平山　実は今、総合診療科を何年かやってきて、外国人患者が多いということで、これは少しデータをまとめたほうがいいだろうという話になっています。旅行者もそうですが、住んでいる人も多いです。外国人の場合は、とくに中国人、韓国人が多いですね。

市川　日本語がまだうまく話せない中国人の診察って大変ですよね。

平山　そうですね。筆談で漢字が重要になってきます。いちおう英語圏の人のためには英語の問診票があるんですが、そうでない場合は、タガログ語、スペイン語などと日本語と対応する簡単な表があって、通訳がいないときは患者さんに指さしながら聞くというようなことをやっています。ここで書かれている「異文化」というのは、一応英語中心ではありますね。ただ患者さんはいろんな国籍の人がいる。ネパール、ミャンマーなんかも多いですね。ネパールは結核を注意しなければいけないなど、国ごとの特色もあります。イスラム教の人も来ます。まあいろんな人が来るので面白いです。ただ、

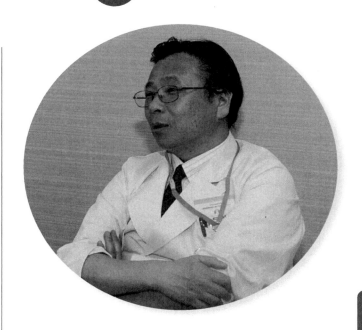

現在対応がしっかりできているかというとそうではない。我々が統計をとってきちんとシステムを作りあげようと言っているのは、まさに東京オリンピックを念頭に置いているんです。2020年なので、いまから統計をとりデータを見直して、東京オリンピックで外国人が来た時にきちんと対応できるための内部のマニュアル作りをしたいなと考え始めたところです。

市川　私も生徒たちに、東京オリンピックで外国人がたくさん来るようになったら、おそらく代々木はメイン会場にも近いし、来年東京医大に入ると5年生、6年生になったときにオリンピックだから、ボランティアか何かで参加するような面白い展開になるんじゃないのと言ってますね。

　続きまして、熱帯感染症外来の現状についてお聞かせください。

平山　東京医大は大学病院で唯一渡航者医療センターを持っています。トラベルメディスンというのは、外国から来た人を診るのではなく、これから海外に行く人に、地域ごとの注意事項を伝えて、必要なワクチンを注射したり、渡航先の医療事情を説明したりする診療科です。当然、東南アジアなんかに行くとなったら、デング、マラリアに対する注意も必要です。また、2013年から感染症科ができました。ここで、外から帰ってきた人が感染しているかどうかをしっかり専門で診る、それだけでなく内部での感染症もしっかり診ようと。ここが渡航者医療センターあるいは総合診療科とも連携しながら患者を診ていくという形を取っているんですが、その中で昨今のデング騒ぎです。うちでも全部総合診療科を

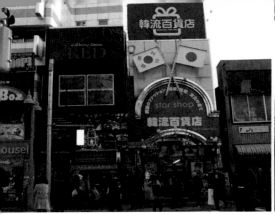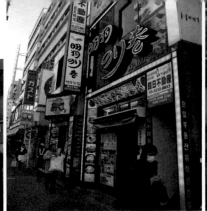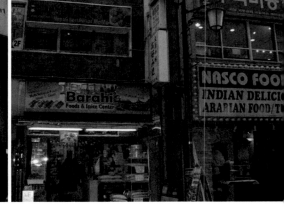

異文化あふれる大久保の街。韓国人をはじめ、たくさんの外国人が暮らしている

経由していきました。研修医たちにもデングの診方を
教育しているので、実際に総合診療科でキットを使って
デングの診断をつけ、デングが出たら感染症科に回す、
という流れで連携を取っています。

　あと、東京医大病院はHIVの拠点病院で、臨床検査
医学科というところが血友病を日本で一番たくさん扱っ
ていて、その関係もあってHIVに詳しいんです。HIVと
わかればエイズを発症しないように治療をするわけですが、
HIV感染症はどの診療科で発見されるかと言いますと、
昨年の臨床検査医学科の統計によれば総合診療科から
回る患者が一番多いとわかりました。ここの総合診療
科がHIVを見つける率が高いのか、外国人が来るから
多いのか、同性愛の患者が新宿に多いからなのかは分
かりませんが。

市川　漢方外来の現状はどうでしょうか。

平山　総合診療科をやっていると、病気が見つからな
いけど症状がとれないという患者さんが結構
出てくるんです。MUS（Medically Unexplained
Symptoms）と言われているんですが、そういう時に
いわゆる代替医療の出番となります。その代表は漢方
なんですね。その意味で漢方外来を総合診療科の中で
行っています。西洋医学で立ち行かない患者さんって
結構いるんですよ。そういう人たちは漢方外来に来ま
す。ただし、うちの漢方外来は一般の人が急に来院し
ても受けられません。内部の診療科が患者さんを調べて、
病気がないか、あったとしても今の症状と関係がない
ことがわかっているという方だけを受けています。

市川　でも東京薬科とも姉妹校ですし、韓国や中国と
もつながりがあるし、学生が漢方を学べる環境はある
のかと思いますが。

平山　そうですね。私も東京薬科の客員教授になってい
ます。

今後の目標について

市川　最後に先生の総合診療科教授としての個人的な
目標をお聞かせください。

平山　まずは、研修医にジェネラルのマインドを叩き
込むということと、その中からジェネラルの専門家
を作るということです。2020年から総合診療専門医
制度が始まります。新しい専門医制度の中の19番目
に総合診療医ができたんです。その第1回の試験が
2020年。それに向けた3年間のプログラムが2017
年から始まります。この総合診療専門医を何人も作る
のが私の一番の役目ですが、もう一つ、大学病院で臓
器別診療科の専門医だった人が、開業したり一般病院
に行くときに、もう一度勉強し直す場を提供したい。
専門を離れて民間病院の一般内科に行くんだとか、自
分は脳外科をずっとやってきたけど、父親が倒れてし
まって後を継がなければならないとか。大学を離れて
地域の開業医になると、脳神経外科としての手術は一
切やらなくなるんです。内科ですよ、はっきり言って。
風邪みたいな症状でHIVの人も来るかもしれない、デ
ングも来るかもしれない、普通のインフルエンザもた
くさん来ます。このときにもう一度ここで学んだこと
を思い返して、しっかりと一般の国民市民に医療を提
供できるようになってもらいたい。これは大学の使命
だと思っています。途中からの方向転換組が、いきな
り地域に出て見よう見まねでやるよりも、うちで一年
間勉強し直してから出ていくのがいいと思います。た
だ、これは口で言うのは簡単ですが、実践は難しい。
自分は専門家として長年やってきたプライドがあるのに、
若い医師たちの中に混じって勉強するんですから。し
かし、そういうことができるのは大学病院の総合診療
科みたいなところしかないんじゃないでしょうか。こ

こは教育のための診療科なんです。大学病院の執行部もそれは大事だと思ってくれているわけですね。

市川　私はいつも生徒に話しているのが、日野原先生がおっしゃっていたことですが「総合診療科は全体で60点、70点を取るんじゃなく、イチローみたいに全部90点取らなきゃいけないんだよ、一番大変じゃないの。代打として打てばいい、守備固めとして守れるだけでいい、じゃなくて、全部やらなきゃいけないんだよ」と言っています。全体的にやるという意味では、大谷翔平は究極のプライマリケア医かもしれない。

平山　ただ、先端医療はやらないんです。心筋梗塞を見つけたら急いで循環器に回すとか、そこをしっかり見極められる力を鍛えるんだけど、その先はやらないんです。最近は開業医の先生たちからも理解されてきて、開業医の先生から総合診療科に紹介される患者がだいぶ増えましたね。うちに送られてくる患者さんの紹介状っていうのが面白くて、開業医の先生方が、戸惑ってるのが伝わってくるんですね。どうしてもわからないので診てくださいっていう、そういう紹介なんですよ。我々としては嬉しいですね。ようやく認知されてきたかなと。そして研修医たちと一緒に、さあ何とか見つけよう、ということですから、やりがいはありますよね。

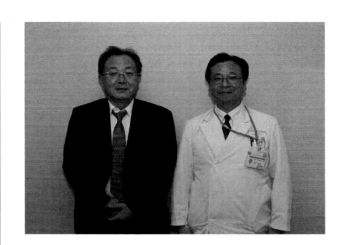

Profile　　平山 陽示 先生

1984年東京医科大学卒業。第2内科に入局し1988年から2年間、米国ミシシッピー州立大学生理学教室へ留学（ガイトン教授に師事）。1992年に第2内科助手、2001年に講師を経て2005年に総合診療科へ移籍。2007年に助教授、准教授、2011年に総合診療科科長、2012年臨床教授となる。2012年から卒後臨床研修センター長を、2013年から治験管理室長を兼任している。循環器専門医、プライマリ・ケア認定医・指導医。

医学生への推薦図書

　まずは高校時代に読めなかった自分の読みたい本を。とくに文学作品がいいと思います。高校時代に推薦図書であげられてたものでいいんですよ。漱石あたりのことは今でも重要です。『草枕』の冒頭にしたって、いろんな人間関係のことが出てきます。というわけで1番は文学作品です。2番目はちょっと特殊かもしれないけど、河合隼夫の『コンプレックス』。これは名著です。医者をやっていくために必要な、臨床心理学に関係するような本ですね。それから最後に、医学的な本になりますが『ナラティブ・ベイスト・メディスン』をあげたいと思います。

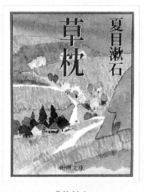

『草枕』
（夏目漱石　新潮文庫）

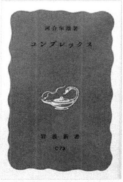

『コンプレックス』
（河合隼雄　岩波新書）

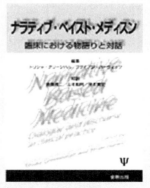

『ナラティブ・ベイスト・メディスン
臨床における物語りと対話』
（トリシャ・グリーンハル、ブライアン・ハーウィッツ編
金剛出版）

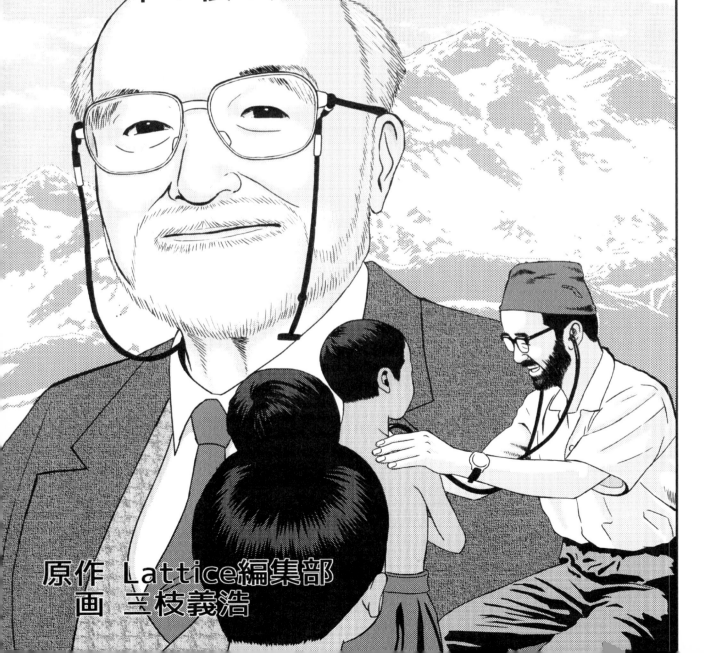

1927年5月26日

ちょうど水平線から朝日が昇るとき
岩村昇は生まれた

岩村昇物語

－草の根の人たちとともに生きる－

原作 Lattice編集部
画 三枝義浩

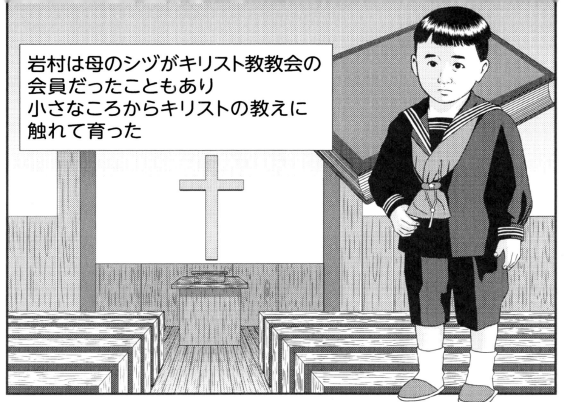

岩村は母のシヅがキリスト教教会の会員だったこともあり小さなころからキリストの教えに触れて育った

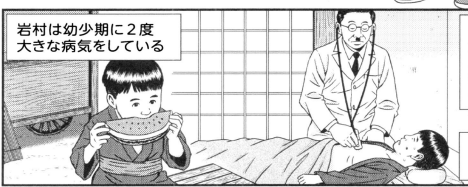

岩村は幼少期に２度大きな病気をしている

１度目は幼稚園の頃父親と行った屋台でスイカを食べた後疫痢にかかって昏睡状態に陥り

２度目は肺門リンパ腺結核にかかる

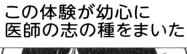

この体験が幼心に医師の志の種をまいた

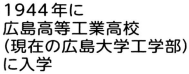

1944年に広島高等工業高校（現在の広島大学工学部）に入学

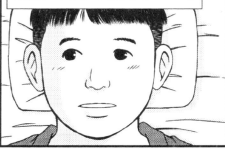

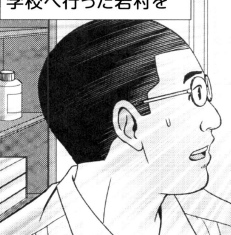

1945年8月6日の朝いつものように学校へ行った岩村を

突如ピカッと閃光が襲い同時にドンッという音が鳴り響いた

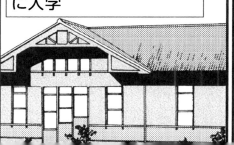

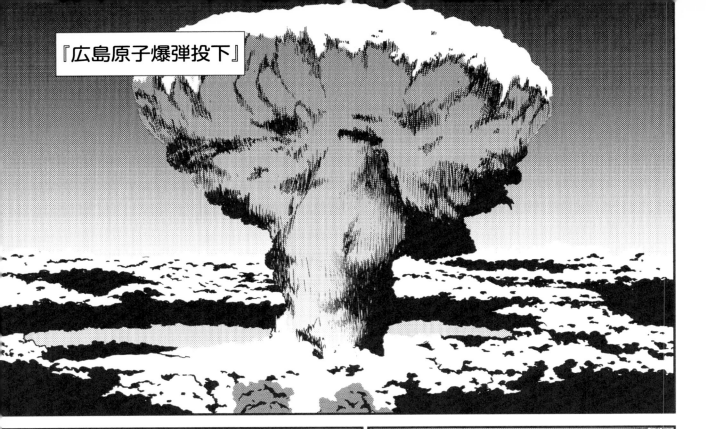

『広島原子爆弾投下』

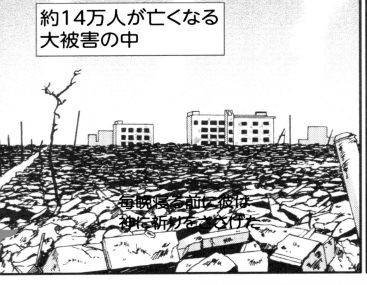

約14万人が亡くなる
大被害の中

毎晩寝る前に彼は
神に祈りをささげた

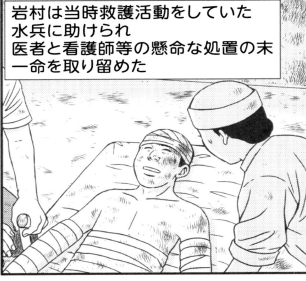

岩村は当時救護活動をしていた
水兵に助けられ
医者と看護師等の懸命な処置の末
一命を取り留めた

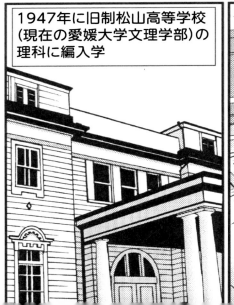

1947年に旧制松山高等学校
(現在の愛媛大学文理学部)の
理科に編入学

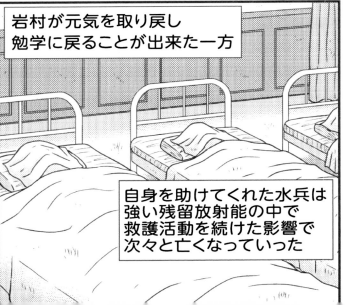

岩村が元気を取り戻し
勉学に戻ることが出来た一方

自身を助けてくれた水兵は
強い残留放射能の中で
救護活動を続けた影響で
次々と亡くなっていった

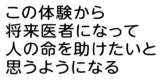

この体験から
将来医者になって
人の命を助けたいと
思うようになる

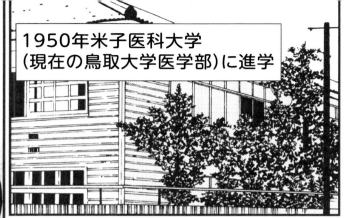

1950年米子医科大学
(現在の鳥取大学医学部)に進学

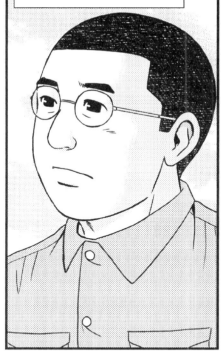

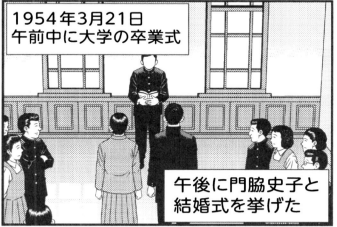

1954年3月21日
午前中に大学の卒業式

午後に門脇史子と
結婚式を挙げた

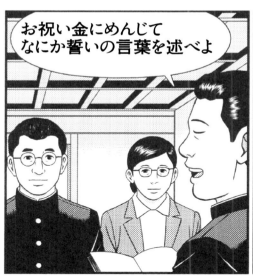

お祝い金にめんじて
なにか誓いの言葉を述べよ

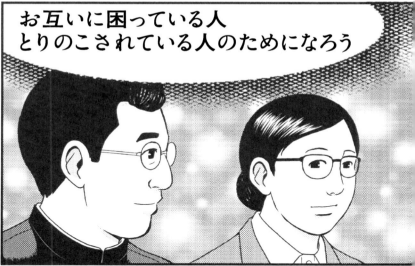

お互いに困っている人
とりのこされている人のためになろう

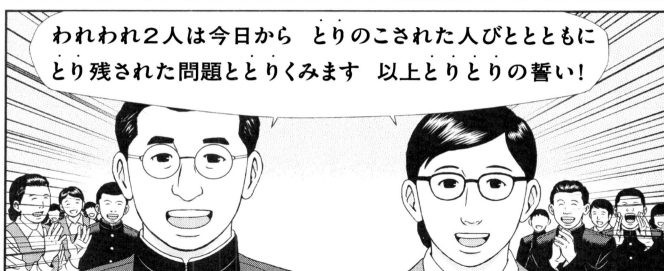

われわれ2人は今日から　とりのこされた人びととともに
とり残された問題ととりくみます　以上とりとりの誓い!

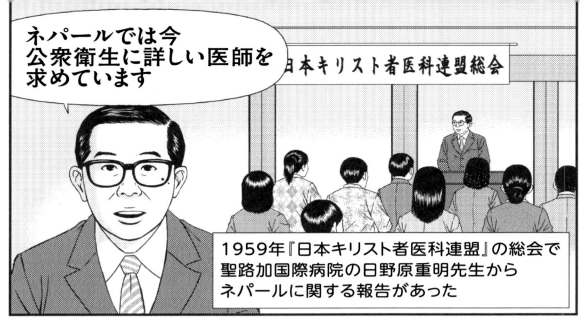

ネパールでは今
公衆衛生に詳しい医師を
求めています

1959年『日本キリスト者医科連盟』の総会で
聖路加国際病院の日野原重明先生から
ネパールに関する報告があった

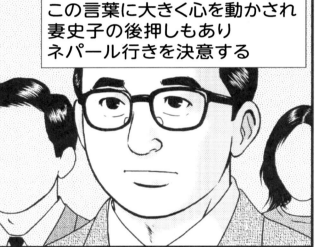

この言葉に大きく心を動かされ
妻史子の後押しもあり
ネパール行きを決意する

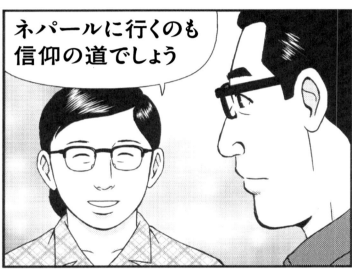

ネパールに行くのも
信仰の道でしょう

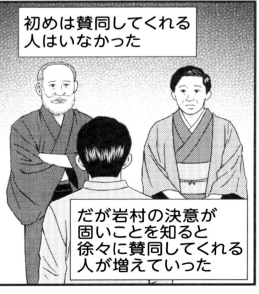

初めは賛同してくれる
人はいなかった

だが岩村の決意が
固いことを知ると
徐々に賛同してくれる
人が増えていった

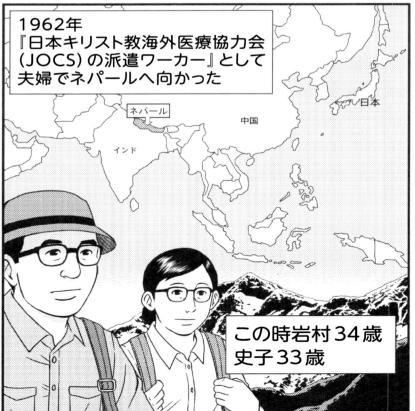

1962年
『日本キリスト教海外医療協力会
（JOCS）の派遣ワーカー』として
夫婦でネパールへ向かった

この時岩村34歳
史子33歳

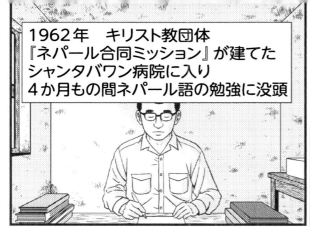

1962年　キリスト教団体
『ネパール合同ミッション』が建てた
シャンタバワン病院に入り
4か月もの間ネパール語の勉強に没頭

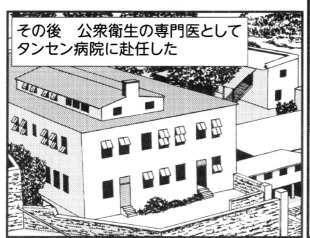

その後　公衆衛生の専門医として
タンセン病院に赴任した

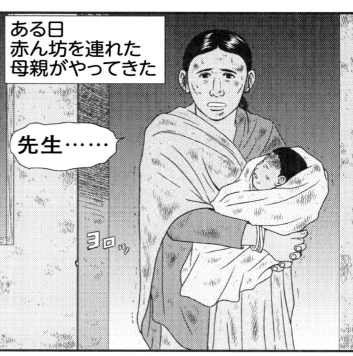

ある日
赤ん坊を連れた
母親がやってきた

先生……

ヨロッ

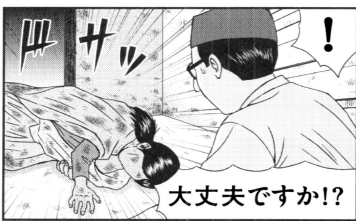

！

大丈夫ですか!?

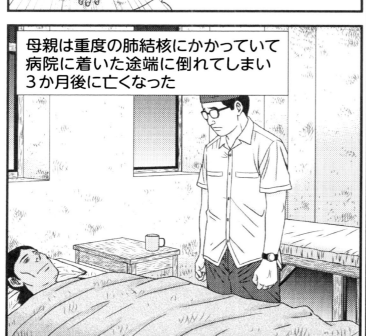

母親は重度の肺結核にかかっていて
病院に着いた途端に倒れてしまい
3か月後に亡くなった

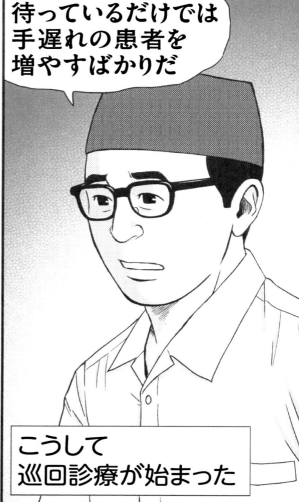

待っているだけでは
手遅れの患者を
増やすばかりだ

こうして
巡回診療が始まった

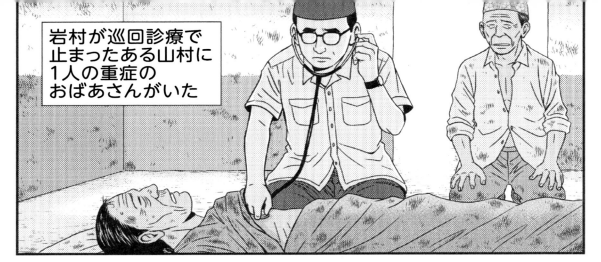

岩村が巡回診療で
止まったある山村に
1人の重症の
おばあさんがいた

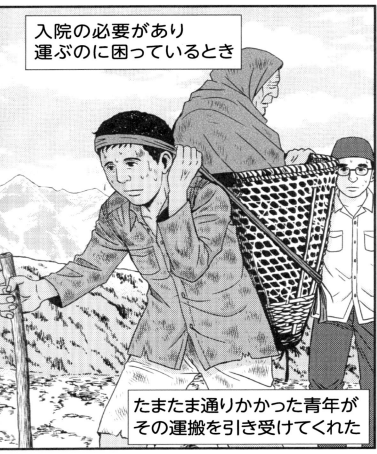

入院の必要があり
運ぶのに困っているとき

たまたま通りかかった青年が
その運搬を引き受けてくれた

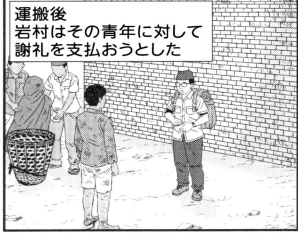

運搬後
岩村はその青年に対して
謝礼を支払おうとした

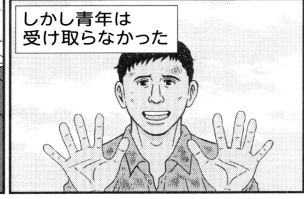

しかし青年は
受け取らなかった

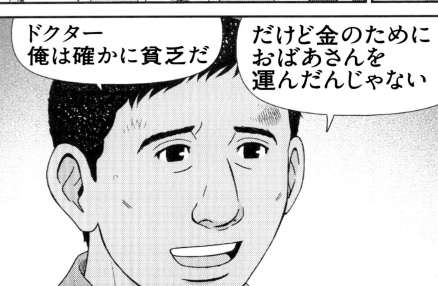

ドクター
俺は確かに貧乏だ

だけど金のために
おばあさんを
運んだんじゃない

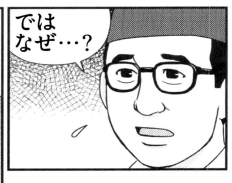

では
なぜ…？

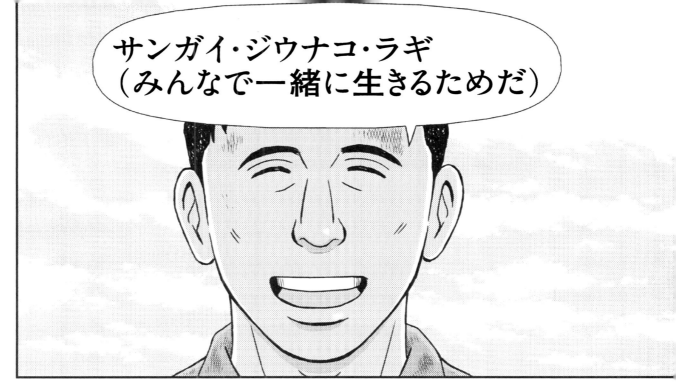

サンガイ・ジウナコ・ラギ
（みんなで一緒に生きるためだ）

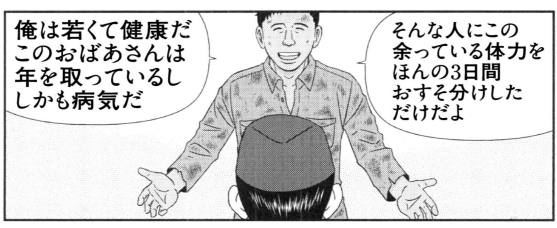

俺は若くて健康だ
このおばあさんは
年を取っているし
しかも病気だ

そんな人にこの
余っている体力を
ほんの3日間
おすそ分けした
だけだよ

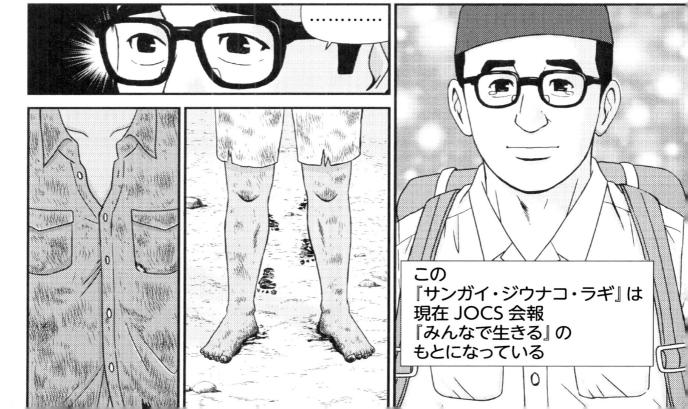

…………

この
『サンガイ・ジウナコ・ラギ』は
現在 JOCS 会報
『みんなで生きる』の
もとになっている

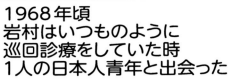

1968年頃
岩村はいつものように
巡回診療をしていた時
1人の日本人青年と出会った

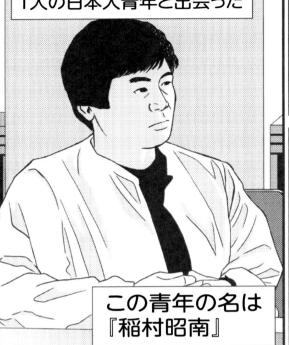

この青年の名は
『稲村昭南』

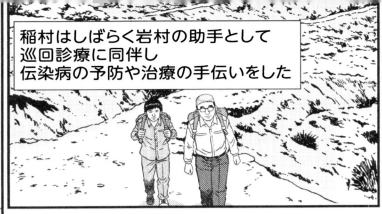

稲村はしばらく岩村の助手として
巡回診療に同伴し
伝染病の予防や治療の手伝いをした

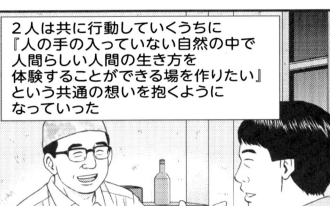

2人は共に行動していくうちに
『人の手の入っていない自然の中で
人間らしい人間の生き方を
体験することができる場を作りたい』
という共通の想いを抱くように
なっていった

この想いがもとになり
岩村の中で『アジア自然塾※1』の
構想が始まった

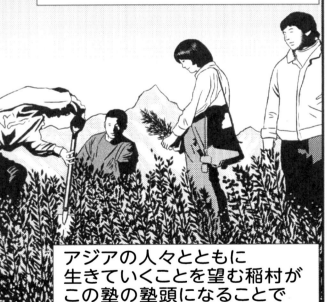

アジアの人々とともに
生きていくことを望む稲村が
この塾の塾頭になることで
岩村の構想が現実のものと
なった

その他にも『使用済み切手運動※2』で
35万本ものBCGや医療機器を送り…

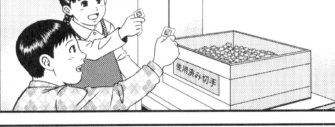

『おかあちゃんホーム』と呼ばれる施設で
妻史子と共に多くの孤児を預かり…
ネパールの『草の根』の人々のために
奉仕してきた岩村

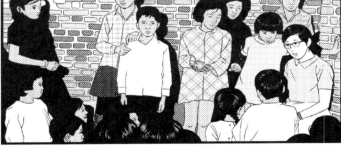

※1 夏は長野県木曽の開田高原で
テント合宿　冬と春にはネパールや
フィリピンを訪れ共同生活をしながら
現地の子ども達と一緒に植林活動をする

※2 『使用済み切手200枚でBCG1本』を
キャッチフレーズに小学生から
女性団体まで幅広い年齢層に
爆発的な反響を呼んだ

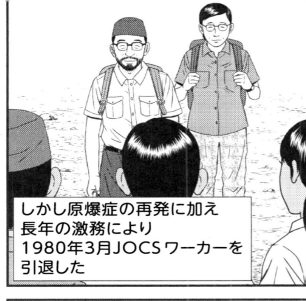

しかし原爆症の再発に加え
長年の激務により
1980年3月JOCSワーカーを
引退した

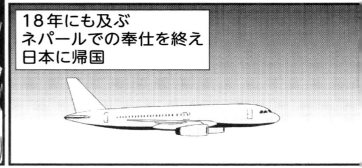

18年にも及ぶ
ネパールでの奉仕を終え
日本に帰国

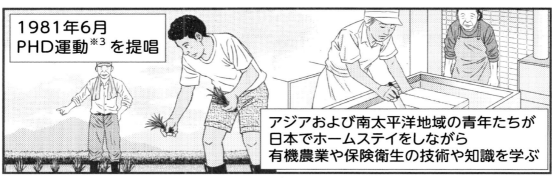

1981年6月
PHD運動※3 を提唱

アジアおよび南太平洋地域の青年たちが
日本でホームステイをしながら
有機農業や保険衛生の技術や知識を学ぶ

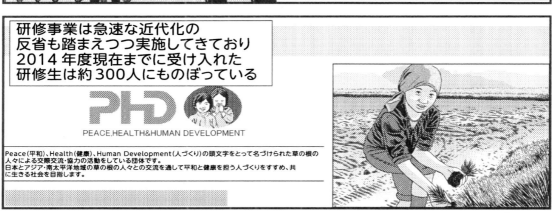

研修事業は急速な近代化の
反省も踏まえつつ実施してきており
2014年度現在までに受け入れた
研修生は約300人にものぼっている

Peace（平和）、Health（健康）、Human Development（人づくり）の頭文字をとって名づけられた草の根の
人々による交際交流・協力の活動をしている団体です。
日本とアジア・南太平洋地域の草の根の人々との交流を通して平和と健康を担う人づくりをすすめ、共
に生きる社会を目指します。

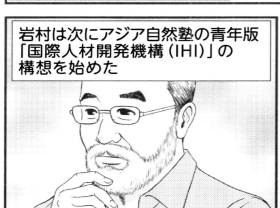

岩村は次にアジア自然塾の青年版
「国際人材開発機構（IHI）」の
構想を始めた

※3　10％の時間とお金をささげて
　　「平和（Peace）と健康（Health）を
　　つくる人材をそだてよう
　　（Human Development）」という運動

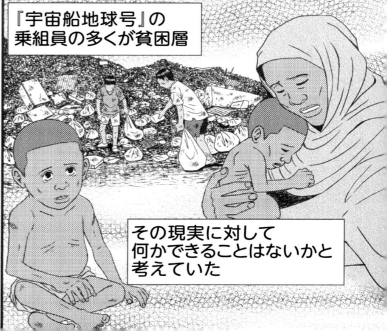

『宇宙船地球号』の
乗組員の多くが貧困層

その現実に対して
何かできることはないかと
考えていた

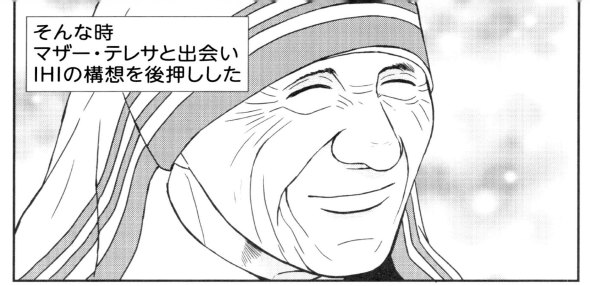

そんな時
マザー・テレサと出会い
IHIの構想を後押しした

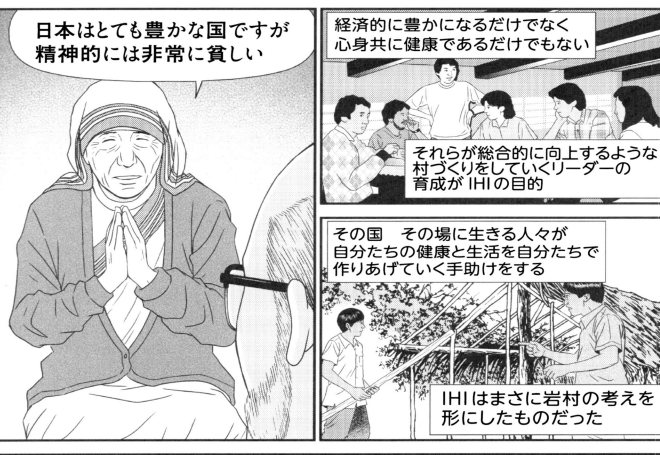

日本はとても豊かな国ですが
精神的には非常に貧しい

経済的に豊かになるだけでなく
心身共に健康であるだけでもない

それらが総合的に向上するような
村づくりをしていくリーダーの
育成が IHI の目的

その国　その場に生きる人々が
自分たちの健康と生活を自分たちで
作りあげていく手助けをする

IHIはまさに岩村の考えを
形にしたものだった

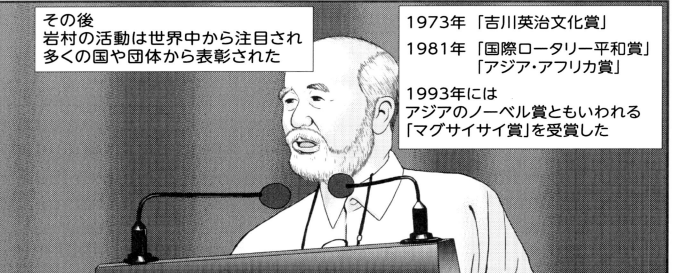

その後
岩村の活動は世界中から注目され
多くの国や団体から表彰された

1973年「吉川英治文化賞」

1981年「国際ロータリー平和賞」
　　　　「アジア・アフリカ賞」

1993年には
アジアのノーベル賞ともいわれる
「マグサイサイ賞」を受賞した

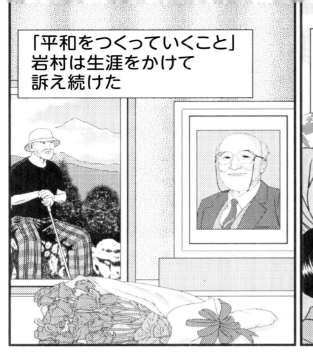

「平和をつくっていくこと」
岩村は生涯をかけて
訴え続けた

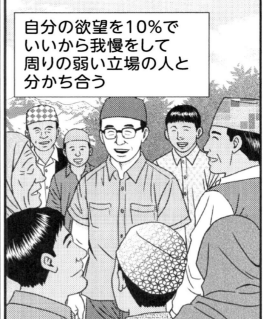

自分の欲望を10%で
いいから我慢をして
周りの弱い立場の人と
分かち合う

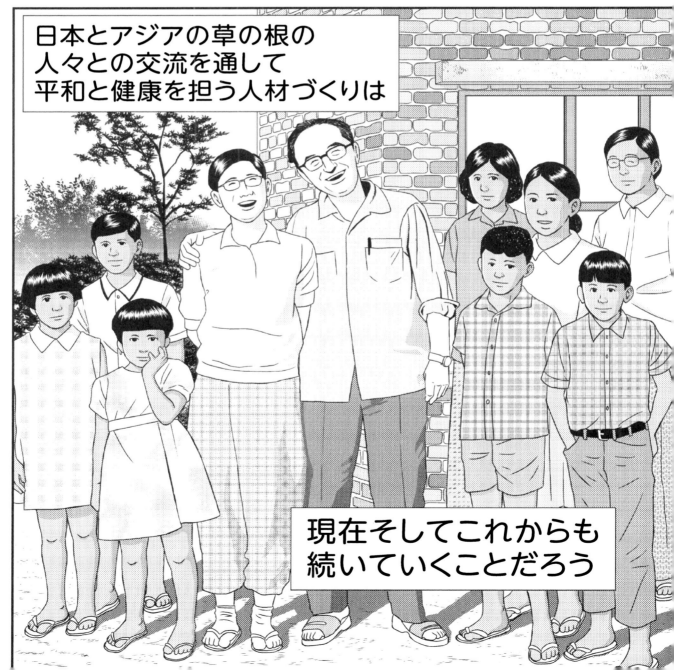

日本とアジアの草の根の
人々との交流を通して
平和と健康を担う人材づくりは

現在そしてこれからも
続いていくことだろう

「医のアートを求めて」2015

Lattice編集人　七沢英文

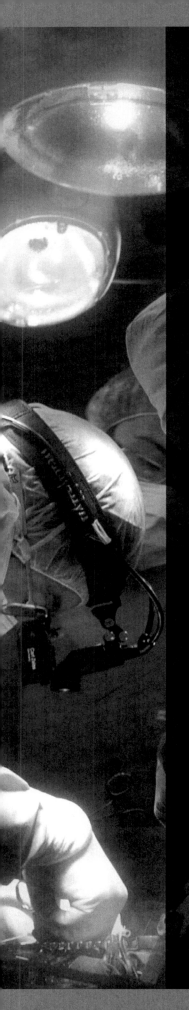

「医のアート」については、古くはヒポクラテスやプラトンから、ウィリアム・オスラーや日野原重明先生まで、多くの人が語っている。そして、オスラーを尊敬する東京慈恵会医科大学元学長の阿部正和先生は、自著の中で次のような解釈を行っている。「私がいう『医のアート』のアートとは、もちろん医師の腕前・技量・技術、そういうものを含みますけれども、それだけではない。病人に接するすべてを私は『医のアート』と呼びたい、というのが私の解釈であります。もし、医師の技術だけをアートとするならば、それはアートといわないで欲しい。スキルに、さらに医の心が加わったときに、それを医のアートと言いたい、というのであります─」（『阿部正和著作・講演集』医学書院）。「医は仁術」といったところか。医師には知識・技術に加え人間性が求められている、との理解は一般的に受け入れられそうである。では、次はどうか。少し古くなるが、2002年4月に朝日新聞「私の視点」に掲載された、元金沢大学附属病院長・河崎一夫氏の意見である。

（記事内容）

医師を目指す君にまず問う。高校時代にどの教科が好きだったか？物理学に魅せられたかもしれない。しかし医学が大好きだったことはあり得ない。日本国中で医学を教える高校はないからだ。

高校時代に物理学または英語が大好きだったら、なぜ理学部物理学科や文学部英文学科に進学しなかったのか？物理学に魅せられたのなら、物理学科での授業は面白いに違いない。

君自身が医学を好むか嫌いかを度外視して、医学を専攻した事実を受容せねばならない。結論を急ぐ。授業が面白くないと言って、授業をサボることは許されない。医学が君にとって面白いか否か全く分からないのに、別の理由（動機）で医学を選んだのは君自身の責任である。

次に君に問う。人前で堂々と医学を選んだ理由を言えるか？万一「将来、経済的に社会的に恵まれそう」以外の本音の理由が想起できないなら、君はダンテの「神曲」を読破せねばならない。それが出来ないなら早々に転学すべきである。

さらに問う。奉仕と犠牲の精神はあるか？医師の仕事はテレビドラマのような格好のいいものではない。重症患者のために連夜の泊まりこみ、急患のため休日の予定の突然お取り消しなど日常茶飯事だ。死にいたる病に泣く患者の心に君は添えるか？

君に強く求める。医師の知識不足は許されない。知識不足のまま医師になると、罪のない患者を死なす。知らない病名の診断は不可能だ。知らない治療を出来るはずがない。そして自責の念がないままに「あらゆる手を尽くしましたが、残念でした」と言って恥じない。

こんな医師になりたくないなら、「よく学び、よく遊び」は許されない。医学生は「よく学び、よく学び」しかないと覚悟せねばならない。

医師国家試験の不合格者はどの医学校にもいる。全員が合格してもおかしくない医師国家試験に1，2割が落ちるのは、医師という職業の重い責任の認識の欠落による。君自身や君の最愛の人が重病に陥った時に、勉強不足の医師にその命を任せられるか？医師には知らざるは許されない。医師になることは、身震いするほど怖いことだ。

最後に君に願う。医師の歓びは二つある。その1は自分の医療によって健康を回復した患者の歓びがすなわち医師の歓びである。その2は世のため人のために役立つ医学的発見の歓びである。

今後君が懸命に心技の修養に努め、仏のごとき慈悲心と神のごとき技を兼備する立派な医師に成長したとしよう。君の神業の恩恵を受ける患者は何人に達するか？1人の診療に10分の時間を掛けるとしよう。1日10時間、1年300日、一生50年間働くとすれば延べ90万人の患者を診られる。多いと思うかもしれない。だが日本の人口の1％未満、世界の人口の中では無視し得るほど少ない。

インスリン発見前には糖尿病昏睡の患者を前にして医師たちは為すすべがなかった。しかしバンチングとベストがインスリンを発見して以来インスリンは彼らが見たこともない世界中の何億人もの糖尿病患者を救い，今後も救い続ける。

その1の歓びは医師として当然の心構えである。これのみで満足せず、その2の歓びもぜひ体験したいという強い意志を培って欲しい。心の真の平安をもたらすのは、富でも名声でも地位でもなく、人のため世のために役立つ何事かを成し遂げたと思える時なのだ。

医師となるからには生涯医学の発展に尽力し、患者と社会のために滅私奉公せよ、との主張であろう。医師を目指す者にこれほど強烈にあるべき姿勢を求めたメッセージはなかなか見当たらない。しかし、本気でこの記事通りの姿勢をもって医学部に進学し、そして医師という職業に就かなければならないとしたら、どうであろうか。恐らく教育的観点からすれば賞賛に値するこの主張も、現場の医師たちからすれば単なるファンタジーにしか聞こえないだろう。深刻な医師不足の中、過酷とも言える労働条件で働く医師たちにとって期待過剰であると感じてしまうのは、門外漢の分際で医療の世界に首を突っ込んでしまったせいであろうか…。

의료를 통하여
아시아를 하나로 Vol.4

일본잡지 Lattice의 다이제스트판입니다

....

초판 1쇄 인쇄 2015년 8월 26일

초판 1쇄 발행 2015년 9월 1일

발행인 | 이치카와 츠요시

편집 | Lattice 편집부

번역 | 박정경

펴낸이 | 손형국

펴낸곳 | (주)북랩

출판등록 | 2004. 12. 1(제2012-000051호)

주소 | 153-786 서울시 금천구 가산동 가산디지털 1로 168, 우림라이온스밸리 B동 B113, 114호

홈페이지 | www.book.co.kr

전화번호 | (02)2026-5777

팩스 | (02)2026-5747

ISBN 979-11-5585-721-2 03510

....